万友生医学丛书

# 万讲《伤寒论》

万友生　编著

U0308794

中国中医药出版社

·北京·

**图书在版编目（CIP）数据**

万讲《伤寒论》/ 万友生编著 . —北京：中国中医药出版社，2016.9
（2019.10重印）

（万友生医学丛书）

ISBN 978 – 7 – 5132 – 3650 –8

Ⅰ . ①万… Ⅱ . ①万… Ⅲ . ①《伤寒论》– 研究
Ⅳ . ① R222.29

中国版本图书馆 CIP 数据核字（2016）第 225683 号

---

**中国中医药出版社出版**

北京经济技术开发区科创十三街 31 号院二区 8 号楼
邮政编码　100176
传真　010 64405750
山东百润本色印刷有限公司印刷
各地新华书店经销

开本 880×1230　1/32　印张 13　字数 270 千字
2016 年 9 月第 1 版　2019 年 10 月第 3 次印刷
书号　ISBN 978 – 7 – 5132 – 3650 – 8

定价　43.00 元
网址　www.cptcm.com

如有印装质量问题请与本社出版部调换（010 64405510）
版权专有　侵权必究

**社长热线　010 64405720**
**购书热线　010 64065415　010 64065413**
**微信服务号　zgzyycbs**

书店网址　csln.net/qksd/
官方微博　http://e.weibo.com/cptcm
淘宝天猫网址　http://zgzyycbs.tmall.com

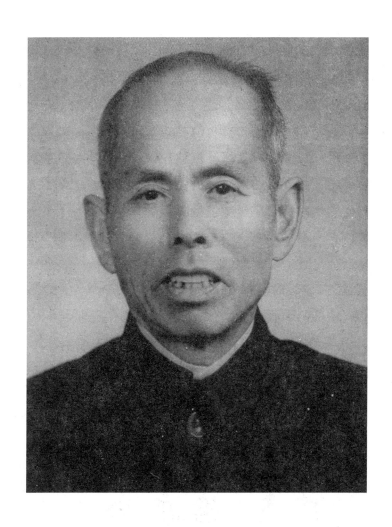

万友生先生

金巧媛　女　廿岁

患失眠症，久治少效。每晚乏寐，入
寐之后不时，终日头昏昏闷，食少疾
多欲吐，大便艰溏，舌淡，脉濡。治
当和胃安神。

法当夜交藤五钱、建莲子五钱、
陈糯米五钱、生谷芽三钱……
万友生

万友生先生手迹

# 邓 序

友生兄，儒而医者也，十年寒窗，琴棋书画，诗词歌赋，清品自高。年少从名师学医，弱冠悬壶济世，焚膏继晷，奋发图强，三十而医名噪。新中国成立，世治民安，中医事业得以发展。兄积极响应政府号召，从政、从教，悉殚精竭虑，务求美善。尝谓人必自度乃能度他。

在数十年教学生涯中，深入仲景堂奥，广探叶、薛、王、吴，求本于临床实际，证之于学术研究，得出"热病寒温内外统一"的科学结论，为中医重新进入急危重症阵地建立全面的理论指导。

我与友生兄，相知相交数十载，志同道合。其"学中医以国学根柢为要"的中医教育思想，亦同我心。

先生今值百岁诞辰，中国中医药出版社拟出版《万友生医学丛书》以纪念之，以传承之，侄女兰清求序于予，乐为之。

百〇一叟 邓铁涛
2016 春序于羊城

# 蒋 序

万友生先生，号松涛，江西省新建县西山乡人。生于1917年农历九月二十一日，卒于2003年6月2日，享年87岁。江西中医学院（现为江西中医药大学）教授、主任医师，享受国务院政府特殊津贴专家。曾任江西省政协常委，中国科协"三大"代表，中华全国中医学会第一、第二届常务理事，第三届顾问，江西省中医药研究所所长。

先生生有异禀，聪敏过人，童蒙之时虽已新学蔚然，而国学课业仍为基础，乃于勤勉学习现代科学之外，浸润乎四书五经之中，兼以吟诗作对，学书作画，可谓国故新知两皆精进。17岁考入江西中医专门学校，三年后日寇入侵，学校散馆，先生先后避难于樟树、峡江、吉安等地，即悬壶应诊，以医为业，造次颠沛十余年，反倒于江湖中练出了不凡身手，医名渐起。新中国成立后，先生以医从政，入掌江西省卫生厅中医科，受聘为中央卫生部全国卫生科学研究委员会中医专门委员会委员、中南军政委员会中医委员会副主任委员。1955年江西省中医进修学校（江西中医学院前身）成立，先生为教导处副主任，主管教学工作，兼授《伤寒论》《温病学》课程，倡立寒温统一之论。"文革"浩劫，先生以"反动学术权威"之身备受冲击，下放劳动，被迫改造。粉碎"四人帮"后，先生虽已年届花甲，却精神焕发地开启了一个个学术之春。撰写著作，发表论文，培养研究生，外出讲学，学术激情喷薄而发，科研成果不断涌现。1982年，先生以65岁之龄出任江西省中医药研究所首任所长，筚路蓝缕，开创之功令人钦敬。此后，又以古稀之年，领衔主持国家"七五"攻关课题，并获得政府科技奖励。

先生以医名世，然不失儒家本色。温文尔雅，谦虚诚恳，且琴棋书画，诗词歌赋，享誉医林，时与裘沛然、刘炳凡诸先生吟咏唱和，传为佳话。先生以其标格风范，堪为一代宗师，高山仰止，令人追慕！

万友生先生寝馈岐黄七十年，兢兢业业，矻矻不息；老而靡倦，为中医药事业的振兴发展做出了突出贡献，是中国一百年来知名的中医临床家、理论家和教育专家。万友生先生毕生献身于中医学术的研究，以其理论上独有建树、临床上颇有特色、科研上多有创获、教育上富有新见而享誉海内外。

在中医理论的建设方面，万友生先生标举寒温统一的旗帜，提出"八纲统一寒温证治，建立热病学科体系"的倡导，是近六十年来中医理论研究的一个亮点，不仅在学术界引起强烈反响，而且有可能成为中医理论创新的典范。先生崇尚张仲景，年方弱冠即著有《伤寒六经分证表》（读书笔记），终以研究《伤寒论》名家，但他能以敏锐的眼光和广阔的视野，突破伤寒的"藩篱"，博采众方，融合百家，尤其在全面考察中医热病学历史及现实的基础上，从寒温学说的源流、内容、临床应用及发展等多方面，对寒温统一的学术观点进行了充分论证、深刻阐述。他所发表的有关寒温统一的一百多篇论文，以及精心撰写的《伤寒知要》《寒温统一论》《万氏热病学》，不仅是先生理论研究的结晶，也是中医学术的宝贵财富，中医热病学的建设必将从中获得借鉴依据和启迪提示。

在中医临床上，万友生先生少年悬壶，即蜚声海内，在七十年的摸爬滚打中，不仅积累了丰富的经验，而且形成了自己独有的特色和风格。先生主张经方与时方同用、补脾与补肾并重，一辈子"寝馈长沙堂室，言行悉遵仲景"。"为了进一步印证经方疗效，提高教学质量，才在临床上偏重药味少而用量大的经方。"为此，先生还经常向学生介绍自己所推崇的药味少而精的经方。但先生在灵活应用经方的同时，也不轻视、废弃时方，对李东垣、张景岳等医家的大方更是推崇有加，不仅重视大方，晚年的先生还有意愿深入摸索轻剂量时方治病的经验。在关于补脾与补肾的问题上，先生认为："脾为后天之本，肾为先天之本，本来都是人体的根本所在，应该是同等重要的。"因而临床上，或主补脾，或主补肾，相互照应，相映成趣。先生以自己长期临床实践的体会，认为脾胃病最为常见，因而调治脾胃的方法也就用得最多。先生还十分重视肾与命门的调理，在补脾的同时，充分考虑肾脏的关系，而不忘照顾"真火""真水"的问题。总体来说，万友生先生一生善用经方，善补脾胃，有其独到的经验和体会，值得我们进一步发掘、整理。

在科学研究上，万友生先生向来以思维敏捷、思考深刻、见解独到而著称于世，不仅年轻时思维活跃而广阔，对中医的许多理论问题有过较深入的钻研探索，即使晚年也没有停止在理论方面的思考。20世纪80年代，万友生先生年已古稀，但仍精神振奋地领衔主持国家"七五"攻关课题——"应用寒温统一理论治疗急症的临床研究"，并获得国家中医药管理局科技进步三等奖和江西省科技进步二等奖。他留下的数百篇科研论文和《万友生医论选》《万友生医案选》等十多部著作，不仅是先生长期科学研究的结晶，也是先生辛勤耕耘的见证。

万友生先生从医执教七十年，为我国的中医事业培养了大批的优秀人才。先生多年从事教学工作，并长期担任中医内科学、伤寒、温病教研室主任，在人才的教育培养上提出了许多富有新意的见解。先生的教育理念是"国学根底，少年养成"，要学好中医，必须要有坚实的传统文化基础，对文、史、哲各学科，儒、道、释各流派，都应有充分的了解，并且要从小培养国学兴趣，形成读古籍的习惯。先生主张要熟谙经典，掌握中医的主轴，基本理论、核心学说一定要了如指掌，烂记于胸。先生认为学好中医的关键还在于多临床，没有在临床一线的几十年摸爬滚打，要想成为一个名中医、好中医是不大可能的。当然，学好中医要有广阔的视野、开拓的胸怀，不断学习现代科学技术知识、汲取多学科多方面的知识营养，也是十分必要的。先生的这些观点，对于现代中医的人才培养，仍然具有重要的指导价值。

近一百年来，中国经历了天翻地覆的变化。新中国成立后，中国才真正走上了独立发展的道路。如今，中华民族正在朝着伟大复兴的目标奋勇前进。百年中医亦随着国家的命运，在历经无数坎坷曲折后，迎来了前所未有的发展机遇。

万友生先生诞辰百年，几乎与国家的历史脉动同步，他以八十七年的人生旅行，不仅见证了中医绝处逢生、枯杨生稊的沧桑之变，更以其好学深思、躬身实践、励精图强的大家风范，为中医的传承、发展做出了卓越的贡献。今天，我们纪念万友生先生的百年诞辰，编纂出版《万友生医学丛书》，总结他的学术思想和临床经验，颂扬他的道德风格和人文情怀，根本的目的就是为了更好地学习万友生先生热爱中医、献身中医、敬业创新的科学探索精神和高尚的思想情操，探讨分析名老中医的成才规律，继承名老中医的优良传统，创新中医思想理论，发展中医诊疗技术，提高中医健康服务能力和服务水平，促进中医药事业的繁荣发展。

江西中医药大学教授　蒋力生

2016 年 8 月

# 编写说明

今年是万友生先生诞辰百年，为了弘扬名老中医的道德精神，传承名老中医的学术经验，我们编纂了这套《万友生医学丛书》，以缅怀、纪念万友生先生的卓越贡献。

《万友生医学丛书》收入万友生先生编撰的中医学著作11种，其中6种已公开刊行，5种是未刊本。按照内容，可以分为以下几类：

一是研究《伤寒论》的著作，共4种。20世纪30年代撰就的未刊稿《太阳病提要》，是先生青年时期学习《伤寒论》的心得之作；60年代编写的教材《伤寒论讲义》（《万讲〈伤寒论〉》）和《伤寒论方证医案选》，虽为函授学生所设，然已基本体现先生研究《伤寒论》的思路和体系；80年代先生出版《伤寒知要》，表明先生伤寒之学已经由博返约，达到了新的境界。此次关于《伤寒论》四书结集出版，时间跨度近半个世纪，一方面反映出万友生先生持之以恒、锲而不舍的治学精神，一方面也展示了先生由浅入深、登堂探奥以及推陈出新的治学成果。尤其是发皇古义、揭橥新知，所在皆是，足可让人发聩，为人指迷。

二是研究热病之作，凡2种，即《万氏热病学》和《寒温统一论》。万友生先生虽以研究《伤寒论》享誉盛名，然对温病的研究，其功力绝不在伤寒研究之下。他溯流探源，全面系统地考察伤寒、温病的内在联系，勘破其中的奥秘真谛，从而倡导寒温统一的热病学体系。这两本著作不仅集中记录了万友生先生寒温统一论提出的学术研究历程，也为现代条件下中医理论创新提供了标格典范。

三是临床经验之作，共3种，即《诸病证治提要表》《万友生医案选》《万友生医论选》。前一种是未刊稿，反映了万友生先生青年时代的证治分类思想。后两种是万友生先生七十年临证经验的总结和理论认识，对现代中医有着重要的指导价值。

四是临床用药分类之作，凡2种，即《药选》和《药物分类提要》。这2种也是未刊著作，系万友生先生年轻时应诊的肘后用药手册，对于掌握临床常用中药有执简驭繁的作用。

以上11种著作，无论是已刊本，还是未刊稿，悉遵原书，保存原貌，只对个别明显的错误做了订正。有些著作因内容较少，不足以成册，则两书合并成册或附于另书之后。

本丛书在编写过程中，得到了广州中医药大学教授、国医大师邓铁涛先生的大力支持，得到了江西中医药大学蒋力生教授的无私帮助，并作序褒赞；刘建、吴枢、李玮、叶楠、赵钢、张慧芳、秦宗全、韩山华、王惠玲、方柔几、吴敏、蓝丽莉、愿莲生、孙秀侠、夏凤、刘晓玉、胡途、黄圣毅、冯楚君、高丽花、杨小凤等同志在书稿扫描、录入和校对等方面做了诸多工作；特别是深圳万众国医馆万友生学术流派传承基地的同仁给予了大力支持，在此一并谢忱！

《万友生医学丛书》编委会

2016 年 8 月

# 写在前面

《伤寒论》在中医学经典中占有极其重要的地位，它是一部崇实黜虚的千锤百炼的光辉著作，也是中医辨证论治体系的基础，因而为历来研习中医者所必读之书，也是目前中医院校重要课程之一。

编著者以樗栎庸才，谬膺重任，先后在江西省中医进修学校、江西中医专科学校和江西中医学院任教《伤寒论》课程近十年。通过较长时期的教学相长，积累了一些教学资料，编写过几次试用教材，笔耕良苦，蔗境弥甘。尤其在辩证唯物主义的光辉照耀下，探幽索隐，解惑决疑，茅塞渐开，不复如往日之身在云里雾中方向莫辨。因而近十年来，对此略有一得之愚。最近又大胆地接受了本院中医函授大学的委托，在原有基础上进一步编成了这部"伤寒论讲义"。但这仍然是一种尝试，值此"百花齐放，百家争鸣"之际，聊当抛砖引玉而已。

本讲义除了力图做到比较系统详明地阐述《伤寒论》经文外，在很多有争论的学术问题上，比较广泛地搜集了前贤的不同见解，同时也提出了一些个人的看法，虽然这些看法不一定成熟，但如果能够因此而引起大家进一步辩论的兴趣，则不但对编著者会有莫大的帮助，对继承和发扬中医学遗产也不无裨益。因此，恳请大家在教学实践过程中，随时提出修改和补充的宝贵意见，使之不断地获得改进和提高，从而更好地为中医教育事业服务。

江西中医学院　万友生

1962 年 7 月 1 日于南昌

# 几点说明

1.《伤寒论》原有二十二篇，但后世研习它的，多限于太阳病上、中、下三篇和阳明、少阳、太阴、少阴、厥阴、霍乱、阴阳易差后劳复病七篇，共十篇，并称之为三百九十七法，一百一十三方。其余伤寒例、辨脉法、平脉法、痉湿暍病和汗吐下可与不可共十二篇，或认为是后人羼入，或认为是重复记载，没有研习的必要，因而多予弃置。但究其实际，并不尽然，其中可贵之处不少，仍然值得重视。本讲义为了抓住重点，虽然也只选了一般研习的十篇，但这并不等于弃置了其余十二篇，希望同学们在学习过程中，除应以三阴三阳病篇为钻研重点外，还须对其余十二篇进行一般了解，并要善于结合《金匮要略》所论的杂病，以便窥其全豹，从而深入仲景的堂奥。

2. 本讲义内容分为八篇，即绪论、太阳病、阳明病、少阳病、太阴病、少阴病、厥阴病和差后劳复病。其中以三阴三阳病篇为主，各分四个部分，即概述、本证、变证和小结。首先，在概述中，主要阐释有关本篇辨证论治的纲领性的条文。其次，在本证中，主要阐释有关经证、腑证和脏证的条文。再次，在变证中，主要阐释有关本篇病涉他经的条文，这里所谓变证，包括合病、并病、坏病等在内。最后，在小结中，综合简述本篇提纲及其主要证治等。

3.《伤寒论》中的霍乱病和太阴病本来是各自为篇的。本讲义附霍乱病篇于太阴病篇之后者，其故有三。一为本论以呕吐而利为主症的霍乱病多属宜用姜附剂治疗的阴寒证，并不包括后世所谓阳热霍乱宜用苓连剂治疗者在内，其病机重心实在太阴。二为后世注家公认的太阴病主方理中汤仅见于霍乱病篇。三为霍乱病和六经病篇并列不相称，因为六经为诸病辨证论治的纲领，具有共通性，而霍乱则只是一种病，并不具有共通性。但在目前又不应删除，仍须保全一百一十三方的习惯面貌，以便利教学。

4.本讲义原文是根据宋本《伤寒论》，其条文号码都照原未变，以便查考。但因本讲义内容经过了整理归类，故对条文本来次序有所变更，而且对某些条文还进行了必要的复出，这是希望达到既能加强其系统性又能保持其联系性。

5.本讲义中的方药用量都照原未改，这是为了便于阐述，并非古今等量齐观，临床运用时，可以按照现代一般习惯用量，并根据病情缓急深浅，或轻或重，灵活掌握，不必拘执。

# 张仲景原序

余每览越人入虢之诊，望齐侯之色，未尝不慨然叹其才秀也。怪当今居世之士，曾不留神医药，精究方术，上以疗君亲之疾，下以救贫贱之厄，中以保身长全，以养其生。但竞逐荣势，企踵权豪，孜孜汲汲，惟名利是务，崇饰其末，忽弃其本，华其外而悴其内，皮之不存，毛将安附焉。卒然遭邪风之气，婴非常之疾，患及祸至，而方震栗，降志屈节，钦望巫祝，告穷归天，束手受败，赍百年之寿命，持至贵之重器，委付凡医，恣其所措，咄嗟呜呼！厥身以毙，神明消灭，变为异物，幽潜重泉，徒为啼泣。痛夫！举世昏迷，莫能觉悟，不惜其命，若是轻生，彼何荣势之云哉！而进不能爱人知人，退不能爱身知己，遇灾值祸，身居厄地，蒙蒙昧昧，蠢若游魂。哀乎！趋世之士，驰竞浮华，不固根本，忘躯徇物，危若冰谷，至于是也。

余宗族素多，向余二百，建安纪年以来，犹未十稔，其死亡者三分有二，伤寒十居其七。感往昔之沦丧，伤横夭之莫救，乃勤求古训，博采众方，撰用《素问》《九卷》《八十一难》《阴阳大论》《胎胪药录》，并《平脉辨证》，为《伤寒杂病论》，合十六卷。虽未能尽愈诸病，庶可以见病知源。若能寻余所集，思过半矣。

夫天布五行，以运万类，人禀五常，以有五脏。经络府俞，阴阳会通，玄冥幽微，变化难极。自非才高识妙，岂能探其理致哉！上古有神农、黄帝、岐伯、伯高、雷公、少俞、少师、仲文，中世有长桑、扁鹊，汉有公乘阳庆及仓公，下此以往，未之闻也。观今之医，不念思求经旨，以演其所知；各承家技，始终顺旧，省疾问病，务在口给；相对斯须，便处汤药；按寸不及尺，握手不及足；人迎趺阳，三部不参；动数发息，不满五十；短期未知决诊，九候曾无仿佛；明堂阙庭，尽不见察，所谓窥管而已。夫欲视死别生，实为难矣！

孔子云："生而知之者上，学则亚之，多闻博识，知之次也。"余宿尚方术，请事斯语。

# 目 录

# 绪　论

　　东汉张仲景勤求古训，博采众方，著成《伤寒杂病论》一书，为中医辨证论治创造了光辉的典范，成为中医学遗产中最珍贵的部分，这是古今中外公认的。但历来医家对本论的看法尚不一致，如就疾病范围来分，约有两种。一种认为是专论外感病。理由是：寒为外感六淫之一，伤寒为病，自属外感，何况论中不仅论及伤寒，而且论及中风、温病、风温和痉、湿、暍等病，属之外感，更无疑义。另一种认为是统论外感和内伤病。理由是：本论原名《伤寒杂病论》，其中伤寒论外感，杂病论内伤，意甚明显。如柯韵伯说："自王叔和撰次伤寒杂病分为两书，乃于本论妄削去杂病，然论中杂病留而未去者尚多，是叔和虚有伤寒论之专名，终不失仲景伤寒杂病合论之根蒂也……世谓治伤寒者即能治杂病，岂知仲景杂病论即在伤寒论中，凡伤寒而外即杂病，而伤寒中又最多杂病夹杂其间也……原夫仲景之六经，为百病立法，不专为伤寒一科，伤寒杂病治无二理，咸归六经之节制，六经中各有伤寒，非伤寒中独有六经也。" 如就疾病性质来分，约有三种。第一种认为是专论寒病。如本论《伤寒例》引《阴阳大论》说："冬时严寒，万类深藏，君子固密，则不伤于寒，触冒之者，乃名伤寒耳。其伤于四时之气皆能为病，以伤寒为毒者，以其最成杀厉之气也。中而即病者，名曰伤寒。"所以《医经溯洄集》作者王履在《张仲景伤寒立法考》中强调指出："仲景《伤寒论》，专为即病伤寒作。"第二种认为是专论热病。如《内经》说，"今夫热病者，皆伤寒之类也""人之伤于寒也，则为病热""人之伤于寒而传为热，何也……夫寒甚则生热也"。所以《伤寒论辨证广注》作者汪琥在《辨伤寒非寒论》中强调指出："人病伤寒，皆系热证，或疑其所伤非热，要其寒气内传，无有不郁而生热者。"第三种认为是统论六淫病。如《难经》说："伤寒有五：有中风，有伤寒，有湿温，有温病，有热病。"所以《伤寒论条辨》作者方中行在自序中提到："是论也，本之风暑湿寒，发之于三阴三阳，风暑湿寒者，天之四气也，三阴三阳者，人之所得乎天，周于身之六经也，四气有时或不齐，六经因之而为病……即《素问》曰，万病皆生于风寒暑湿燥火之意也……读之者皆知其为伤寒论也，而不知其乃有所为于伤寒而立论，所论不啻伤寒而已也。"以上各种看法，虽然各有其理，但：①从疾病范围来看，本论实系概括外感伤寒和内伤杂病而言，只是在王叔和分编的《伤寒论》中外感伤寒占了主要地位而已。其实，外感和内伤是既可分而又难分的，因为内外因是密切结合的，而且外因必须通过内因才能起作用，在一般情况下，很难说外感病中无内伤，内伤病中无外感，仲景合而论之，实具卓见。②从疾病性质来看，本论实系概括六淫病（不仅有外六淫病，而且有内六淫病）而言，其中寒证（包括寒风、寒湿等症）和热证（包括湿暑燥火等症）

都有，只是在《伤寒论》113 方证中详寒略温而已。因为《伤寒论》的实际内容，寒证方治约占 70%，寒热相兼证方治约占 20%，热证方治约占 10%。基于此，汪琥祖丹溪意强分伤寒与中寒，另立《中寒论》与《伤寒论》对峙是欠妥的。首先，汪氏把《伤寒论》中约占 70% 的寒证看成是客，而把约占 10% 的热证看成是主，显然是主客倒置了。其次，汪氏对《素问·热论》所谓"今夫热病者，皆伤寒之类也""人之伤于寒也，则为病热""人之伤于寒而传为热，何也……夫寒甚则生热也"等经文的理解，也未免粗疏了些。中伤寒邪，发为寒病，这是理所当然的事，也是伤寒论中的正面情况。只是因为伤寒之后，寒邪郁阳化热，才出现了寒病变为热病的反面情况。从上述经文来看，也并没有把伤寒和热病等同起来（这可从所谓"之类""则为""传为"等语气上看出来），而是说明寒病可以传变为热病。何况汪氏自己并未能自圆其说，如他说："人病伤寒，皆系热证，或疑其所伤非热，要其寒气内传，无有不郁而生热者。"既然《伤寒论》中的热证是伤寒郁阳化热转变而成，那就显然不能说伤寒皆系热证，试问当寒邪初客于表，尚未化热传里之时，是否也会出现热证呢？临床事实告诉我们，不但伤寒在表初必出现寒证，即伤寒传里也有仍现寒证的（只能认为伤寒传经多热证，而不能说伤寒传经皆热证）。在这里，王履的见解实较汪氏为优，因为他虽然肯定"仲景《伤寒论》专为即病伤寒作"，但又承认伤寒可以郁阳化热。如他说："夫三阳之病，其寒邪之在太阳也，寒郁其阳，阳不畅而成热，阳虽人身之正气，既郁则为邪矣，用麻黄发表以逐其寒，则腠理通而郁热泄，故汗而愈。

苟或不汗不解，其热不得外泄，则必里入，故传阳明、传少阳，而或入腑也。"又说："夫《素问》谓人伤于寒则为病热者，言常而不言变也；仲景谓或寒或热而不一者，备常与变而勿遗也。"这种认识是比较全面的。但王氏强调到"专为即病伤寒作"，同时把郁阳和热邪混为一谈，认为麻黄汤发表即是泄热，这就很容易使人误解为《伤寒论》只是为即病伤寒立论，即使伤寒可以郁阳化热，也只宜温散以泄其热。至于方中行认为伤寒是以风暑湿寒四气为本，把冬寒和春秋的风暑湿相提并论，不分主次，这就显然模糊了《伤寒论》以伤寒命名的本意了。

阳气为人身之主宰，故人有阳则生，无阳则死。一般人的阳气是比较旺盛的，所以朱丹溪有"阳常有余，阴常不足"（亦即所谓阳脏火体之人）之论。这种人体内多有伏热，容易为外界阳邪所侵袭，即使偶感阴邪，也容易从阳化热。我们在临床上常常碰到热证，而应用寒凉方药的机会较多，其原因也就在此。但也有些人的阳气是比较虚弱的，所以张景岳又有"阳常不足，阴常有余"（亦即所谓阴脏寒体之人）之说。这种人体内多有伏寒，容易为外界阴阳邪所侵袭，即使偶感阳邪，也容易从阴化寒。我们在临床上所碰到的寒证，虽较热证为少，但由于寒证阴盛阳衰，更容易危及人的生命，比较难治，尤其值得注意，这也许就是《伤寒论》详寒略温的深意吧。正由于人们的体质有阴阳寒热的差异，所以伤寒以后，有的郁阳不化热而现寒证，有的则郁阳化热而变为热证。王履认为，寒邪郁阳在表时，即现表寒证，而宜用麻黄汤开表发汗以散寒邪、解阳郁。但王氏所谓寒郁阳而成热的"热"字，实际上是指发热病证而言，并非指热邪病因而言，还只能说是寒郁阳，而不能说是寒郁热。因为如果是寒邪闭郁了热邪在内，必有烦渴等热证发生，而用药也就必须在散寒药中兼用清热药，才能收效。太阳表寒即无烦渴等症，麻黄汤中又无清热类药，自属寒郁阳证，而非寒郁热证，这点下文还要谈到。《伤寒论》谓："太阳病，或已发热，或未发热。"柯韵伯注："然即发热之迟速，则其人所禀阳气之多寡，所伤寒邪之浅深，因可知矣。"这就是说，寒伤太阳之表，其人阳气比较旺盛的，即郁阳而发热；若其人阳气比较衰弱的，则虽郁阳而难以发热。伤寒发热的迟速高低或有无，是和其人的阳气多少密切相关的。且太阳表寒证，如其郁阳不发热的，可由郁阳而伤阳，当其人阳气进一步受伤时，里阳不充，不能抗拒表寒，则表寒乘虚入里，而发生里寒证。但里寒证除由表传经入里者外，还有由外寒直中入内，起病即现三阴寒证的，则其人里阳更虚可知。这些表里寒证，也就是王履所谓寒邪在太阳经不郁热而便入阴经或寒邪直伤阴经所造成的。必须指出，伤寒郁阳不化热的寒证，由于患者阳气较弱，体内（包括人体皮肤之内的经络、脏腑等而言，下同）多有伏寒，当新寒外袭时，其伏寒必内应，这种伤寒，不但不易化热，而且很容易由表入里，即当伤寒郁阳在表，而体内伏寒轻微，尚呈现太阳表寒证时，也多不发热，即有发热也很轻微，如上述"或未发热"的伤寒是其例。这种表寒证如果失治或误治，或伤寒郁阳在表而体内伏寒深重时，就很容易变成里寒证，且因寒伏部位的不同，而使里寒证有多种多样的差别。王履又说："苟或不汗不解，其热不得外泄，则必里入，故传阳明，传少阳，而或入腑也。"

又说："其郁热传阴，与寒便变热，则为热证。" 这也就是说，寒邪郁阳不解，在阳经则由太阳传入阳明或少阳而变为实热证，甚或热炽伤阴入里而变成三阴虚热证。总之，在伤寒郁阳化热过程中，大致是寒证→寒热相兼证→热证的过程。必须指出，伤寒郁阳化热的热证，由于患者阳气较旺，体内多有伏热，当新寒郁阳在表时，其伏热必内应，这种伤寒是容易化热由表入里的，即当伤寒郁阳在表而体内伏热较微，尚呈现太阳表寒证时，也多立即发热，而且发热较高，如上述"或已发热"的伤寒是其例。这种表寒证如果失治或误治，或伤寒郁阳在表而体内伏热深重时，就很容易变成里热证，且因热伏部位的不同，而使里热证有多种多样的差别。还须知道，无论寒证或热证，在一定条件下，都可以向对方转化，不仅寒证由阴转阳可以变为热证，即热证由阳转阴也可以变为寒证。如上所述，《伤寒论》的基本内容，大致可以分为寒证、寒热相兼证、热证三类。

1. 寒证

由于《伤寒论》以论寒病为主，所以它把辨证论治的重点摆在"寒"字上，这是很自然的，也是我们在研习《伤寒论》时必须紧紧抓住的中心环节。《伤寒论》全书贯穿了《内经》"阴胜则寒"和"寒者热之"的精神，其中阴寒证候和温热方药占绝大多数。约可分为：①表寒证：由于太阳为诸经之藩篱，乃伤寒第一关，故虽三阳都属表，但应以太阳为主。太阳表寒证当分虚实辨治。表寒实证多现发热、恶风寒、无汗、脉浮紧等，宜用麻黄汤发汗。表寒虚证多现发热、汗出、恶风寒、脉浮缓而虚弱等，宜用桂枝汤解肌。桂枝汤为发中有收的缓汗剂，它和专发不收的峻汗剂麻黄汤是大不相同的。如其人体虚较甚者，还多加用人参（如新加汤等）或附子（如桂枝加附子汤等），增强补力以助正驱邪。至于阳明经的表寒证则多用麻桂合葛根，少阳经的表寒证则多用桂枝合柴胡。由于麻桂法在《伤寒论》113 方证中约占 40%，故为《伤寒论》中的大法，占有极其重要和地位。②里寒证：《伤寒论》说："病有发热恶寒者发于阳也，无热恶寒者发于阴也。" 这就是说，伤寒为病，症现恶寒而发热者（多有头项强痛而脉浮），为发于阳经的表寒证（或指已发热的太阳病），宜用麻桂等发散表寒；症现恶寒而不发热者（多无头项强痛而脉沉），为发于阴经的里寒证（或指未发热的太阳病），宜用姜附等以温化里寒。里寒证有三阴之分，太阴伤寒，多现吐利、腹满时痛、脉沉弱而迟等症，宜用理中汤以温化之；少阴伤寒，多现手足厥冷、蜷卧欲寐、脉沉微而迟等症，宜用四逆汤以温化之；厥阴伤寒，多现干呕吐涎沫、头痛、脉沉弦而迟等症，宜用吴茱萸汤以温化之。而理中、四逆、吴萸等方，都以附子或干姜为要药，故温化里寒必以姜附为主。由于姜附法在《伤寒论》113 方证中约占 30%，故亦为《伤寒论》中的大法，也占有其重要地位。基于上述，表寒的麻桂法加上里寒的姜附法，约占《伤寒论》113 方证的 70%，所以说《伤寒论》是详于寒的，而《伤寒论》是以论寒病为主，也就不言而喻了。

2. 寒热相兼证

在伤寒郁阳化热过程中，当寒邪尚未化尽，而热邪已经产生时，就会形成寒热相兼证。王履所谓 "寒之初客于表也，闭腠理，郁阳气而为热"，是指麻黄汤证而言。所以他又说："用麻黄发汗以逐其寒，则腠理通而郁热泄，故汗而愈。"其所谓"郁阳气而为热"，实际上只有寒邪，并无热邪（表寒发热是属郁阳转邪，不属热邪），纯属表寒证，故专用辛温发散取效。这里所说的寒热相兼证，例如表寒里热的大青龙汤证，乃因寒邪外郁而热邪内扰所致，故既现恶寒发热、无汗、脉浮紧等表寒证，又现烦躁口渴等里热证，本证如果单用麻黄汤发汗散寒，必难收效，必须在麻黄汤中加用石膏兼清里热，始克有济。由此可见，阳者人身之正气，当伤寒郁阳尚未化热时（即尚未出现烦渴等热证），还不能说郁阳就是热邪，因热为邪气，治法宜清，而寒邪郁阳，只需温散其寒，而郁阳自解。因此，这里所谓寒热相兼证和王履所谓寒郁阳证是不相同的。《伤寒论》中的寒热相兼证，在阳经如大青龙证、葛根证、柴胡证等，在阴经如桂枝加大黄汤证、四逆散证、乌梅丸证等都是。这类方证，约占伤寒论 113 方证的 20%，可见所占比重不大。

3. 热证

在伤寒郁阳化热过程中，如果寒邪化尽，只有热邪，就会呈现热证。《素问·热论》所举六经形证，主要就是伤寒化热证。伤寒到此，寒已尽化为热，它不仅和寒郁阳证大异，也和寒郁热证迥别。在这里，值得讨论的是，为什么伤寒会化热呢？谁都知道，寒和热是两种不同特性的而且是相互对立的邪气，如果我们把眼光局限在寒热邪气本身上去看它们的互相转化，是很难理解的，必须从郁阳和伏热两方面去看，才能看得清楚。先从郁阳方面来看，要明确这个问题，必须首先明确邪和正的概念。一般来说，邪是存在于自然界的害人的东西，但这并不是绝对的，有的时候，害人的东西可以变成养人的东西，而养人的东西又可以变成害人的东西。外六淫虽是害人的，而外六气则是养人的，内六气虽是养人的，而内六淫则是害人的。《金匮要略》所谓"夫人禀五常，因风气而生长，风气虽能生万物，亦能害万物，如水能浮舟，亦能覆舟，若五脏元真通畅，人即安和"也就是这个意思。所以王履说到："其寒邪之在太阳也，寒郁其阳，阳不畅而成热，阳虽人身之正，即郁则为邪矣。"即当人体表阳失固感伤寒邪之初，表阳为寒邪所郁遏，郁阳尚未化成热邪时，阴寒占主导地位，疾病性质属寒，故现恶寒无汗、口不渴等寒证，而宜采用温散法以祛寒。但如人体感寒之后，寒郁久不解除，渐致在表的阳气愈郁愈多，"气有余便是火"，故可变为热邪。在伤寒郁阳化热发展过程中，阳热逐渐上升，而阴寒逐渐下降，其结果寒邪必被不断上升的阳热所化尽，当寒邪化尽时，寒邪已不复存在，而阳热占主导地位，疾病性质乃由寒变热，此时必现发热、不恶寒、口渴等症，而宜采用清解法以除热。再从伏热方面来看，要明确这个问题，必须首先明确疾病性质的决定因素。一般来说，疾病性质的寒或热，初非决定于外因，而是决定于内因，外因是条件，内因是根据，外因必须通过内因才能起作用，这是一条普遍适用的客观真理。当表寒郁阳时，即与在里的伏热结合，并因热伏部位的不同，而或现太阳里热证，或现阳明里热证，或现少阳里热证，或现三阴里热证等差别（不仅表寒化为里热是如此，即表寒传为里寒也是如此，当表寒伤阳时，即与在里的伏寒结合，并因寒伏部位的不同，而有或现太阳里寒证，或现三阴里寒证等差别）。

以上两个方面必须结合起来看，因为它们是一个问题的两个方面。《伤寒论》中的热证，在阳经如葛根芩连汤证、黄芩汤证、白虎汤证、承气汤证，在阴经如黄连阿胶汤证、白头翁汤证等都是。这类方证，约占《伤寒论》113 方证的 10%，可见所占比重极小。

基于上述，寒热相兼证加上热证，约占《伤寒论》113 方证的 30%，而其中纯热证大约只占 10%，所以说《伤寒论》是略于温的，而热证在《伤寒论》中非主流，也就显而易见了。

至于伤寒"传经"学说，根据历代注家意见，大致不超出"正传"和"邪传"的范围，所谓正传，是有一定次序和日数的，即一日太阳，二日阳明，三日少阳，四日太阴，五日少阴，六日厥阴。但正传理论尚乏充分实据，仅供参考，不可拘执。所谓邪传，约可分为：①循经传：按六经顺序依次传入他经。②越经传（可以包括"表里传"和"首尾传"等）：按六经顺序跳越一经以上而传入他经。邪传是有证候作为凭据的，即邪传至某经，便有某经证候出现，这是确实可靠的。此外，还有"直中"学说。过去一般认为，直中就是外邪不经三阳而直接中入三阴，起病就呈现三阴证候的意思。但在临床上也有起病就现阳明或少阳证候的，由于没有太阳证候在前，既不能说它是传经，又何尝不可说它是直中呢？从本论所谓"并病"和"合病"来看，并病是一经病证未已又继续发生他经病证，这属传经无疑。合病是两经以上同时发生病证，这显然不属传经，而属直中多经。可是，合病之名多见于三阳病篇（尽管三阴病篇虽无合病之名，而有合病之实），如果说直中局限于三阴，而三阳无直中，这是难以令人满意的。必须指出，在传经和直中问题上，也不能离开内外因结合，内因决定外因的观点，即外邪之所以能够传入或中入其经，必因其经先病而伏有内邪，于是内应外合，而发生该经的病证。否则，外邪是不可能传入或中入其经的。而且传经、直中的为寒为热，不仅取决于外因的寒或热，更取决于内因的寒或热。由此可见，过去传经和直中的争论（如传经皆为热，直中皆为寒等），其价值并不太大。

以上仅为《伤寒论》而言，从这里还只能看到仲景学说的半面，我们必须进一步钻研其杂病论，并合而观之，始能窥其全豹。

总之，《伤寒杂病论》是中医学辨证论治的基础，它是我国劳动群众千百年来和疾病做斗争的经验结晶，也是张仲景对人民的伟大贡献。我们必须很好地继承和发扬它，使之更好地为人民健康服务。

## 复习思考题

①历代医学对《伤寒论》内容的看法主要有哪几种？应该怎样看才对？

②怎样理解伤寒郁阳化热的问题？

③《伤寒论》的辨证纲领和治疗原则是什么？

④什么叫作传经和直中？如何进一步去理解它？

# 太阳病

## 一、概述

太阳外主皮肤而统荣卫，司人身之最表。如张隐庵说："太阳如天，主周身皮肤毫毛肌表，一似天之环绕于地外。"故太阳为诸经之藩篱，乃伤寒第一关。又因太阳经分手足，内属膀胱与小肠，足太阳膀胱为水腑，主藏津液，手太阳小肠虽为火腑，但又为受盛水谷之处，水谷由此分清入膀胱，别浊入大肠，可见人身水液在太阳占据了主导地位，而水之气为寒，故太阳称为寒水之经。正由于太阳经分手足，足太阳经属腑膀胱，手太阳经属腑小肠，故太阳经表证可以合并或传腑而现里证。正由于太阳为诸经之藩篱，地面最大，牵连最广，故太阳病本证可以合并或传入诸经而现各种各样的变证。因此，太阳病约可分为：①本证：太阳病本证有经腑之分，经证如表实的麻黄汤证和表虚的桂枝汤证等；腑证如蓄水的五苓散证和蓄血的抵当汤证等。②变证：太阳病变证可以遍涉阳明、少阳、太阴、少阴、厥阴诸经，但因太阳与阳明相接壤，并与少阴相表里，关系更为密切，故在遍涉诸经之中又以阳明和少阴为较多。大致太阳病实则多传阳明，如本篇中的白虎汤证和承气汤证等，虚则多传少阴，如本篇中的桂枝加附子汤证和真武汤证、四道汤证等。

（1）太阳之为病，脉浮，头项强痛而恶寒。

太阳司人身之最美，主皮肤而统荣卫。凡邪犯太阳之表（皮肤），在表正气（荣卫）起而向上向外以抵抗邪气，一般必现头项强痛而恶寒脉浮等表证。头项强痛是因太阳经脉从头下后项，头为三阳之通位，而项为太阳之专位，寒邪收引太阳经脉，正气向上抗拒，头项经气不得畅通，不通则痛。且因寒邪凝敛收引，项部经脉失其柔和之常态，而自觉转动不够灵活，牵强不够自然。强（读上声，音"抢"）和强（读平声，音"墙"）是不同的，如头项强痛是自觉症，多出现于伤寒表证中；项背强直是他觉症，多出现于痉证中，宜细辨之。恶（读去声，音"雾"）寒是因寒邪在表，卫阳郁而不伸所致，脉浮是因邪气在表，而正气向外抗拒所致。但从脉浮来看，可知其病发于阳，多有发热，如果没有发热，而但现恶寒，则属病发于阴，其脉必沉。故黄炫说："伤寒或已发热，或未发热，必恶寒体痛呕逆头项强痛脉浮紧，此在阳可发汗，若阴证则无头疼，无项强，但恶寒而蜷，脉沉细，此在阴可温里也。"

（2）太阳病，发热汗出，恶风脉缓者，名为中风。

（3）太阳病，或已发热，或未发热，必恶寒，体痛呕逆，脉阴阳俱紧者，名为伤寒。

太阳表证有虚实的区别。（2）条所说的"名为中（读去声，音'众'）风"即表虚证。（3）条所说的"名为伤寒"即表实证。这里所谓"中风"，就是伤风的意思，并非后世所说的猝然昏倒的"中风"。所谓"伤寒",是指狭义的伤寒,非指广义的伤寒。

一般来说,中风表虚证是因风伤太阳之表,而在表正气抗邪力量较弱所致。伤寒表实证是因寒伤太阳之表,而在表正气抗邪力量较强所致。风邪伤于太阳之表,为什么会出现发热、汗出、恶风、脉缓等症呢? 因为风属阳邪,性动而主疏泄,风邪在表,卫阳外拒,以阳从阳,其气必浮,故发热;风主疏泄,表虚不固,不耐风袭,故汗出而恶风;表虚汗出,则筋脉松弛,故脉缓(脉缓只能从脉形松紧来看,不能从脉息迟数来看,因为一般发热的脉都是数的)而无力。这是本论太阳中风表虚证。假使风邪兼夹他邪(如寒、热、湿、燥、火等)为患,加之患者体质阴阳虚实的差异,又可以出现他种证候,不可拘执。寒邪伤于太阳之表,为什么会出现发热、恶寒、体痛、呕逆、脉紧等症呢? 因为寒属阴邪,性主凝,在初犯太阳,病刚发生时,虽然有的已经发热,有的尚未发热,但一定会恶寒,因为寒伤肤表,卫阳不伸的缘故,但从发热的迟速,可以推知患者所禀阳气的多少和所伤寒邪的浅深。恶寒与恶风稍有不同,恶风是见风才感觉怕冷,恶寒是虽在密室之中,帏帐之内,也感觉怕冷。恶寒有阴阳虚实之别,如(7)条所说的"发热恶寒者,发于阳也,无热恶寒者,发于阴也",所谓发于阳,如太阳病的发热恶寒(恶寒与发热同时并现,亦即"或已发热"的太阳病)便是;所谓发于阴,如少阴病的无热恶寒(即但有恶寒不发热的少阴病,亦指"或未发热"的太阳病)便是。发于阳的属实证,发于阴的属虚证。体痛脉紧是因寒邪外束,收引筋脉所致。

呕逆是因胃气上逆所致。胃气为什么上逆？柯韵伯说："三阳皆看阳明之转旋，三阴之不受邪者，借胃之蔽其外也。则胃不特为六经出路，而实为三阴外蔽矣。"这说明胃气强弱关系到伤寒六经传变的重要性。因此，伤寒证现呕逆，正是胃气足以向上抗拒外邪而阻其深入的现象。如果寒邪得以深入，必因胃气内馁而无力抗拒外邪，其外邪就势必乘虚内陷三阴，而发生太阴病的腹满而吐食不下，或少阴病的吐利厥冷，或厥阴病的饥而不欲食，食则吐蛔了。（3）条所列举的发热、恶寒、体痛、呕逆、脉紧五者是太阳伤寒表实的主症。其有初起恶寒不发热的，是因寒邪初入，尚未郁而成热，不久即当发热，并非始终不发热，如果始终不发热而但恶寒，那就成为少阴病了。少阴病的恶寒脉必沉，它和太阳病的恶寒脉必浮者不同。（3）条脉紧还包含着无汗在内，因为脉紧即表明了筋脉受寒邪所收引，也就可以推知与此同时的肤表毛窍必然闭塞的缘故。在临床上，有时碰到恶寒脉紧无汗证服发表药后，即由无热而发热，或由微热而热甚的，这是因为药力帮助正气领邪外出，可望一汗而解，是好现象，不必惊疑。

（6）太阳病，发热而渴，不恶寒者，为温病，若发汗已，身灼热者，名风温，风温为病，脉阴阳俱浮，自汗出，身重，多眠睡，鼻息必鼾，语言难出，若被下者，小便不利，直视失溲，若被火者，微发黄色，剧则如惊痫时瘛疭，若火熏之，一逆尚引日，再逆促命期。

这是伤寒论中记述温病的明文。下文散见六经各篇的，如麻杏甘石汤证、栀子豉汤证、葛根芩连汤证、白虎汤证、竹叶石膏汤证、承气汤证、麻子仁丸证、猪苓汤证、茵陈蒿汤证、栀子柏皮汤证、麻黄连翘赤小豆汤证、黄芩汤证、猪肤汤证、甘草汤证、桔梗汤证、黄连阿胶汤证和白头翁汤证等条，也可以说是有关温热病的方治。因此，伤寒论虽然主论伤寒，但也兼论温热，只不过是详于寒而略于温罢了。后世有人竟因此而把叶天士、吴鞠通等在伤寒论基础上发展起来的温病学说和张仲景的伤寒学说对立起来，形同冰炭，互不相容，这显然是不够正确的。温病学说实际上是伤寒学说中温病部分的继续发展，它们不但不是对立的，而且是相得益彰的。

外感病（这里必须指出，外感病中是有内伤的，因为"邪之所凑，其气必虚"，外因必须通过内因才能起作用的缘故，下同）一般都有发热，但外感寒邪的发热，必恶寒而口不渴，外感温邪的发热必口渴而不恶寒，这是外感伤寒和温病的主要区别。

六经都有温热病，分别详在各篇，这里先就本条来谈，温邪在表和寒邪在表不同，前者属阳邪恣肆，宜用辛凉法，后者属阴邪凛冽，宜用辛温法。本论对辛温法，如麻黄汤桂枝汤之类，记述颇详，而对辛凉法的记述则比较少。尤其是本条只言温病的证候，而没有举出治疗温病的方剂，以致引起后人疑窦，议论纷纭，以读书贵能融会贯通，本条温病虽未出方，但太阳篇中属于辛凉法的方剂并不是没有的，例如麻杏甘石汤就是一个很好的辛凉方剂，所以历来注家大都认为此汤是治疗太阳温病（卫气分证）的主方。如柯韵伯说："麻杏甘石汤为温病发汗逐邪之主剂……此证头项强痛与伤寒同，惟不恶寒而渴以别之，证系有热无寒，故予麻黄汤去桂枝之辛热，易石膏之甘寒，以解表里俱热之证。"但本条所谓温病，究属太阳新感，抑属少阴伏邪，颇多争论。但如属少阴伏邪发为温病，则应现少阴荣血分证，不得称之为太阳温病。本条既明言太阳温病，所现又属卫气分证，自应归之于太阳新感为是。当然，新感与伏邪也和外感与内伤一样是密切相关的，伏邪所在，即新感易入之处，邪伏太阳，温邪外受，即发为太阳温病，邪伏少阴，温邪内侵，即发为少阴温病，这是很自然的。断无邪伏少阴，而发病只现太阳证，不现少阴证之理。在这里，还须指出，本条所说的风温，夹杂有误治后的变证在内，并不完全是原来的太阳温病本证，因而也就不适用麻杏甘石汤。太阳温病本应采用麻杏甘石汤的辛凉透表法，如果误用麻黄汤的辛温发汗法，那就必然会助长温邪化热、化燥、化火，使病由表传里，发生种种变证。本条所说的身重多眠睡，鼻息必鼾，语言难出等，就是误用辛温发汗，温邪化热，内扰心肺所致。热盛神昏故多眠睡，热壅肺气故鼻息必鼾，神昏气壅故语言难出而身体沉重，这是误汗的变证。此外，还有误下的变证，轻则津液受伤而小便不利，重则水竭木强而直视失溲。误火的变证，轻则两阳熏灼而身微发黄，重则热极化火，肝风内动而如惊痫时瘈疭。由于病经逆治，难免不轻病加重，重病致危，故本条说到"一逆尚引日，再逆促命期"，不可不慎。由此可以看出，太阳温病误治也和太阳寒病误治一样能够内陷三阴（如太阴的鼻息必鼾，少阴的神昏嗜卧不语，厥阴的如惊痫时瘈疭等），尤其是少阴，因为太阳的底面就是少阴。不过寒邪易伤阳气，误治多伤少阴的阳气而现虚寒证，温邪易伤阴液,误治多伤少阴的阴液而现虚热证。但是不可否认,本论详寒略温,对温病证治的记述是不够完备的,必须参考后世温病学说,如本条太阳温病误治变证,在本论中就很难找到适合的方剂,当从后世温病学说中选用牛黄丸、紫雪丹、至宝丹、清营汤、清宫汤、犀角地黄汤和大小定风珠等方,才能收效。

至于本条所谓风温,注家意见纷纭,有的着眼于外风之温,有的着眼于内风之温。但本条风温本证不够明确,所述多系变证,必须参考后世温病学说,才能全面地认识它。一般来说,风温是因温邪夹风而成,多见于春冬之季,或恶风,或不恶风,必身热咳嗽烦渴,在表宜用桑菊饮、银翘散等辛凉法。如传变入里,可以发生种种变证,当然也可引动内风而现厥阴变证,但不能以此作为风温的本证。

(7)病有发热恶寒者,发于阳也,无热恶寒者,发于阴也,发于阳者七日愈,发于阴者六日愈,以阳数七,阴数六故也。

(11)病人身大热,反欲得衣者,热在皮肤,寒在骨髓也,身大寒,反不欲近衣者,寒在皮肤,热在骨髓也。

太阳与少阴相为表里,病在太阳之表的时候,除了辨明本经的表虚和表实外,还须严密注视有无兼涉少阴的情况。如(7)条所谓"病有发热恶寒者,发于阳也",就是病在太阳而未涉及少阴也。由于少阴阳气充足,故当风寒外邪侵犯太阳之表的时候,太阳之里的少阴即能起而支持太阳以抵抗外邪,太阳表证的恶寒发热而脉浮等,就是正气向外抵抗邪气的现象,宜用麻黄汤等发表。所谓"无热恶寒者,发于阴也",就是指病在少阴而言(即使是"或未发热"的太阳病,也不能说和少阴毫无关系）。由于少阴阳气内虚，其力不足以抵抗外邪，故只恶寒而不发热，其脉必沉。但无热恶寒有两种情况：一种是属传经的，如初见太阳表证的发热恶寒，继因少阴阳虚不能因守，致寒邪内陷而现无热恶寒。一种是属直中的，如起病即现无热恶寒，是因少阴阳气素虚，体内伏寒较重，而外寒直中（但少阴直中伤寒，也有反热而脉沉的）所致。都宜用四逆汤等温里。故成无己说："阳为热也，阴为寒也，发热而恶寒，寒伤阳也，无热而恶寒，寒伤阴也。" 日人山田图南说："此章伤寒全篇大纲领，所以定三阴三阳之位，辨寒热虚实之分也。盖外邪初症有发热恶寒者，有无热恶寒者，夫邪一而已矣，人受之而生病，或为发热恶寒之阳证，或为无热恶寒之阴证者，何也？ 以人之脏腑形体，素有寒热虚实之异，所受之邪每从其寒热虚实而化尔。故外邪初症发热而恶寒者，邪气从实而化之热证，其无热而恶寒者，邪气从虚而化之寒证也。阴阳二字，指其人之寒热虚实言之，发于阳太阳是也，发于阴少阴是也。" 可见，此条在本论中的重要性。但柯韵伯对此有不同见解，他说："无热指初得病时，不是到底无热，发阴指阳证之阴，非指直中于阴，阴阳指寒热，勿凿分荣卫经络。按本论之太阳病或未发热，或已发热，已发热即指发热恶寒，未发热即指无热恶寒，斯时头项强痛已现，第阳气闭郁，尚未宣发，其恶寒体痛呕逆脉紧，纯是阴寒为病，故称发于阴，此太阳病发于阴也，又阳明篇云：病得之一日，不发热而恶寒，斯时寒邪凝敛，身热恶热全然未露，但不头项强痛，是知阳明之病发于阴也。推此，则少阳往来寒热，但恶寒而脉细者，亦病发于阴，而三阴反发热者，便是发于阳矣。"

沈芊绿也说："三阳病俱有不发热者，便是发于阴，三阴病俱有反发热者，便是发于阳。"两说实可相得益彰，必合而观之，始称全面。

至于（11）条所谓"病人身大热，反欲得衣者，热在皮肤，寒在骨髓也，身大寒，反不欲近衣者，寒在皮肤，热在骨髓也。"此亦有两种解释。如成无己说："皮肤言浅，骨髓言深，皮肤言外，骨髓言内，身热欲得衣者，表热里寒也。身寒不欲衣者，表寒里热也。"程郊倩也说："病人身大热，反欲得近衣者，沉阴内固而阳外浮，此曰表热里寒。身大寒反不欲近衣者，阳邪内郁而阴外凝，此曰表寒里热。寒热之在皮肤者属标属假，寒热之在骨髓者属本属真，本真不可得而见，而标假易惑，故直从欲不欲处断之。盖阴阳顺逆之理，如在天征之于气者，在人则征之于情，情则无假也。不言表里，言皮肤骨髓者，极其浅深分言之也。合前条，彼为从外以审内法，此则从内以审外也。"这是一说。又如赵嗣真说："详仲景证上分皮肤骨髓而不曰表里者，盖以皮肉脉筋骨五者，素问以为五脏之合，主于外而充于身者也。惟曰脏曰腑方可言里，可见皮肤即骨髓之上外部，浮浅之分，骨髓即皮肤之下外部，深沉之分，与经络属表，脏腑属里之例不同。以仲景出此证在太阳篇首，其为表证明矣。是知虚弱素寒之人，感邪发热，热邪浮浅，不胜沉寒，故外怯而欲近衣，此所以为热在皮肤，寒在骨髓，药宜辛温。至于壮盛素热之人或酒客辈，感邪之初，寒未变热，阴邪闭于伏热，阴凝于外，热郁于内，故内烦而不欲近衣，此所以寒在皮肤，热在骨髓，药宜辛凉。必也一发之余，既散表邪，又和正气，此仲景不言之妙，若以皮肤为表，骨髓为里，则麻黄汤证骨节疼痛，其可名为有表复有里之证耶？"（按赵氏所谓"素寒""素热"，实即体内伏邪，必须重视）顾尚之也说："皮肤骨髓并属于表，但有浅深之别耳。成说竟以表里对讲，失之。" 此又一说。其实两说不能偏执，合之其义始备。

所谓"病人身大热，反欲近衣者，热在皮肤，寒在骨髓也"，可以有多种情况。例如：①太阳表实证，全身皮肤发热，而同时又感觉怕冷，并有周身骨节疼痛证，但脉必浮紧有力而无汗，病属寒邪入侵，卫阳外拒所致，宜用麻黄汤发汗。②少阴直中伤寒兼表证，通身发热，同时怯寒，但脉必沉紧而发汗，病属寒邪直中少阴，表实而里虚所致，宜用麻黄细辛附子汤扶阳发汗。③阴极似阳证，病属阴盛于内，微阳向上向外飞越，而现肢厥、脉微、下利而面赤、身热躁扰、意欲裸体而不裸及饮水而不饮、脉浮大无力而按之虚空等，宜用通脉四逆汤或白通汤等方，或更加人尿、猪胆汁。以上都有身热反欲得衣的病情，但前两种较易辨别，后一种则在阴极似阳的情况下，每易使人迷惑，必须细心审辨。

所谓"身大寒，反不欲近衣者，寒在皮肤，热在骨髓也"，也可以有多种情况。例如：①病在太阳兼涉阳明的表寒里热证，如大青龙汤证的恶寒发热无汗烦躁等，宜一面用麻桂散太阳的表寒，一面用石膏清阳明的里热。②病在阳明的热极似寒证，一方面既现身热烦渴便秘等热证，另一方面又现手足厥冷的寒证，乃因热结在里，阳气内郁不能外达所致，宜用白虎汤或承气汤清下阳明的实热，内热一清，外厥即除。以上都有身寒反不欲近衣的病情，后一种虽然现有手足厥冷的寒证，但因内热已极，必然恶热不欲近衣；前一种虽然现有通身恶寒的寒证，但因郁热内炽，烦躁得很，往往有无衣则凛凛着衣则更烦而欲去之的病情。这在临床上，只要稍加细心，是不难认识的。

（4）伤寒一日，太阳受之，脉若静者，为不传，颇欲吐，若躁烦，脉数急者，为传也。

（5）伤寒二三日，阳明少阳证不见者，为不传也。

（8）太阳病，头痛至七日以上自愈者，以行其经尽故也，若欲作再经者，针足阳明，使经不传则愈。

（10）风家，表解而不了了者，十二日愈。

（9）太阳病，欲解时，从巳至未上。

这几条所说的主要是传经问题。前面在"绪论"中已经说过，传经有正传和邪传之分。正传是有一定次序和日数的，即一日太阳，二日阳明，三日少阳，四日太阴，五日少阴，六日厥阴。邪传则不拘日数，有循经传和越经传之分。所以（4）条说到"伤寒一日，太阳受之"，而（5）条则说到"伤寒二三日，阳明少阳证不见者，为不传也"。也就是说，正气计日传经，并不等于邪传，因为邪传是有证候为凭据的，太阳伤寒二三日，虽为正传阳明少阳之期，但既不见阳明少阳之证，则为邪不传经。至于（4）条所说的"脉若静者，为不传，颇欲吐，若躁烦，脉数急者，为传也"，则是根据脉症来观察病邪传与不传的机转，这是可靠的。所谓"脉若静者"，即脉象和平的意思。太阳病的脉象和平，为人病脉不病，可知其病很轻微而易愈，故说"不传"。所谓"颇欲吐，若躁烦，脉数急者"，是因寒邪外束，热邪内扰所致，所以说"传"。如《医宗金鉴》说："伤寒一日，太阳受之，当脉浮紧……若脉静如常，为人病脉不病，为不传也……颇欲吐，若躁烦，脉数急者，此外邪不解，内热已成，病热欲传也，宜以大青龙汤发表解热，以杀其势。"但这里所谓传经，究系传阳明，抑系传少阴，注家意见尚不一致。如成无己说："胃经受邪则喜吐，寒邪传里则变热，如颇欲吐，若躁烦，脉数急者，为太阳寒邪变热而传阳明也。"张隐庵则说："此太阳受邪而即可传于少阴也……颇欲吐，即少阴之欲吐不吐也，若躁烦者，感少阴阴寒之气则躁，感少阴君火气则烦……此太阳受邪而感少阴之气化者为传也。"其实应全面参合脉症来决定，不可偏执。但从本条脉数急来看，似属病传阳明，而非病传少阴，因为少阴病脉多微细的缘故。

至于（7）（8）（10）条所说的六日、七日、十二日愈，一般认为是因正气相传，六日行尽六经为一周，一周或两周后，正气来复而邪气得解则病愈。（9）条所说的病解时间问题，尚待研究，未敢曲解。以上所述，除（4）条根据脉症观察病邪传与不传的机转确实可靠外，其他计日传经和预测愈期之说，都只能供作临床参考，不可拘执。

（37）太阳病，十日以去，脉浮细而嗜卧者，外已解也，设胸满胁痛者，与小柴胡汤，脉但浮者，与麻黄汤。

本条说明太阳病至十日之久，可有三种情况：①有外解而病自愈的，即所谓"脉浮细而嗜卧者，外已解也"。这是因为邪气刚退而正气疲乏所致。其脉浮细必虚软和缓而不数，其嗜卧必神清气爽，安静舒适，手足温和，必无躁扰肢厥。这就证明邪去而正安了。②有外不解而邪由太阳传入少阳的，即所谓"设胸满胁痛者，与小柴胡汤"。从这里可以看出，伤寒传经的邪传是不拘日数且无分次第的。③有外不解而邪仍在太阳的，即所谓"脉但浮者，与麻黄汤"。还应指出，太阳病脉必浮，但脉浮并不一定都是太阳病，因为三阳表证都有脉浮，太阳表证的脉浮多兼紧或缓，阳明表证的脉浮多兼洪大，少阳表证的脉浮多兼弦，而且还要参合其他兼证，才能确定病在何经，这里只作一般性的举例而言，并非具体论述麻黄汤证。至于麻黄汤的使用标准，仍应以本篇（35）条为依据。

以上所述传经问题，只是就原则上举例而言，还当进一步从本论全面深入去领会，不可局守一隅。

（90）本发汗而复下之，此为逆也，若先发汗，治不为逆，本先下之，而反汗之，为逆，若先下之，治不为逆。

本条说明汗下先后顺逆的问题。可以有两种看法，即：

第一种从表里分病来看：本论辨证论治，都是"因势利导"，也就是辨清疾病的部位和性质，随着正气向上向外或者向下向内抗拒邪气的趋势，从而采用适应的治疗方法。如向上向外的邪实证采用汗法，向下向内的邪实证采用下法等。举例来说，如初起病现太阳表实的发热、恶寒、无汗、脉浮紧等症的，即宜用麻黄汤发汗；如初起病现阳明里实的潮热、恶热、不恶寒、腹胀满痛拒按、不大便、脉沉实等症的，即宜用承气汤攻下。这是顺从正气抗病的趋势而为治，多能药到病除。否则，如病在表，本来应用汗法，而反用了下法；或病在里，本来应用下法，而反用了汗法，则是违逆正气抗病的趋势而为治，多致发生变证。

　　第二种从表里同病来看：本论对表里同病证，约有三法，即先表后里，先里后表和表里兼顾。一般认为，先表后里是本论的定法，而先里后表和表里兼顾则是本论的活法。这是因为伤寒之邪大都是先犯太阳之表的，故有伤寒汗不厌早之说，而以"失表""失汗"为切戒，即使表里同病，一般也应先治其表，后治其里，以防表邪内陷，里证转增。但这并不是机械的，必须根据表里缓急的具体情况，灵活运用以上三法，才能恰中病情。如汪琥说："治伤寒之法，表证急者即宜汗，里证急者即宜下，不可拘泥于先汗而后下也，汗下得宜，治为不逆。" 此注深合本条精神。这就是说，凡治表里同病证，表证急于里证的，宜用先表后里法，以先汗为顺，若先下则为逆；里证急于表证的，宜用先里后表法，以先下为顺，若先汗则为逆。由此可推知，若表里证俱急的，则宜用表里兼顾法。综观本论表里同病条文，先表后里法固多，但先里后表法和表里兼顾法亦不少，可见本论对此并无成见，我们不应偏执。

　　以上两种看法，虽然都可供参考，但从表里同病来看更符合本条意旨，因为只有在表里同病既似可汗又似可下的情况下，才容易犯当汗反下或当下反汗的错误，而有谆谆告诫的必要。若从表里分病来看，则本条在临床上的指导意义就不太大了。

　　（51）脉浮者，病在表，可发汗，宜麻黄汤。

　　（52）脉浮而数者，可发汗，宜麻黄汤。

　　（49）脉浮数者，法当汗出而愈，若下之，身重心悸者，不可发汗，当自汗出乃解，所以然者，尺中脉微，此里虚，须表里实，津液自和，便自汗出愈。

（50）脉浮紧者，法当身疼痛，宜以汗解之，假令尺中迟者，不可发汗，何以知之，以荣气不足，血少故也。

（42）太阳病，外证未解，脉浮弱者，当以汗解，宜桂枝汤。

这几条主要说明太阳表病当汗的问题。尤其（51）条所谓"脉浮者，病在表，可发汗"，可以说是仲景对太阳表病当汗的原则性的指示。太阳病脉浮，不仅说明邪气在表，而且说明正气向外，故当发汗。当然，这里还须结合表证来看，决不可片面地从脉象来确定疗法。而且在表病当汗时，尤应辨清虚实，恰当地使用麻桂法，即表实的宜用麻黄汤急汗，表虚的宜用桂枝汤缓汗，不可混用，致犯"实实""虚虚"之戒。一般来说，太阳病脉浮紧的属表实，脉浮弱的属表虚，极少见有表实而脉浮弱或表虚而脉浮紧者。至于脉浮数则表实、表虚均有之，但在指下有力为实，无力者为虚。若能脉症合参，必不致误。至于（49）和（50）条所提出的身重、心悸、尺中脉微或迟不可发汗的问题，容在禁汗条中结合讨论之。

（36）太阳与阳明合病，喘而胸满者，不可下，宜麻黄汤。

（44）太阳病，外证未解，不可下也，欲解外者，宜桂枝汤。

（45）太阳病，先发汗不解，而复下之，脉浮者不愈，浮为在外，而反下之，故令不愈，今脉浮，故在外，当须解外则愈，宜桂枝汤。

（56）伤寒不大便六七日，头痛有热者，与承气汤，其小便清者，知不在里，仍在表也，当须发汗，若头痛者必衄，宜桂枝汤。

（240）病人烦热，汗出则解，又如疟状，日晡所发热者，

属阳明也,脉实者,宜下之,脉浮虚者,宜发汗,下之与大承气汤,发汗宜桂枝汤。(移自阳明篇)

(164)伤寒大下后,复发汗,心下痞,恶寒者,表未解也,不可攻痞,当先解表,表解乃可攻痞,解表宜桂枝汤,攻痞宜大黄黄连泻心汤。

(91)伤寒,医下之,续得下利清谷不止,身疼痛者,急当救里,后身疼痛,清便自调者,急当救表,救里宜四逆汤,救表宜桂枝汤。

(92)病发热头痛,脉反沉,若不差,身体疼痛,当救其里,宜四逆汤。

(372)下利腹胀满,身体疼痛者,先温其里,乃攻其表,温里宜四逆汤,故表宜桂枝汤。(移自厥阴篇)

这几条主要说明表里同病的先表后里和先里后表的治法问题,分释如下:

1. 先表后里法

(36)条"太阳与阳明合病"的证候似不完备,当深入领会。所谓喘而胸满证,大约有如下几种情况:①太阳表证寒邪闭肺的,必兼有发热、恶寒、无汗、脉浮紧等症,宜用麻黄汤发汗。②太阳表证热邪壅肺的,必兼有发热、有汗、口渴、不恶寒、脉浮数等症,宜用麻杏甘石汤宣清。③阳明经热迫肺的,必兼有壮热、恶热、不恶寒、自汗、烦渴、脉洪大等症,宜用白虎汤清解。④阳明腑实迫肺的(阳明腑实,中焦胀满,阻碍横膈膜的升降,以致肺气不利而喘,即《金匮要略》所谓"吸而微数,其病在中焦实也"),必兼有潮热、恶热、不恶寒、便秘、腹胀满痛、拒按、脉沉实等症，宜用大承气汤攻下。本条既言"太阳与阳明合病"，又说"不可下，宜麻黄汤"，则必有阳明的腹满不大便等腑证和太阳的喘而胸满的经证同时存在，实属太阳与阳明同时发病，凡表里同病而表证急于里证的，应以解表为先，所以说"不可下，宜麻黄汤"。

（44）和（45）条都属表里同病而表证急于里证当先发汗以解其外者。若先下之，则为逆治。但逆治之后，如果表证仍在而脉仍浮的，则表邪并未因误下而陷里，仍当发汗解外。由此可以推知，若逆治之后，表证罢而脉沉的，则为表邪陷里，就不可再汗了。

（56）和（240）条也属太阳阳明表里同病证，仲景恐人犯当汗反下或当下反汗的错误，特在两条中指出要点，一则从小便清浊审辨，一则从脉象浮沉虚实审辨，小便清或脉浮虚的，重在表，宜汗以桂枝汤；小便浊（如尿黄赤等，是从小便清推知的）或脉沉实的，重在里，宜下以承气汤。但有人从表里分病同中求异来看这两条，亦可供参考。

（164）条之所以"伤寒大下后，复发汗"，正因为表里同病之故，初因偏重里证而大下，继因无效而复汗。凡表里同病而表证急于里证者，必须先表后里，如果先里后表，病必不除，这是本论治疗规律之一，应当严格遵守。所以本条明确地指出"心下痞，恶寒者，表未解也，不可攻痞，当先解表，表解乃可攻痞"。但这只是用心下痞而恶寒为例来说明这个问题，文意着重于指示先表后里的治疗原则，并非局限于恶寒、心下痞两症。因此，在这两症上还须进一步去体会，即其恶寒必包括发热、头痛、脉浮等在内，而且这些表证必较心下痞的里证为急，故宜先表，其所以用桂枝汤而不用麻黄汤者，一般认为是本证已经汗下，正气较虚，而桂枝汤攻中带补的缘故。从这里，就不难想见本论对已经汗下后的表证，都采用桂枝汤，而不再用麻黄汤的理由所在了。其心下痞必是单火痞，而非水火交痞，更非单水痞，所以才适用大黄黄连泻心汤。

2. 先里后表法

（91）和 (372) 条基本相似，都属表里同病而里证急于表证者，故一方面呈现身体疼痛的表寒证，另一方面呈现下利清谷、腹胀满的里寒证，里寒而至于下利清谷，可知阳气虚甚，故宜先用四逆汤急救其里，俟里阳回复，而表寒仍不解的（临床上也有温里之后，表寒随解的），然后可用桂枝汤解表。

（92）条属太阳少阴表里同病，而少阴里寒证急于太阳表寒证者，故虽发热头痛而脉反沉。太阳病脉不浮而反沉，可见太阳里面的少阴阳气衰微，而且其脉必是沉微，所以才宜用四逆汤急救其里。本条应与少阴病篇（301）条麻黄细辛附子汤证的反发热脉沉者互看，彼在温里中兼发表，可见里虚未甚，其脉当是沉紧之类；此则在温里中不兼发表，可见里虚已甚，其脉必是沉微之类。

综观上述两法，先表后里法适用于表里同病的表急于里者，先里后表法适用于表里同病的里急于表者，先其所急，而后其所缓，这是很自然的道理。有人认为表里同病而里实者宜用先表后里法，表里同病而里虚者宜用先里后表法，虽亦有理，尚欠完善。因为如果不从"急"字上着眼，则表里同病而里实证急者，亦有先里之治，如（56）和（240）条之用承气汤是其例（若表里同病而里实证缓者，也有采用表里兼顾法的）；表里同病而里虚证缓者，常常表里兼顾，如（163）条之用桂枝人参汤和（301）条之用麻黄细辛附子汤是其例（也有先表之治，如太阴病脉浮用桂枝汤发汗等）。

（46）太阳病，脉浮紧，无汗发热，身疼痛，八九日不解，表证仍在，此当发其汗，服药已微除，其人发烦目瞑，剧者必衄，衄乃解，所以然者，阳气重故也，麻黄汤主之。

（47）太阳病，脉浮紧，发热身无汗，自衄者愈。

（55）伤寒脉浮紧，不发汗，因致衄者，麻黄汤主之。

（48）二阳并病，太阳初得病时，发其汗，汗先出不彻，因转属阳明，续其微汗出，不恶寒，若太阳病证不罢者，不可下，下之为逆，如此可小发汗，设面色缘缘正赤者，阳气怫郁在表，当解之熏之，若发汗不彻，不足言，阳气怫郁不得越，当汗不汗，其人躁烦，不知痛处，乍在腹中，乍在四肢，按之不可得，其人短气但坐，以汗出不彻故也，更发汗则愈，何以知汗出不彻，以脉涩故知也。

这几条主要说明太阳表病当汗而失汗或发汗不彻的问题。

（46）（47）（55）三条主要说明太阳表病当汗失汗而致衄的问题。一般来说，衄证是因热伤阳络所致，这三条所说的衄证当然也不例外。太阳病因寒邪外束而现发热、无汗、身疼痛、脉浮紧等症，本可用麻黄汤发汗而解，不应发生衄证，其所以发生衄证者，就是因为太阳表实当汗失汗，以致伤寒郁阳化热，由气及血，热伤阳络的缘故。如（46）条由于当汗失汗多日，伤寒郁阳化热，已形成表寒里热证，而非原有的单纯表寒证，故在服发汗药后，外束的寒邪虽散而病稍减，但内伏的热邪反甚而化火上炎，扰神明而伤阳络，以致引起发烦、目瞑、鼻衄。假使当初不是专用麻黄汤发汗散寒，而是采用大青龙汤等解表清里，或能药到病除。所以程郊倩说："虽烦躁未见，然既无恶寒证（按大青龙汤证应有恶寒，如果但热不寒，就不宜用大青龙汤了），则亦宜遵大青龙汤发汗之法，自无后虑，奈何当机失用，所云服药者，必辛热之药，非辛凉之药也……是故久遏之阳气，因辛热而勃升，其人发烦者，阳气怫蒸也，目瞑者，阳气抟及营阴也，剧则衄者，阳气不止抟之，且逼及营中之血而逆上也，惟不服大青龙至于如此，则亦幸而衄矣，衄则热随血出，而久遏之阳有其出路，不解而自解矣。"但（46）条既属表寒里热，则除必现有发热、恶寒、无汗、身疼痛、脉浮紧等表寒症状外，可能尚兼现有口渴、舌苔白中有黄等里热症状，否则就没有根据来确诊其为表寒里热而投以大青龙汤了。至于（47）和（55）条的鼻衄证，其病机同上述，不赘。但（46）条所说的"麻黄汤主之"，一般认为是汉文倒装句法，应移在"此当发其汗"句后。一般来说，麻黄汤只应该用在未衄之前，而不应该用在衄时或既衄之后。如果因表寒里热失于发汗，以致寒邪化热，伤及阳络而致衄的，必须禁用辛温发汗法。但也有人提出异议，如周禹载说："苟非成流，必不能散，阳邪之重，为何如乎？复与麻黄，一定之法也；假使衄血成流，则阳邪虽重，已随血散，其病已解，而本汤亦可不作矣。"此说也应重视，因为在临床上，间或也有在表寒证中出现鼻衄色暗而点滴量少不成流，进发汗药而愈者，不可忽略。如陶尚文治一人伤寒四五日，吐血，医以犀角地黄等治而反剧，陶切其脉紧而数，若汗不出，邪何由解，遂用麻黄汤，一服汗出而愈。即其例证。又（55）条的伤寒衄主麻黄汤，既非倒装文法，自非药不对证，故周禹载注："当汗不汗，因而致衄者，必点滴不成流也。阳邪既不大泄，热从何解，仍以麻黄汗之，势必解散而不衄矣，此之谓夺汗无血也。"

有些注家以血之与汗，异名同类，不从汗解，便从衄解的理由来解释（46）（47）条所说的"衄乃解"和"自衄者愈"，并美其名曰"红汗"，其实这并非定论。因为在临床上，汗后又见衄，衄后病仍不解的，常常可以碰到，（46）（47）条所说的"衄乃解"和"自衄者愈"，也只能说是有些轻病患者偶有取此转归而愈的例子，这决不意味着放弃治疗，可以等待患者自衄而愈，相反，应该及时给予适当处理，使患者早日恢复健康。

（48）条说明太阳表病当汗而发汗不彻以致并入阳明的问题。太阳病当汗而发汗不彻（即少而不够透彻的意思），往往伤寒郁阳化热而传入阳明，因为太阳的前面就是阳明的缘故。一般认为，凡是一经病未解，又继续发生他经病的，就叫作"并病"。本条所说的"二阳并病"，就是指太阳病未解而又并发阳明病而言。综观本条二阳并病的现症是：面色缘缘正赤，不汗，躁烦，不知痛处，乍在腹中，乍在四肢，按之不可得，其人短气但坐，脉涩等。这是因为寒邪外束太阳而热邪内扰阳明所致。面赤当分：劳损颧红而发于午后的属骨蒸阴虚，格阳浮赤而厥利脉微的属阳虚，赤色深重而潮热便硬的属阳明里实，赤色浅淡而发热恶寒无汗的属太阳表实。短气当分：声低息短气细的，属于过汗伤气，气乏难以续息的虚证；声高息涌气粗的，属于汗出不彻，邪壅胸中，气滞难以布息的实证。脉涩当分：脉涩无力的，属过汗伤律，液少不滋脉道的虚证；脉涩有力的，属汗出不彻，邪气壅滞，营卫难以畅行的实证。本条的面赤、短气、脉涩是属实证。至于烦躁等症，是因当汗不汗，热邪内扰，漫无出路所致，故其烦躁不知痛处，乍在腹中，乍在四肢，但因究非实邪内结，所以按之不可得，这正是二阳并病在临床上烦闷难言的生动写照。本证可与麻黄汤证、桂枝麻黄各半汤证和大青龙汤证等条文互看。如麻黄汤证有无汗而喘，本条有不汗而短气；桂枝麻黄各半汤证有面色反有热色，本条有面色缘缘正赤；大青龙汤证有不汗出而烦躁，本条有不汗躁烦等。但本条与麻黄汤证和桂枝麻黄各半汤证不同，因为它们都无烦躁症状，而本条则有烦躁症状，这是因为它们只是寒邪外束太阳，而本条兼有热邪内扰阳明的缘故。正因为本条证是寒邪外束太阳而热邪内扰阳明所致，才构成了所谓"二阳并病"，这和大青龙汤证的表寒里热是相同的。所以有的注家对本条证主张用大青龙汤发表清里。

（16）太阳病三日，已发汗，若吐，若下，若温针，仍不解者，此为坏病，桂枝不中与之也，观其脉证，知犯何逆，随证治之，桂枝本为解肌，若其人脉浮紧，发热汗不出者，不可与之也，常须识此，勿令误也。

（17）若酒客病，不可与桂枝汤，得之则呕，以酒客不喜甘故也。

（19）凡服桂枝汤吐者，其后必吐脓血也。

（83）咽喉干燥者，不可发汗。

（84）淋家不可发汗，汗出必便血。

（85）疮家虽身疼痛，不可发汗，汗出则痉。

（86）衄家不可发汗，汗出必额上陷，脉急紧，直视不能眴，不得眠。

（87）亡血家，不可发汗，发汗则寒栗而振。

（88）汗家重发汗，必恍惚心乱，小便已阴疼，与禹余粮丸。

（89）病人有寒，复发汗，胃中冷，必吐蛔。

这几条主要说明太阳病禁汗的问题。总体来看，太阳病实证禁用桂枝汤解肌，而其虚证则禁用麻黄汤发汗，如果不分虚实而误用之，则犯"实实""虚虚"之戒，必致发生变证。今分释如下：

太阳病实证禁用桂枝汤解肌，否则就会犯"实实"之戒。一般来说，实证有表实和里实之分，例如：

（16）条主要说明太阳病表实禁用桂枝汤的问题。太阳病历三日，曾经用过汗、吐、下与温针等法，病仍不解而发生变证的，这就叫作坏病。如误汗后的遂漏不止、心下悸等；误吐后的饥不能食，朝食暮吐，不欲近衣等；误下后的结胸痞硬，协热下利，胀满清谷等；误火后的发黄圊血，亡阳奔豚等。这些即其例证。既然病经误治，表证已罢而变成坏病，所以说"桂枝不中与之也"，而必须"观其脉证，知犯何逆，随证治之"。但所谓"随证治之"，并非头痛医头，脚痛医脚的对症治疗，而是从望、闻、问、切四诊全面地辨证论治。近时有人把中医的辨证论治，名之为"随证疗法"，其根据就在此。但这个名称很容易使人望文生义而理解为现代医学所说的"对证疗法"，从而贬低中医辨证论治的价值，也不符合中医学的精神实质。因此"随证疗法"的名称是值得商榷的。麻黄汤和桂枝汤的区别是：麻黄汤治太阳表实证，如发热、恶寒、无汗、脉浮紧等；桂枝汤治太阳表虚证，如发热、汗出、恶风、脉浮缓等。麻黄汤证虽较桂枝汤证的病势为剧烈，但因其正气抗邪之力较强，所以可用麻黄汤专力开表发汗；桂枝汤证虽较麻黄汤证的病势为和缓，但因其正气抗邪之力较弱，所以宜用桂枝汤助卫养荣以解肌发汗。正由于桂枝汤攻中有补，只适宜于表虚证，而不适宜于表实证，所以说："桂枝本为解肌，若其人脉浮紧，发热汗不出者，不可与之也。"如果误用，那就犯了"实实"的错误了，所以又谆谆告诫说"常须识此，勿令误也"。至于有人以皮肤和肌肉来强分麻、桂二证的浅深层次，是不够恰当的。麻、桂二证只在虚实二字上分。解肌之"肌"字，应作"肌肤"解，不应作"肌肉"解，否则，就和阳明主肌肉相混了。

（17）和（19）条主要说明太阳病里实禁用桂枝汤的问题。凡平素嗜好饮酒的人叫作酒客。一般酒客多有湿热蕴蓄在胃，往往壅滞中焦而现痞满胀痛、舌苔黄厚而腻等症，如果现有此症，多不喜食甘味之物，因为甘能满中的缘故。所以当酒客患太阳中风表虚证的时候，就必须细辨其是否兼有中满证，假使兼有中满证，那就不可使用桂枝汤，因为桂枝汤性味辛甘温，并以甘味为胜，虽可解肌，但能助湿热以满中，如果误用，服后必呕，甚至其后发展到吐脓血，因为平素有湿热在胃，又用辛甘温的桂枝汤助其湿热，必致阳盛于内，始则胃热壅逆而呕，终则热伤胃之阳络而吐脓血。但酒客也有不现中满证的，因此，酒客患太阳中风表虚证，是否忌用桂枝汤，应以有无中满证为标准。这就是说，兼有中满证的就必须禁用，不兼中满证的就不必禁用。由此可以推知，凡太阳中风表虚而兼中满的，即使不是酒客，也应该禁用桂枝汤。正如陈修园所说的："推之不必酒客，凡素湿热之病者，皆可作酒客观也。"反过来说，凡太阳中风表虚而不兼有中满证的，即使是酒客，也不必禁用桂枝汤。

太阳病虚证禁用麻黄汤发汗，否则就会犯"虚虚"之戒。虚证有阴虚、阳虚之分，例如：

（83）（84）（85）（86）条所说的"咽喉干燥者""淋家""疮家""衄家"（所谓"家"是指素有其病的患者而言）等，都指阴虚的患者，这种人患太阳病是不可用麻黄汤发汗的，因为麻黄汤属辛温法，能劫烁阴液而助长阳热的缘故。如果误用，必致发生便血、痉证、额上陷、脉急紧、直视不能眴、不得眠等变证。

（87）（88）（89）和上述（49）（50）条所说的"亡血家""汗家""病人有寒""身重心悸者""尺中迟者"等，都指阳虚的患者，这种人患太阳病也是不可用麻黄汤发汗的，因为麻黄汤功专发散，能耗散阳气而助长阴寒的缘故。但注家对（49）（50）条的认识尚不完全一致，略释如下：

太阳伤寒表实证，在病刚发生时，寒邪外束很甚，或尚未发热，或热势还低的时候，脉多浮紧；在病发生后，寒邪外束不很甚，热势渐高的时候，脉多浮数。但脉无论浮紧或浮数，只要是和恶寒发热、无汗而喘、头痛身疼等症同时出现，就都可用麻黄汤发汗。所以（49）条说，"脉浮数者，法当汗也而愈"，（50）条说，"脉浮紧者，法当身疼痛，宜以汗解之"。若当汗不汗，反用攻下，而现身重、心悸、脉微等变证的，是因少阴阳气受伤所致。少阴阳虚，不能健行于外则身重脉微，不能充实于内则心悸。此时，虽有太阳表证未解，决不可发表，必须采用实里解表的方法，所以有的注家主张用桂枝加附子汤。因为桂枝加附子汤的作用是既能实少阴之里，又能解太阳之表的缘故。但有的注家则拘执"下多亡阴"，认为（49）条是因误下亡津液所致，并主张用小建中汤培土生津，以助其汗出。但（49）条脉微不细明是阳虚，身重也明是阴盛，至于心悸虽有阳气虚或阴血虚之分，但阴血虚的心悸多脉细而数，阳气虚的心悸多脉微而迟。（49）条心悸而身重脉微应该属之于阳气虚者。又有的注家认为（49）条不必服药，可以等待患者表里气实，津液自和，便自汗出愈。也有的注家认为必须服药以实里解表。因为误下而现身重、心悸、脉微等症，其病非轻，似不可坐视。何况从（49）条"须表里实"的"须"字来玩味，实已示人以必须服药，否则，就不可能达到"表里实"的目的，更无由获得"津液自和，便自汗出愈"的结果。总之，（49）与（50）条本来都属宜汗证，但都因为里虚而忌汗。（49）条是因误下而尺中脉微，属阳虚；（50）条是因体素虚弱而尺中脉迟，明言"血少"。唐容川在（50）条中批评陈修园说："以勿药俟愈解上节有误，而此节又将尺中迟连浮紧解，谓脉紧者不易出汗，而尺中迟又为阳气本虚。此不知寸关尺止一条脉，迟则均迟，安有寸关浮紧不迟而尺中独迟者哉。仲景凡三部分言者，必曰寸口、关上若何，尺中若何，今其文法明以'假令'二字别上文，谓假令脉不浮紧而尺中迟者则不可发汗，举尺中迟者，则知其三部皆迟也。盖脉之动必由尺而及寸关，举尺中则寸关可知矣……心火有余则血多而其动速，心火不足则血少而其动迟，故迟为血虚（按血阳虚者脉多细而迟，血阴虚者脉多细而数，当辨）。若上节之脉微是跳动轻微，微为气虚非血虚也，气附脉行，气虚不能鼓荡，是以跳动轻微。"所以有的注家对（50）条证主张用小建中汤，这可与（62）条用桂枝加芍药生姜人参新加汤治"发汗后，身疼痛，脉沉迟者"，互相参证。

综上所述，两条禁汗证，（49）条属阳虚，宜用桂枝加附子汤；（50）条属血少，宜用小建中汤。但从两方内容来看，都是以桂枝汤为基础，而桂枝汤是具有滋阴和阳，调和荣卫作用的，是一个阳中有阴的方剂。桂枝加附子汤在桂枝汤原有基础上加上了附子，则其作用偏重于扶阳；小建中汤在桂枝汤原有基础上倍芍药而加饴糖，则其作用偏重于养血。因此，上述两证，实际都是阴阳气血两虚，不过（49）条证偏于气虚，而（50）条证偏于血虚罢了。

（29）伤寒脉浮，自汗出，小便数，心烦，微恶寒，脚挛急，反与桂枝欲攻其表，此误也，得之便厥，咽中干，烦躁吐逆者，作甘草干姜汤与之，以复其阳，若厥愈足温者，更作芍药甘草汤与之，其脚即伸，若胃气不和谵语者，少与调胃承气汤，若重发汗，复加烧针者，四逆汤主之。

（30）问曰：证象阳旦，按法治之而增剧，厥逆，咽中干，两胫拘急而谵语，师曰：言夜半手足当温，两脚当伸，后如师言，何以知此？答曰：寸口脉浮而大，浮为风，大为虚，风则生微热，虚则两胫挛，病形象桂枝，因加附子参其间，增桂令汗出，附子温经，亡阳故也，厥逆咽中干，烦躁，阳明内结，谵语烦乱，更饮甘草干姜汤，夜半阳气还，两足当热，胫尚微拘急，重与芍药甘草汤，尔乃胫伸，以承气汤微溏，则止其谵语，故知病病可愈。

（26）服桂枝汤，大汗出后，大烦渴不解，脉洪大者，白虎加人参汤主之。

（70）发汗后恶寒者，虚故也，不恶寒但热者，实也，当和胃气，与调胃承气汤。

（64）发汗过多，其人叉手自冒心，心下悸欲得按者，桂枝甘草汤主之。

（75）未持脉时，病人手叉自冒心，师因教试令咳而不咳者，此必两耳聋无闻也，所以然者，以重发汗，虚故如此。发汗后，饮水多必喘，以水灌之亦喘。

（122）病人脉数，数为热，当消谷引食，而反吐者，此以发汗，令阳气微，膈气虚，脉乃数也，数为客热，不能消谷，以胃中虚冷，故吐也。

这几条主要说明太阳病误汗的问题。须和上述（83）（84）（85）（86）（87）（88）（89）条结合起来看，才能够比较全面地掌握太阳病误汗的具体情况。总体来看，太阳病误汗后的变证，随着"实实""虚虚"的不同，而有多种多样的差异，大致来说，太阳病实证误用桂枝汤发汗，必实其实，多变为里实热证，如（26）条的白虎证和（70）条的承气证等是其例。太阳病虚证误用麻黄汤发汗，必虚其虚，多变为里虚寒或里虚热证，如（87）（88）（89）条的虚寒证，以及（83）（84）（85）（86）条的虚热证等是其例。今就以上条文分释如下：

（29）和（30）条中表明了这样一个问题，即太阳病误汗，可以变为里实热的承气汤证，也可以变为里虚寒的甘草干姜汤证和四逆汤证，以及里虚热的芍药甘草汤证。因为人体有阴阳寒热虚实的差异，太阳病在阳盛阴衰之体，体内阳热素盛，误汗多传阳明而变为里实热证，或传少阴而变为里虚热证。太阳病在阴盛阳衰之体，体内阴寒素盛，误汗多传少阴而变为里虚寒证。这种病变规律是很自然的。但这两条，尤其是后条文法不顺，注家多疑之，不可曲解，仅能粗略地领会其精神实质如上。

（26）和（27）条都属太阳病实证误汗变成的里实热证。（26）条明确地指出太阳病误服桂枝汤后，传变成为大汗、大烦、大渴、脉洪大的阳明经证白虎汤证，可以推知是犯了"实实"之戒。（70）条分两段，前段所谓"发汗后恶寒者，虚故也"，是说太阳病虚证误汗后，虚者益虚，病由太阳传入少阴，证由发热恶寒变为无热恶寒。后段所谓"不恶寒但热者，实也"，是说太阳病实证误汗后，实者益实，病由太阳传入阳明，证由发热恶寒变为但热不寒。但从前段只出证，后段且出方来看，可见前段是宾，后段是主，是属借宾定主之文。惟后段既出承气汤，必尚有腹胀满不大便等症状伴随存在。因为但热不寒是阳明经腑证所共有，只有在出现了腹胀满不大便等症状时，才宜用承气法（本条"调胃"二字不可拘）的缘故。

（83）（84）（85）（86）条都属体素阴虚的太阳病误汗变成的里虚热证。凡属阴虚体质的患者，虽有太阳表证，不宜用麻黄汤发汗，假使误用，必致发生变证。例如：①咽喉干燥证，一般来说，属阴虚火旺所致，所以虽有太阳表证，只可用桑菊饮、银翘散等辛凉解表，而决不可用麻黄汤辛温发汗，如果误用，必致劫阴助火，引起咽痛咳血等。②淋病本有湿热蓄积于膀胱，加之久淋多阴虚火旺，此时虽有太阳表证宜发汗，但太阳之里的膀胱蓄积有湿热之邪，而且在久淋之后，体内已形成阴虚火旺的局面，如果不是采用辛凉解表兼顾其里的方法，而是单纯使用麻黄汤辛温发汗，那就必然会助长在内的阳邪，伤及阴络，以引起便血等。这里所说的"便血"，应该是小便血而不应该是大便血，因为淋家病在膀胱。③疮家的疮，当然不是新起的疮，而是早已溃破的疮，由于久流脓血，所以疮家多阴虚为旺。而《内经》有"诸痛痒疮，皆属心火"之说，疮家身疼痛是阴血不足以滋养筋脉所致，这种身疼痛决不可用麻黄汤发汗，如果误用，必致阴血愈亏，肝风内动而变痉。这里所说的痉，是因周身筋脉失去了阴血的濡养而形成的以弓角反张为主的痉病。但如果不是疮家，而是新起未溃的疮疡，初期往往因为气血遏郁而现乍寒乍热、身体疼痛，此时疮疡尚未化脓，正宜采用汗法宣其火郁，和其气血，以使新疮消散。因此，疮家虽然不可发汗，但新疮患者又不一定忌汗。④衄家多阴虚火旺，虽在有太阳表证时，不可发汗，如果误用麻黄汤辛温发汗，必致阴愈虚而火愈旺,甚至引起肝风内动。(86)条所列举的衄家误汗的变证,如额上陷,脉急紧,直视不能眴,不得眠等,就是因为误汗伤阴,筋脉失养而痉挛所致,更以衄家病机向上,故现症多在上部。

(87)(88)(89)(64)(75)(122)条都属体素阳虚的太阳病误汗变成的里虚寒证。凡属阳虚体质的患者,虽有太阳表证,不宜用麻黄汤发汗,假使误用,必致发生变证。例如:(87)条亡血家不只是血亏,而且气更亏,故多呈现面白,唇舌淡红,身寒四末不温,脉弱等。凡阴阳气血两亏者重在阳气虚,治法应以助阳益气为主。所以古人有血脱益气之说。如张飞畴说:"血之与气,异名同类,血虽属阴,实为阳气之根,与气相为维附,一息不能相离……血既消亡于内,则阳气无根,所以诸亡血家骤脱不止,必用大剂人参敛其神气,气敛则血有所统,无复再脱之虞。"亡血家虽在有太阳表证时不可发汗,如果误用麻黄汤发汗,必致阳气衰微呈现寒栗而振等症。如《医宗金鉴》说:"凡失血之后,血气未复,为亡血虚家,皆不可发汗也。盖失血之初,固属阳热,然亡血之后,热随血去,热固消矣,而气随血亡,阳亦危矣,若再发汗,则阳气衰微,力不能支,故身寒噤栗,振振耸动,所必然也。盖发阴虚之汗,汗出则亡阴,即发暴吐衄血之汗也,故见不能眴、不得眠亡阴等症也。发阳虚之汗,汗出则亡阳,即发亡血虚家之汗也,故见寒栗而振亡阳等病也。"(87)条还可与(60)条互看,(60)条的振寒脉微细,注家一致认为是因误经汗下后阴阳气血内外俱虚所致。如成无己说:"发汗则表虚而亡阳,下之则里虚而亡血,振寒者,阳气微也,脉微细者阴血弱也。"但柯韵伯说:"内阳虚故脉微细，外阳虚故振栗恶寒。"这是就（60）条虽属阴阳气血俱虚而偏重于阳虚而言。因此，（87）条也应以扶阳益气为主。（88）条的汗家，本属阳虚不能外固。这种人即使患太阳病，不可用麻黄汤发汗，如果误用，必然发生亡阳变证。本条恍惚心乱，是心阳已有虚脱之势，小便已阴疼，乃肾阳衰微，内寒收引阴筋之象，故宜用禹余粮丸涩以固脱。（89）条病人有寒是属有内寒，内寒则阳虚不能健运，饮食易于停滞，此时虽有太阳表证，应以温里为主，不可发汗，如果误用麻黄汤发汗，必使里阳益虚而内寒更甚，故胃中必冷，而使原伏肠间的蛔虫逆行入胃而上从口中吐出。（64）条是因太阳病发汗过多，耗伤了太阳里面的少阴心气，以致发生心悸变证，故宜用桂枝甘草汤温养心气。（75）条是因太阳病发汗太过，少阴阳气大伤，以致心悸、耳聋。因为心悸所以病人手叉自冒心，因为耳聋所以教令咳而不咳。因此，有的注家主张用大剂参附。（122）条宜与（89）条互看。（122）条是因误汗令阳气微，以致胃中冷；（89）条是因病人原有内寒而误汗，以致胃中冷。两条都因胃冷而吐，但（89）条因原来肠间伏有蛔虫而致吐蛔，（122）条则只有吐而无蛔。在（122）条中值得注意的是因阳气微而现脉数的问题，一般来说，脉迟为寒，脉数为热，（122）条因误汗而致阳气微，阳虚内寒，应现脉迟无力，其所以反现脉数的理由是凡属于实证的数脉必有力，因为邪实而正气尚足以抵抗，凡属于虚证的数脉必无力，因为邪实而正气衰疲以挣扎抗病。虽然虚实两证都现数脉，但一则有力，一则无力，显然可别。而且属于虚证的数脉，还有阳虚与阴虚之分，（122）条的脉数是属于阳虚的，若因虚瘥病久而现脉细数无力（122 条则但脉数而不细）则是属于阴虚的（但病已至此，阳气也不足了）。总之，不论阳虚或阴虚，病至虚甚而现脉数无力，都是很危险的，必须特别注意。

（15）太阳病，下之后，其气上冲者，可与桂枝汤，方用前法，若不上冲者，不得与之。

（60）下之后，复发汗，必振寒，脉微细，所以然者，以内外俱虚故也。

（153）太阳病，医发汗，遂发热恶寒，因复下之，心下痞，表里俱虚，阴阳气并竭，无阳则阴独，复加烧针，因胸烦，面色青黄，肤瞤者，难治，今色微黄，手足温者易愈。

（160）伤寒吐下后，发汗，虚烦，脉甚微，八九日心下痞硬，胁下痛，气上冲咽喉，眩冒，经脉动惕者，久而成痿。

（120）太阳病，当恶寒发热，今自汗出，反不恶寒发热，关上脉细数者，以医吐之过也。一二日吐之者，腹中饥，口不能食，三四日吐之者，不喜糜粥，欲食冷食，朝食暮吐，以医吐之所致也，此为小逆。

（121）太阳病吐之，但太阳病当恶寒，今反不恶寒，不欲近衣，此为吐之内烦也。

这几条都是记述太阳病误汗吐下的变证的。误汗之变，略如上述，这里略述误下误吐之变。

（15）条对太阳病误下后病机的转变，进行了原则性指示。太阳病邪在表，正气起而向上向外以抗拒邪气，由于正气上冲，故现头项强痛等症，由于正气外向，故现发热、脉浮等症。治病贵能"因势利导"，正气既然上冲就不能抑之使下，正气既然外向就不能遏之使内，而应该用发汗法以顺从正气向上向外抗邪的趋势，假使误用向下向内的攻下法，那就和邪正斗争的总趋势背道而驰了。本条所谓"下之后，其气上冲者，可与桂枝汤，方用前法"，就是说太阳病误下之后，其正气并未因误下而改变其抗病趋势，仍能上冲外向（上与外，下与内，常相联系，故能上冲的也多能外向），则其太阳表证必仍存在，但因误下后正气略伤，故宜用攻中带补的桂枝汤解表。所谓"若不上冲者，不可与之"，就是说太阳病误下之后，正气大伤，其气已无力上冲外向抗病，其邪必乘虚入里，此时表证必不存在，故不可再用汗法，即攻中带补的桂枝汤亦不可用。太阳表邪入里，变证遍及诸经，阴阳寒热虚实都有，这就需要如（16）条所说的"观其脉证，知犯何逆，随证治之"了。

（60）条是因太阳病汗下两误内外俱虚所致。一般认为，误汗亡阳故脉微，误下亡阴故脉细，病属阴阳两虚。但如脉症合参，从脉微细与振寒同时出现来看，显然应以阳虚为主。参看上面（87）条解释。

（153）条是因太阳病误汗下后，邪陷正虚所致。如成无己说："太阳病因发汗，遂发热恶寒者，外虚阳气，邪复不解也，因复下之，又虚其里，表中虚邪内陷，传于心下为痞，发汗表虚为竭阳，下之里虚为竭阴……又加烧针，虚不胜火，火气内攻致胸烦也。伤寒之病，以阳为主，其人面色青，肤肉𣎏动者，阳气大虚，故云难治。若面色微黄，手足温者，阳气得复，故云易愈。"喻氏强调指出："无阳阴独不可草草读过，其所谓手足温者易愈，是教人当用扶阳御阴之法也，其说更不可草草读过。"（160）条也是因为太阳病误汗吐下后，邪陷正虚所致，故既有心下痞硬、胁下痛、气上冲咽喉等邪实证，又现有虚烦、脉甚微、眩冒、经脉动惕等正虚证。所以成无己认为，本证是属"正气内虚而不复，邪气留结而不去"。凡因正虚而致经脉动惕，如果失治，必由动惕而成痿弱。如张令韶说："痿者，肢体痿废而不为我用也。久而成痿者，经血不外行于四末也。"以上两条，都属太阳病误治后邪实正虚的变证，比较难治。

（120）和（121）条所记述的都是太阳病误吐后的变证。从这两条来看，太阳病误用吐法，多使病传阳明，但有虚实之分。如（121）条所说的即属实证，必现有壮热、恶热不恶寒、烦渴、脉洪大等，宜用白虎汤主治。故曹颖甫说："此证若渴饮而脉洪大，则为人参白虎汤证，为其入阳明也。"如（120）条所说的即属虚证，故现自汗出，脉细数，饥不能食，不喜糜粥，欲食冷食而朝食暮吐等。曹颖甫主张用附子理中汤冷服，或略加黄连。朝食暮吐的名反胃，宜用大半夏汤，半夏宜生用，甚则用吴茱萸汤。可供参考。

（58）凡病若发汗，若吐，若下，若亡血，亡津液，阴阳自和者，必自愈。

（59）大下之后，复发汗，小便不利者，亡津液故也，勿治之，得小便利，必自愈。

（93）太阳病，先下之而不愈，因复发汗，以此表里俱虚，其人因致冒，冒家汗出自愈，所以然者，汗出表和故也，里未和，然后复下之。

这三条都属病经汗吐下后阴阳自和的自愈证。如张令韶说：

"此论汗吐下三法不可误用也。盖汗吐下三法皆所以亡血，亡津液者也。用之不当，不惟亡血、亡津液，而且亡阴亡阳也。用之得宜，虽亡血亡津液，而亦能和阴和阳也。故曰阴阳自和者，必自愈。"喻嘉言说："凡见此者，诊视其脉与症，阴阳自和，则津液复生，必自愈矣。"这就是说，病经汗吐下后，如其病证悉除而脉平人安，是属阴阳自和，虽因亡血亡津液而虚弱，必能自愈。此时如现有小便不利，切勿利小便，只须注意饮食调理，津液一回，小便自利。若误利其小便，必致更伤津液，反生他变。故成无己说："因亡津液而小便不利者，不可以药利之，俟津液足，小便利，必自愈也。"章虚谷说："小便不利勿妄治之，以饮食调理，得津液生而小便利，必自愈也。"方中行说："言若治之以利其小便，则小便无可利者，不惟无益而反有害，害则转增变矣，亦戒慎之意。"以上是就（58）（59）两条而言。至于（93）条汗下后的表里俱虚致冒汗出自愈，也应属之与阴阳自和。如成无己说："冒为昏冒而神不清，世谓之昏迷者是也。"《总病论》说："人将大汗必冒昧者，若旱久天将时雨，六合皆至昏昧，雨降之后，草木皆苏，庶物明净。"这就是说，如冒汗后，病证悉除而神清气爽，则阴阳自和而愈。若冒汗后，表和而里尚未和，表证除而里证（指阳明腑证）尚未罢的，可用下法以竟其功。

（94）太阳病未解，脉阴阳俱停，必先振栗汗出而解，但阳脉微者，先汗出而解，但阴脉微者，下之而解，若欲下之，宜调胃承气汤。

本条主要论述战汗问题。本论有关战汗的经文不少，如辨脉法篇说："问曰：病有战而汗出，因得解者，何也？答曰：脉浮而紧，按之反芤，此为本虚，故当战而汗出也，其人本虚，是以发战，以脉浮，故当汗出而解也。若脉浮而数，按之不芤，此人本不虚，若欲自解，但汗出耳，不发战也。"又说："问曰：病有不战而汗出解者，何也？答曰：脉大而浮数，故知不战汗出而解也。"又说："问曰：病有不战不汗出而解者，何也？答曰：其脉自微，此以曾经发汗，若吐若下，若亡血，以内无津液，此阴阳自和，必自愈，故不战不汗出而解也。"成无己在《伤寒明理论》中进行了如下的阐释："伤寒战栗，何以明之？战栗者，形相类而实非一也。合而言之，战栗非二也，析而分之，有内外之别焉。战者，身为之战摇者是也，栗者心战是也，战之与栗，内外之诊也。昧者通以为战栗也，而不知有顺逆之殊。经曰：胃无谷气，脾涩不通，口急不能言，战而栗者。即此观之，战之与栗，岂不异哉。战之与振，振轻而战重也。战之与栗，战外而栗内也。战栗者，皆阴阳之争也。伤寒欲解，将汗之时，正气内实，邪不能与正争，则便汗出而不发战也。邪气欲出，其人本虚，邪与正争，微者为振，甚者为战，战退正胜而解矣。经曰：病有战而汗出，因得解者何也？其人本虚，是以发战者是也。邪气外与正气争则为战，战其愈者也。邪气内与正气争则为栗，栗为甚者也。经曰：阴中于邪，必内栗也，表气微虚，里气不守，故使邪中于阴也，方其里气不守，而为邪中于正气，正气怯弱，故成栗也。战者正气胜，栗者邪气胜也。伤寒六七日，欲解之时，当战而汗出，其有但心栗而鼓颔，身不战者，已而遂成寒逆，似此证多不得解，何也？以阴气内盛，正气太虚，不能胜邪，反为邪所胜也。非大热剂与其灼艾，又焉得而御之。"此解甚为明确。至于本条所说的"脉阴阳俱停"，历来注家见解不一，有的作"停匀"解。如周禹载说："停者停匀也，亦即作微字看。"他如成无己、喻嘉言、柯韵伯等也是这样认识的。有的作"停止"解，如《医宗金鉴》说："太阳病未解，当见未解之脉，今不见未解之脉，而阴阳脉俱停，三部沉伏不见，即三部沉伏不见，则当见可死之症，而又不见可死之症，是欲作解之兆也。作解之兆，必先见振栗汗出而始解者，乃邪正交争作汗故也，但作解之脉，不能久停，脉之将出，必有其先，先者何，先于三部上下阴阳沉伏处求之也。若从寸脉阳部微微而见者，则知病势向外，必先汗出而解；若从尺脉阴部微微而见者，则知病势向内，必自下利而解。"从这里可以看出，疾病有采取战汗转归而愈的，也有采取战利转归而愈的。战汗固为人所熟知，战利则往往不为人所注意。战利问题在本条中已露端倪，得《医宗金鉴》的阐释而益彰，若从下文（110）条所说的"十余日振栗而自下利者，此为欲解也"来看，那就更加明确了。战汗问题在温病学说中也有精辟的论述，如叶天士在《温热论》中说到："若其邪始终在气分流连者，可冀其战汗透邪，法宜益胃，令水与汗并，热达腠开，邪从汗出，然后胃气空虚当肤冷一昼夜，待气还自温暖如常矣。盖战汗而解，邪退正虚，阳从汗泄，故渐肤冷，未必即成脱证。此时宜令病者安舒静卧，以养阳气来复，旁人切勿惊惶，频频呼唤，扰其元神，使其烦躁。但诊其脉若虚软和缓，虽蜷卧不语，汗出肤冷，却非脱证；若脉急疾，躁扰不卧，肤冷汗出，便为气脱之证矣。更有邪盛正虚，不能一战而解，停一二日再战汗而愈者，不可不知。"这些宝贵的经验之谈，是值得珍视的。

（71）太阳病，发汗后，大汗出，胃中干，烦躁不得眠，欲得饮水者，少少与饮之，令胃气和则愈，若脉浮，小便不利，微热消渴者，五苓散主之。

（75）……发汗后，饮水多必喘，以水灌之亦喘。（复出）

（141）病在阳，应以汗解之，反以冷水潠之，若灌之，其热被劫不得去，弥更益烦，肉上粟起，意欲饮水，反不渴者，服文蛤散，若不差者，与五苓散，寒实结胸，无热证者，与三物小陷胸汤，白散亦可服。

（127）太阳病，小便利者，以饮水多，必心下悸，小便少者，必苦里急也。

（110）太阳病，二日反躁，凡熨其背，而大汗出，大热入胃，胃中水竭，躁烦必发谵语，十余日振栗而自下利者，此为欲解也。故其汗从腰以下不得汗，欲小便不得，反呕欲失溲，足下恶风，大便硬，小便当数，而反不数，及不多，大便已，头卓然而痛，其人足心必热，谷气下流故也。

（111）太阳病中风，以火劫发汗，邪风被火热，血气流溢，失其常度，两阳相熏灼，其身发黄，阳盛则欲衄，阴虚则小便难，阴阳俱虚竭，身体则枯燥，但头汗出，剂颈而还，腹满微喘，口干咽烂，或不大便，久则谵语，甚者至哕，手足躁扰，捻衣摸床，小便利者，其人可治。

（112）伤寒脉浮，医以火迫劫之，亡阳必惊狂，卧起不安者，桂枝去芍药加蜀漆牡蛎龙骨救逆汤主之。

（113）形作伤寒，其脉不弦紧而弱，弱者必渴，被火必谵语，弱者发热脉浮，解之当汗出愈。

（114）太阳病以火熏之，不得汗，其人必躁，到经不解，必清血，名为火邪。

（115）脉浮热甚，而反灸之，此为实，实以虚治，因火而动，必咽燥吐血。

（116）微数之脉，慎不可灸，因火为邪，则为烦逆，追虚逐实，血散脉中，火气虽微，内攻有力，焦骨伤筋，血难复也，脉浮，宜以汗解，用火灸之，邪无从出，因火而盛，病从腰以下必重而痹，名火逆也，欲自解者，必当先烦，烦乃有汗而解，何以知之，脉浮故知汗出解。

（117）烧针令其汗，针处被寒，核起而赤者，必发奔豚，气从少腹上冲心者，灸其核上各一壮，与桂枝加桂汤，更加桂二两也。

（118）火逆下之，因烧针烦躁者，桂枝甘草龙骨牡蛎汤主之。

（119）太阳伤寒者，加温针必惊也。

人类很早就知道利用自然界的水和火来治疗人身上的疾病，而且运用的方法越来越丰富，在临床上发挥着很大作用。本论有关这方面的条文不少，后世多以"水攻""火攻"名之，今分述如下：

1. 水攻

本篇（71）（74）（75）（127）（141）条都是论述水攻的。并可与阳明、厥阴篇的（209）（226）（244）（329）（380）条合看。本论水攻方法约有两种，一种是"灌"，即从口腔攻冷水；

另一种是"溅"，即用冷水攻皮肤。古人在水能灭火的常识支配下，当病人发热口渴的时候，推想到体内的火很旺，而水不够了，因此利用冷水外溅或内灌来灭火，希望治愈火病。这种想法虽然很简单，但基本上还是对的，所以有时也能收到一定疗效。例如本篇（71）条所谓"太阳病，发汗后，大汗出，胃中干，烦躁不得眠，欲得饮水者，少少与饮之，令胃气和则愈"（这可与阳明篇244条"渴欲饮水，少少与之"和厥阴篇329条"渴欲饮水者，少少与之愈"合看），就是因为太阳病转属阳明，寒已化热，阳明燥热偏亢，灼伤了津液，火有余而水不足所致，此时饮以冷水（后世多用冰水、雪水等），确亦有效。但是，由于发热口渴的原因很多，如其发热是属表寒郁阳，口渴是属湿中蕴热等原因所造成，那就不但非水攻可以治愈，反可因水攻而生变。例如本篇（75）条灌水后的喘，（127）条饮水后的心下悸、小便少、苦里急，（141）条冷水溅灌后的肉上粟起、烦渴欲饮不饮，甚至寒实结胸，以及阳明篇（209）条的欲饮水者与水则哕和（226）条的饮水则哕，厥阴篇（380）条的复与之水因得哕等，就都是因误水而发生变证。从这里可以看出：①表寒郁阳发热是不可用水攻的。因为表寒郁阳发热，应该开表发汗以散寒，则郁阳解而发热除。所以（141）条说"病在阳，应以汗解之"。假使溅以冷水，不但不能退热，反而增加在表的寒凝，迫及肺气（肺与皮毛相表里）而喘，或使毛窍紧闭而肉上呈粟起状，且因阳郁愈甚而化热内扰，以致烦渴欲饮不饮，形成寒水郁热证。②里湿蕴热口渴是不可用水攻的。因为里湿蕴热口渴，应该温里化气以利湿，则蕴热除而口渴止。若误用水灌，必致伤及中气助长湿遏，甚至由湿热转变成为寒湿，如（209）（226）（308）条的与水则哕等是其例。至于下焦火衰不能蒸水化气布津上润和阴盛格阳虚火上浮等的口渴欲饮不饮，那就更加禁用水攻了。

2. 火攻

本篇除（110）（111）（112）（113）（114）（115）（116）（117）（118）（119）条专述火攻外，并兼述于（6）（48）条中，还可与少阴、厥阴篇（284）（292）（325）（343）（349）（362）条合看。本论火攻方法，约有四种，即：①熏。②熨。③灸。④烧针、温针。古人在热能驱寒的常识支配下，当病人受寒怕冷的时候，推想到体内的火太少了，因此利用外界火的热气，进行熏、熨、针、灸，希望治愈寒病。这种想法基本上也是对的，所以也能收到一定疗效。例如：（48）条因发汗不彻阳气怫郁在表而用的熏法，和（292）（325）（343）（349）（362）条因阳气衰微欲绝而用的灸法等，往往能够收到驱阴回阳的良效。但是，如果火攻用之不当，或外迫以致亡阳，或内灼以致劫阴，则变证横生，为祸甚烈。例如：（112）的惊狂卧起不安，（118）条的烦躁等，就是由于火攻外迫亡阳所致。（6）条的发黄惊痫瘈疭，（111）条的发黄、欲衄、小便难、口干咽烂、谵语、手足躁扰、捻衣摸床，（114）条的清血，（115）条的咽燥吐血，（116）的烦逆，（284）条的咳而谵语等，就是由于火攻内灼劫阴所致。从本篇十条专述火攻条文中，大致可以看出如下三种情况，即：①误用火攻后，其病仍在太阳者。②误用火攻后，病传阳明者。③误用火攻后，病传少阴与厥阴者。今分述如下：

第一，病仍在太阳。如（113）条所说的"弱者发热脉浮，解之当汗出愈"和（116）条所说的"欲自解者，必当先烦，烦乃有汗而解，何以知之，脉浮故知汗出解"等，就是例证。（117）条所说的桂枝加桂汤证，虽然病涉少阴，但仍有关太阳，亦其例证。（113）条可以分或三段来看，"形作伤寒，其脉不弦紧而弱，弱者必渴"为第一段，这属太阳表虚证，故虽现有头痛、发热、恶风寒等，其脉则不弦紧而浮弱，但兼有口渴，似采用桂枝加葛根汤为宜。有些注家主张采用大青龙汤或桂枝二越婢一汤是可商的，因为大青龙汤证条说到"若脉微弱，汗出恶风者，不可服之"，桂枝二越婢一汤证条说到"脉微弱者，此无阳也，不可发汗"，都和本条脉弱相抵触。"被火必谵语"为第二段，这就是说，前证误用火攻，病由太阳传入阳明，阳明燥热偏亢，必发谵语。"弱者发热脉浮，解之当汗出愈"为第三段，这就是说，前证误用火攻之后，其病未传阳明，不发谵语，仍现头痛、发热、恶风寒、脉浮弱等太阳表证的，治法仍应解表。（116）条可以分成两段来解释，从"微数之脉"至"血难复也"为前段，一般来说，实证热证多宜针忌灸，虚证寒证多宜灸忌针。"微数之脉"属虚热，所以说"慎不可灸"，如果误用，必致阴血愈虚而内热愈炽，以致"焦骨伤筋"。从"脉浮，宜以汗解"至末了为后段，是说太阳表证不宜用火灸，如果误用，以致发生腰以下重而痹的，名为火逆。如欲自解，必当先烦，后乃汗出而解。本论自解证，有从自然汗出而解的，有从自然下利而解的，有从自然衄血而解的，有从自然下血而解的。本条属于自然汗出而解的，亦属战汗之类，但稍有不同的是，战汗是先战而后汗，本段是先烦而后汗。喻嘉言说："天地郁蒸而雨作，人身烦闷而汗作，气机之动也，气机一动，其脉必与其症相应，故脉浮而邪还于表，才得有汗而外邪尽从外解。设脉不以浮应，则不能作汗，其烦即为内入之候，又在言外矣。"此说可供参考。

（117）条是因太阳表证误用烧针取汗，不但在表的风寒未解，仍现有头痛、发热、恶风寒等症，而且在里的水气上冲，兼现有气从少腹上冲心的奔豚证。太阳之里的膀胱与少阴肾脏相为表里，烧针误汗亡阳，太阳表邪乘虚入里，由于肾阳不足，以致膀胱水气停潴，但因阳虚不甚，同时表证仍在，正气仍能上冲外向以抗病，故水气得以上冲而发作成为奔豚证，因此，才合宜用桂枝加桂汤。一方面用桂枝汤以解散在表的风寒，另一方面加肉桂（多数注家认为，本方加桂是加肉桂而不是加桂枝）以温化在里的水气。

第二，病传入阳明。如（110）条所说的"凡熨其背，而大汗出，大热入胃，胃中水竭，躁烦必发谵语"和（111）条所说的"腹满微喘，口干咽烂，或不大便，久则谵语，甚者至哕，手足躁扰，捻衣摸床"等，就是例证。（110）条是因太阳病误用火熨邪传阳明所致。从本条所谓"太阳病，二日反躁"来看，可见原属表寒里热的大青龙汤证，治法应该解表清里。今竟误用火熨取汗，必致助长里热，而且在火攻大汗之后，津液受伤，病邪更易从阳化燥，或现大热、大汗、大烦、大渴、脉洪大等阳明经证，或现潮热、谵语、便秘、腹满硬痛拒按、脉沉实等阳明腑证。从本条所谓凡熨其背而大汗出，大热入胃，躁烦必发谵语，大便硬等来看，可见病由太阳传入阳明之腑，当用承气汤主治。大便硬的小便必数而多,大便溏的小便必不数而不多,这是因为下焦津液偏渗所形成,即津液偏渗于膀胱的则肠燥便硬而尿多,津液偏渗于肠间的则肠湿便溏而尿少。故本条说到"大便硬,小便当数"。但在火攻病传阳明之后,也有采取振栗自下利的转归而愈的,这是因为正胜邪退、阴阳自和的缘故,这种现象似可名之为"战利",已在前面(94)条中与"战汗"问题合并讨论过了,可以参看。(111)条是因为太阳病误用火劫,以致邪传阳明之腑所致,故现腹满微喘,口干咽烂,不大便,谵语,甚则至哕,手足躁扰,捻衣摸床等症状,当用承气汤主治。但本条既然说到"小便利者,其人可治",那么,小便难的就难治了。这是因为当火攻病传阳明之腑时,从小便的利与不利可以测知阴虚的程度,是否可任承气汤的峻下,如果小便利的为阴虚不甚,可任承气汤的峻下,如果小便难的为阴虚已甚,就难任承气汤的峻下了。至于本条所谓"两阳相熏灼,其身发黄",应和本篇(6)条所谓"若被火者,微发黄色"合看,都属阳盛阴虚,即本条所谓"邪风被火热,血气流溢,失其常度,两阳相熏灼"所致,其发黄与但头汗出剂颈而还,并非湿热郁遏使然,必须和一般湿热发黄证区别开来,前者治宜滋水济火为主,后者治宜透湿清热为主。

第三,病传少阴与厥阴。如(117)条所说的"必发奔豚,气从少腹上冲心者",(112)条所说的"惊狂,卧起不安",(118)条所说的"烦躁",(111)条所说的"阳盛则欲衄,阴虚则小便难",(114)条所说的"其人必躁……必清血",(115)条所说的"必咽燥吐血",(119)条所说的"必惊"等,就是例证。（117）条的奔豚证，是因火攻病由太阳涉及少阴，而火衰水盛所致，治宜益火制水。（111）（114）（115）（116）条的衄血、吐血、清血等，是因火攻病传少阴，而阴虚火旺所致，治宜滋水清火。（112）（118）（119）条的烦躁惊狂等，是因火攻病由太阳涉及少阴与厥阴，不仅心神被扰，而且肝魂不宁，故轻则烦躁惊悸，重则惊狂卧起不安，宜用桂枝甘草龙骨牡蛎汤和桂枝去芍药加蜀漆牡蛎龙骨救逆汤主治。两方都用龙骨、牡蛎镇肝宁神为主，但前方龙牡分量较轻，只适用于轻证的烦躁惊悸；后方龙牡分量较重，则适用于重证的惊狂卧起不安。其所以仍用桂枝等表药者，是因误治之后，太阳表邪未净的缘故。这两证应和桂枝加桂汤证对勘，三证都属误用火攻后病由太阳涉及少阴，但桂枝加桂汤证属太阳表未解而少阴肾阳不足水气上冲所致；桂枝去芍药加蜀漆牡蛎龙骨救逆汤证和桂枝甘草龙骨牡蛎汤证属太阳表未解而少阴心神被扰与厥阴肝魂不宁所致。

## 复习思考题

①怎样理解太阳病提纲？

②太阳病表实证和表虚证是怎样形成的？在临床上如何鉴别？

③如何理解太阳温病？

④如何从恶寒发热证候上辨清阴阳真假？

⑤怎样认识太阳病的传经与不传经？

⑥怎样理解汗下先后顺逆问题？

⑦治疗表里同病有先表后里、先里后表和表里兼顾三法，

如何运用?

⑧太阳病在什么情况下当汗? 如果当汗失汗, 会发生什么变证?

⑨太阳病在什么情况下禁汗? 如果不当汗而误汗, 会发生什么变证?

⑩试述水攻和火攻的利弊?

## 二、本证

太阳病本证有经证和腑证的区别, 经证在表, 有表实和表虚之分。表实是因风寒侵犯太阳之表而在表正气抗邪力量较强所形成的, 多现恶风寒、发热无汗、脉浮紧等症, 宜用专力驱邪的麻黄汤开表。表虚是因风寒侵犯太阳之表而在表正气抗邪力量较弱所形成的, 多现发热恶风、汗出、脉浮缓而弱等症, 宜用攻中带补的桂枝汤解肌。腑证在里, 有蓄水和蓄血之分。蓄水是因风寒侵犯太阳之里而里有蓄水所形成的, 多现少腹满、小便不利等症, 宜用五苓散利水。蓄血是因表邪化热传入太阳之里而里有瘀血所形成的, 多现少腹硬满、小便自利等症, 宜用抵当汤下血。但太阳司人身之最表, 为诸经之藩篱, 乃伤寒第一关, 应以在经的表证为主, 故本篇第一条以“脉浮, 头项强痛而恶寒”的表证为提纲, 而其他诸经则以里证为提纲, 从太阳病提纲并不涉及在腑的里证, 且其腑证多由经证演变而成, 可见太阳病本证是以经证为主的, 而其腑证实属本证中的变证, 并不能无分主次与其经证并重, 这点似乎是应该首先予以明确的。

（35）太阳病，头痛发热，身疼腰痛，骨节疼痛，恶风无汗而喘者，麻黄汤主之。

本条应与(1)(3)两条合看，才能看清太阳病表实证的全貌，即太阳病表实当现有恶风寒、发热、头项强痛、身体骨节腰痛、无汗而喘、呕逆、脉浮紧等症，而宜用麻黄汤开表发汗。

太阳病表实证是怎样形成的呢？有人认为是因寒邪在表所致，由于寒为阴邪，性主凝敛，寒伤肤表，则毛窍闭塞而无汗，表闭无汗，就是表实。这种只从邪方面看的看法是不够全面的。因为，如果只从风寒外邪来看表实表虚，认为伤寒必现无汗脉紧的表实证，中风必现汗出脉缓的表虚证，就将无法解释伤寒也有汗出脉缓和中风也有无汗脉紧等条文。因此，必须从邪正两方面去看，才能看得清楚。这就是说，太阳表实证，一方面是因风寒邪气侵犯太阳之表，另一方面是因在表正气（荣卫）抵抗邪气的力量较强而形成的。正因为这样，才出现了上述恶风寒、发热、无汗、脉浮紧等症，这不仅表明寒邪凝敛收引在表，而且表明在表正气抗邪有力。因为荣卫具有维护体表防御外邪的作用，人体肤表腠理的紧密与疏松和荣卫强弱有密切关系，无汗不仅表明寒凝肤表，而且表明其人荣卫较强，腠理致密；脉紧不仅表明寒邪收引，而且表明正气抗邪有力；发热脉浮更是在表正气有力向外抗邪的象征。如果在表正气较弱的，由于抗邪乏力，腠理疏松，即使感伤寒邪，也可出现汗出、脉缓等症。反之，如果在表正气较强的，由于抗邪有力，腠理致密，即使感伤风邪，也可出现无汗、脉紧等症。这在本论条文中并不是没有的。因此，太阳伤寒和中风，随着在表正气强弱的不同，都可出现表实和表虚证，决不可机械地认为太阳伤寒只会出现表实证，而太阳中风只会出现表虚证。所以，太阳病表实证的形成，必须从邪正两方面来看，才能看得清楚，而且更应重视正气方面，因为内因是决定外因的。

本条所谓头痛、身疼、腰痛、骨节疼痛、脉紧等和（3）条所说的体痛同理。但三阳病都有头痛，一般区别是，太阳头痛多在头项，阳明头痛多在头额连目眶，少阳头痛多在头角。所谓无汗而喘，是因寒邪外束，肺与皮毛相表里，皮肤毛窍闭塞，肺气因而不宣所致。所谓发热，是因寒邪束表，卫阳外拒所致。但三阳病都有发热，一般区别是，太阳病发热有表实和表虚的区别，表实证发热必恶风寒而无汗脉浮紧，表虚证发热必恶风寒而有汗脉浮缓；阳明病发热必恶热而不恶风寒，但有经证和腑证的区别，经证发热是壮热、恶热不恶寒而自汗、烦渴、脉洪大，腑证发热是潮热、恶热不恶寒而便闭、腹满胀痛拒按、脉沉实；少阳病发热必恶寒与发热间歇发作，即寒已而热、热已而寒的往来寒热，其脉多浮弦。所谓恶风实恶寒的互文，不难看出，本条的恶风而无汗，必是恶寒而且恶风（事实上，太阳伤寒表实的恶寒未有不兼恶风的）。若太阳中风表虚证的恶风而有汗，就有时但恶风而不恶寒。因为，无汗则皮肤毛窍闭塞，卫阳郁遏于内，故必恶寒而恶风，有汗则皮肤毛窍开张，卫阳宣发于外，故多不恶寒，只是由于汗出肌疏，不耐风袭而恶风。这里必须指出，辨别太阳病表实和表虚关键在于有汗脉缓（无力）或无汗脉紧（有力）。有些注家拘执伤寒恶寒，中风恶风，对太阳伤寒麻黄汤证条的只言恶风而不言恶寒和太阳中风桂枝汤证条的既言恶风又言恶寒的问题颇多争论，其实是不必要的。

太阳病表实证为什么要用麻黄汤主治呢？这是因为麻黄汤为辛温发汗峻剂，方中以麻黄为主，配合桂枝以开表，协同杏仁以宣肺，表开肺宣，荣卫流通，肺气舒畅，邪既外解，正自内安，而表实症状悉除。但用麻黄汤发汗，必须注意温覆（即在服此汤后，厚被而卧），因为麻黄发汗作用的峻与不峻也在于温覆与不温覆，不可忽略。还须注意，麻黄汤只适用于发热恶寒、无汗、脉浮紧的太阳表实证，而不适用于发热汗出、恶风、脉浮缓而弱的太阳表虚证，更不适用于阴虚或阳虚体质的衄家、淋家、疮家、汗家、亡血家等的里虚兼表证，如果误用，必致发生亡阴或亡阳的变证，而使轻病加重，重病致危，不可不慎。

## 麻黄汤方

麻黄三两去节　桂枝二两去皮　甘草一两炙　杏仁七十个去皮尖

以水九升，先煮麻黄，减二升，去上沫，纳诸药，煮取二升半，去滓，温服八合。覆取微似汗，不须啜粥，余如桂枝法将息。

（12）太阳中风，阳浮而阴弱，阳浮者，热自发，阴弱者，汗自出，啬啬恶寒，淅淅恶风，翕翕发热，鼻鸣干呕者，桂枝汤主之。

（13）太阳病，头痛发热，汗出恶风，桂枝汤主之。

本条应与（1）（2）条合看，才能看清太阳病表虚证的全貌，即太阳病表虚证应现有恶风寒、发热、汗出、头项强痛、鼻鸣干呕、脉浮缓而弱等症，而宜用桂枝汤解肌发汗。

太阳病表虚证是怎样形成的呢？有人认为是因风邪在表所致，由于风为阳邪，性主疏泄，风伤肌表，则毛窍开张而汗出，表开汗出，就是表虚。这种只从邪的方面看的看法同样是不够全面的，已如前述，不再重复。太阳表虚证，一方面是因风寒邪气侵犯太阳之表，另一方面是因在表正气（荣卫）抵抗邪气的力量较弱而形成的。正因为这样，才出现了上述恶风寒、发热、汗出、脉浮缓而弱等症。由于风寒在表，正气外拒，故恶风寒而发热脉浮。由于正气抗邪乏力，腠理疏松，故汗出而脉缓弱。如果在表正气较强，由于抗邪有力，腠理疏密，即使感受风邪，也不会出现汗出而脉缓弱之症。所以（38）条有太阳中风不汗出而脉浮紧的明文，这就充分地说明了中风也有表实证。今就以上条文综释如下：这里所谓"中风"，属寒风而非热风（风虽属阳邪，但又无定体，如夹寒则为风寒，夹热则为风热等），属表虚而非表实，故现证与后世所谓伤风中的风热证大异，也与寒风表实证不同。所谓"阳浮而阴弱，阳浮者，热自发，阴弱者，汗自出"，可以有两种解释。一种是从脉象解，即太阳中风表虚证的脉象是浮而弱的。阴阳指浮沉，阳浮即轻按见浮象，阴弱即重按见弱象，邪气在表而正气向外，故脉浮者发热，在表正气虚弱而腠理不固，故脉弱者汗出。另一种是从病机解，即太阳中风表虚证的病机是卫阳外浮而荣阴内弱的。风邪在表，卫阳外浮，故发热。荣阴内弱，不能敛守，故汗出。以上两种解释，都可供参考，但似以后者更合本条文意。所谓"啬啬恶寒，淅淅恶风，翕翕发热"，可以说是太阳中风表虚证的临床特征。太阳中风表虚证的发热是不高的，而且时有起伏。这是由于邪实正虚，邪正相争，时有进退所形成的。因为发热一般是正气抗邪的表现，正气抗邪越有力，发热就越高，反之就越低。若邪正相争时有进退，则其发热必时高时低。"翕翕"是鸟合羽貌。发热有如羽毛覆盖，可见其热轻浅，发热有如鸟羽开合，可见其热有起伏。这就是说，太阳中风表虚证的翕翕发热有两个涵义，即：①一般发热比较轻浅。②在轻浅的发热中，还时有高低，起伏不定。"啬啬"是悭吝闭塞貌，啬啬恶寒，即皮肤毛窍闭塞，卫阳郁而不伸，故恶寒。"淅淅"是微风细雨貌。淅淅恶风，即皮肤毛窍开张，卫阳向外宣发，荣阴不能内守而汗出，表开汗出，不耐风袭，加之寒风在表，故恶风。但本证的汗出是时出时收的，而且是不多不透的，这是因为皮肤毛窍时开时闭的缘故。总的来说，太阳中风表虚证，当邪正相争而邪稍进正稍退的时候，则其热势略低，皮肤毛窍随之闭塞而汗收，则现"啬啬恶寒"；当邪正相争而正稍进邪稍退的时候，则其热势略高，皮肤毛窍随之开张而汗出，则现"淅淅恶风"；由于邪正相争时有进退，发热时而略高，时而略低，就形成了"翕翕发热"。所谓"头痛"，是风邪牵引太阳经脉所致。中风头痛和伤寒头痛同中略异，即无论太阳伤寒或中风，都可出现头项强痛，但由于寒主收引和风主疏泄的特性不同，故伤寒头痛多有紧束感，中风头痛多有昏晕感，宜细辨之。所谓"鼻鸣干呕"，是因风主动摇而性喜上行，正气又向上抗邪所致。

太阳病表虚证为什么要用桂枝汤主治呢？这是因为桂枝汤

中既用桂枝、甘草、生姜辛甘相合助卫阳以散风寒，又用芍药、甘草、大枣酸甘相合养荣阴以敛津液，发中有收，攻中有补，故为表有风寒而荣卫虚弱的太阳病表虚证良方。但用桂枝汤解肌发汗，必须注意啜粥温覆，才能达到邪去而正不受伤的目的。柯韵伯推崇本方"为仲景群方之魁"，并说，"用之发汗自不至于亡阳，用之止汗自不至于贻患"，而且提到"愚常以此汤治自汗盗汗，虚疟虚痢，随手而愈"，可见本方价值之大。

## 桂枝汤方

桂枝三两去皮　芍药三两　甘草二两炙　生姜三两切　大枣十二枚擘

以水七升，微火煮取三升，去滓，适寒温，服一升，服已须臾，啜热稀粥一升余，以助药力，温覆令一时许，遍身漐漐微似有汗者益佳，不可令如水流漓，病必不除。若一服汗出病差，停后服，不必尽剂。若不汗，更服依前法，又不汗，后服小促其间，半日许令三服尽。若病重者，一日一夜服，周时观之，服一剂尽，病证犹在者，更作服，若汗不出，乃服至二三剂。禁生冷黏滑肉面五辛酒酪臭恶等物。

（53）病常自汗出者，此为荣气和，荣气和者，外不谐，以卫气不共荣气谐和故尔，以荣行脉中，卫行脉外，复发其汗，荣卫和则愈，宜桂枝汤。

（54）病人脏无他病，时发热自汗出，而不愈者，此卫气不和也，先其时发汗则愈，宜桂枝汤。

（95）太阳病，发热汗出者，此为荣弱卫强，故使汗出，

*欲救邪风者，宜桂枝汤。*

荣卫具有维护体表，防御外邪的作用，人在健康时，荣卫调和，外邪就无隙可乘，所以《内经》说："人清静则腠理闭拒，虽有大风苛毒勿能害。"当风寒外邪侵入后，体表荣卫必然会发生变化，如其平素壮实，属偶然性的暴感，多现表实证；如其平素虚弱，属一贯性的易感，多现表虚证。表实证的荣卫变化，多因偶然性的暂虚而受邪。受邪之后，虽然卫阳郁遏不伸，荣阴滞涩不畅，但其抗邪之力仍然是较强的（由于不是一贯性的久虚之故）。表虚证的荣卫变化，多因一贯性的久虚而受邪，受邪之后，荣卫更虚，卫虚则不能外固，荣虚则不能内守，故其抗邪之力是较弱的。这就是上述（3）（35）条的伤寒表实麻黄汤证和（2）（12）（13）条的中风表虚桂枝汤证的主要病理机制。在这里，有必要提出历代注家对风寒荣卫的争论问题，简括言之，有的认为风伤卫，寒伤荣。这是从风为阳邪，卫属阳气，寒为阴邪，荣属阴气，阳邪从阳，阴邪从阴着眼。有的认为风伤荣，寒伤卫。这是从风之阳邪必伤荣阴，寒之阴邪必伤卫阳着眼。虽然各有其理，其实是一个问题的两方面，并无争论的必要。而且风和寒常相兼为病，荣和卫常相互关联，它们之间是可分而又难分的。所以，柯韵伯等力辟凿分风寒、割裂荣卫之非。因此，风寒两伤荣卫之争，就更无必要了。因为无论风或寒等外邪侵犯太阳之表，事实上荣和卫都必然同时会受到影响，断无单荣受病而卫无影响或单卫受病而荣无影响之理（温病学说中的卫气荣血，是辨证论治的浅深层次，它和《内经》《伤寒论》中荣卫气血的涵义是大不相同的，不得相提并论）。至于中风卫强荣弱或卫实荣虚和伤寒荣强卫弱或荣实卫虚之说，由于没有割裂荣卫，尚有参考价值。所谓中风卫强荣弱或卫实荣虚，就是说，风邪伤卫，卫中邪盛，故曰卫强卫实，其强与实是指邪盛而言。由于风邪强实于卫中，阳邪必致伤阴，故曰荣弱荣虚，其弱与虚是指正虚而言。所谓伤寒荣强卫弱或荣实卫虚，也就是说，寒邪伤荣，荣中邪盛，故曰荣强荣实，其强与实是指邪盛而言。由于寒邪强实于荣中，阴邪必致伤阳，故曰卫弱卫虚，其弱与虚是指正虚而言。今就以上条文综释如下：（53）（54）条为什么既说"自汗出"，又说"发汗则愈"呢？这是因为桂枝汤证的自汗是有时的，既然是有时自汗，当然也就有时无汗了。如周禹载说："时字为先字而伏，先字照时字而发，正见伤风之热与伤寒之热异，伤寒之热，邪不退不已，从无间断，伤风则有时热，有时不热，有顷则复热。投药之法，当于前热既退，后热未来，急予桂枝，所谓乘其势而击之，则嗣此可以不热矣。"又如尤在泾说："脏无他病，里无病也，时发热自汗，则有时不发热无汗可知……先其时发汗则愈者，于不发热无汗之时而先用药取汗，则邪去卫和而愈。不然，汗液方泄，而复发之，宁无如水淋漓之患耶？"但太阳中风表虚证的时发热，应作时高时低解，不应作时有时无解，如果作时有时无解，那就和少阳病往来寒热的间歇发热相混了。又从（53）条所谓"此为荣气和，荣气和者，外不谐，以卫气不共荣气谐和故尔"和（54）条所谓"此卫气不和也"来看，可见本证荣卫不和的重点在卫而不在荣，这是因为"荣行脉中，卫行脉外"，外邪侵表，首当其冲的是卫的缘故。因此，太阳表虚的荣卫两虚应该是偏于卫虚。从其主方桂枝汤的作用来看，虽然方中辛甘与酸甘药合用以助卫养荣，但毕竟以辛温为主，而偏于助卫。当然，这里所谓"荣气和"，并不等于单是卫病而荣无影响。所以（95）条明文指出"此为荣弱卫强"，这又当于（12）条所谓"阳浮而阴弱，阳浮者热自发，阴弱者汗自出"合看，详释如前，不再重复。

（24）太阳病，初服桂枝汤，反烦不解者，先刺风池、风府，却与桂枝汤则愈。

（57）伤寒发汗已解，半日许复烦，脉浮数者，可更发汗，宜桂枝汤。

太阳中风表虚证，初服桂枝汤，不但病不稍减，而且反增内烦，这是什么缘故呢？在这里，有必要回顾一下，"概述"中（46）条所说的太阳表寒里热服麻黄汤后其人发烦的例子，麻黄汤虽能发散表寒，但能助长里热，里热炽盛，所以发烦，如果当初能够采取发表清里的大青龙汤，或能药到病除。虽然（46）条属太阳伤寒表实证，（24）条属太阳中风表虚证，有所不同，但其内伏有热，而麻黄汤和桂枝汤都能助长内热，则是相同的。因此（24）条服桂枝汤后其人反烦和（46）条服麻黄汤后其人发烦同样是内有伏热所致，当初服桂枝汤的时候，如果注意到了这一点，能够在解肌中兼清内热，采用如桂枝二越婢一汤之类的方剂，或不致有此流弊发生。但在服用桂枝汤其人反烦的时候，发现内有伏热，而一方面借助于针刺风池、风府以泄热，另一方面仍用桂枝汤以解肌，则虽"失之东隅"，犹可"收之桑榆"。

太阳伤寒表实证，服麻黄汤后，本已热退脉静而解，但至半日许复烦而脉浮数的，是因在表的余邪未净所致。由于曾经服过麻黄汤发汗，表已不闭，又属余邪在表，虽然应该继续发散在表的余邪，但不宜再用麻黄汤开表发汗，而宜用桂枝汤调和荣卫以解肌。但（57）条的"复烦"，诸家意见不一，有的认为是指心烦而言，有的认为是指发热而言（因为"烦"字本有如上两个涵义），虽然两说都可供参考，但似以后说为优，因为如果是心烦，多有内热，即使尚有外寒，也宜按（24）条法治，似非单用桂枝汤可以收效。又从（57）条脉浮数用桂枝汤来看，更可看出上述太阳中风表虚桂枝汤证的脉浮缓是指脉形松缓而言，如果作脉息迟缓解，则不仅和本条显相抵触，而且也不大符合临床实际。因为一般感冒风寒的发热病证多见脉浮而数，极少见有浮而迟缓的，即使有，也多由于湿邪侵表所致，但湿盛于表者，卫阳必不振，又多不发热。此外，缓脉还有属于正胜邪退而病欲愈的，如（23）条所谓"脉微缓者，为欲愈也"是其例（还有认为缓是有神有胃气的平脉，并非病脉的）。因此，缓脉的涵义很复杂，颇有进一步商讨的必要，我们不能简单地对待它。

（71）太阳病，发汗后，大汗出，胃中干，烦躁不得眠，欲得饮水者，少少与饮之，令胃气和则愈。若脉浮，小便不利，微热消渴者，五苓散主之。（复出）

（72）发汗已，脉浮数，烦渴者，五苓散主之。

（73）伤寒汗出而渴者，五苓散主之，不渴者，茯苓甘草汤主之。

（74）中风发热，六七日不解而烦，有表里证，渴欲饮水，水入则吐者，名曰水逆，五苓散主之。

这几条都是太阳蓄水腑证的主要条文。从这里可以看出，太阳蓄水腑证有由经证演变而成的，如（71）（72）条便是，也有初起即属太阳经腑同病的，如（73）（74）条便是，并可看出无论伤寒或中风都可引起本证。这些条文还应与（125）条的"太阳病，少腹硬小便不利者为无血"和（126）条的"伤寒有热，少腹满，应小便不利"合看，才能看清太阳蓄水腑证的全貌，即太阳蓄水当现有少腹满、小便不利和发热汗出、烦渴饮水则吐、脉浮数等症。

太阳蓄水腑证是怎样形成的呢？约有两说：

1. 水寒说

认为是风寒侵入膀胱，阻碍了膀胱的气化，以致水蓄不行，故以少腹满小便不利为主症。如唐容川认为，本证是因膀胱之卫阳不能蒸化其水所致，由于水不化气故少腹满而小便不利，由于津不上升故口渴，并认为五苓散为利水化气布津之妙剂。章虚谷且说："若无表证，宜用肉桂，则其化气行水之功更胜也。"顾尚之则从证候上补充说："须知此渴必喜热饮，而脉浮数则必有恶寒之表证。"可见他们都是着重于水寒的。

2. 水热说

认为是表邪化热侵入膀胱，水与热结而不行，故现发热烦渴、脉浮数等症。如尤在泾说："在膀胱者，水与热结。"程郊倩说"犯本者，热入膀胱，其人必渴，必小便不利。"《医宗金鉴》更明确地说："是方也，乃太阳邪热入腑，水气不化，膀胱表里药也。一治水逆,水入则吐;一治消渴,水入则消。夫膀胱者,津液之腑,气化则能出矣,邪热入之,与水合化为病,若水盛于热,则水壅不化,水蓄于上,故水入则吐,乃膀胱之气化不行,致小便不行也;若热盛于水,则水为热灼,水耗于上,故水入则消,乃膀胱之津液告竭,致小便无所出也。二证皆小便不利,故均得而主之。"其还指出"五苓散乃治水热小便不利之主方"。可见他们都是着重于水热的。

以上两说,实可相得益彰。因为本证乃寒水郁热于膀胱而成的缘故。惟本证有寒水重于郁热和郁热重于寒水之分,故《医宗金鉴》有水盛于热和热盛于水的比较,这里符合本证实际。但在这里,必须指出,太阳蓄水腑证,无论是由表证演变而成,还是初起即表里同病,其膀胱必素有湿热内伏。如黄坤载说:"膀胱者,太阳之腑,水腑不清,膀胱素有湿热,一因表郁,腑热内发,故表热随经而深结也。"如果膀胱素无湿热内蕴,是不可能发生本证的。今就以上条文综释如下:

(71)(72)(74)条的太阳蓄水腑证,是由太阳经证演变而成的,因为它们都是出现在太阳病经证发生之后的。太阳病经证发汗病应解除,其所以不解除而出现蓄水腑证者,显然是因太阳外感风寒引动了膀胱内伏湿热的缘故。故(71)(72)条经辛温发汗后,不仅消耗了在表的阳津,而且助长了在里的伏热,故现发热、烦渴、脉浮数之症。但由于热处湿中,湿与热结,膀胱气化受阻,水蓄不行,故现小便不利之症。当然,(71)条所谓"消渴"是和上文"发汗后,大汗出,胃中干"有联系的,并非上引《医宗金鉴》"膀胱津液告竭"之谓,而是胃中津液不足所致。胃中津液不足本来禁利小便，但因病机重心在于膀胱蓄水，故仍可用五苓散主治。至于（74）条所谓"渴欲饮水，水入则吐者，名曰水逆"，是因水盛于热，膀胱水气犯胃所致。其水气不仅在膀胱，而且入胃中（这和71条水气只在膀胱而不在胃中者不同），水逆胃中（这和71条津干胃中者大异），故虽因水不化气布津而渴欲饮水，但又因旧水格拒新水而水入则吐。如黄坤载说："渴欲饮水而水入则吐者，是有里水停瘀也，此名水逆。由于旧水在中，而又得新水，以水济水，正其所恶，两水莫容，自当逆上也。"又本条明文指出"有表里证"，这是符合太阳蓄水腑证的临床实际的。因为太阳蓄水腑证无论是先表后里或表里同病，一般都由外感风寒引发，故多兼有表证，只是以里证为重为主而已。还须指出，（71）（72）条已经辛温发汗，发汗虽可以泄水，但辛温则可助长湿中伏热，故其现证属热盛于水，（74）条未经辛温发汗，故其现证属水盛于热。

（73）条的太阳蓄水腑证是因伤寒外感引动膀胱内伏湿热而成，初起即表里同病，和上述先表后里者略异。本条证候不够完备，当参合（71）（72）（74）条，并应以少腹满、小便不利为主症，至其所兼之表证，则不外头项强痛、恶寒发热、脉浮等。如《医宗金鉴》和魏念庭在解释（74）条时说："此条谓有表里证者，非发热、有汗、口干烦渴、水入则消、小便自利、太阳阳明之表里证也，乃发热、无汗、口润、烦渴、水入则吐、小便不利、太阳膀胱之表里证也""表里证，里证何？即所谓烦渴饮水，水入则吐是也。表证何？即前条所谓头项强痛而恶寒发热汗出是也"。此可供本条参考。但在这里，应提出的是"伤寒汗出"的问题。太阳伤寒或中风，随着荣卫强弱的不同，都各有其表实和表虚的差异，表实者无汗，表虚者有汗，已如上述，不再重复。这里需要讨论的是太阳蓄水证的有汗无汗问题，多数注家随文衍义，认为是汗出的。如唐容川说："汗出而渴者，是伤寒皮毛开而汗自出，膀胱之卫阳外越，因之水不化气而津不布，故用五苓散化气布津，津升则渴止，气布则寒自去矣。"但有的注家则提出异议，认为是无汗的。如舒驰远说："原文汗出二字有误，疑是无汗，否则不当用桂枝生姜也。"《医宗金鉴》在（74）条解释中更明确地说："此病虽未发明无汗、小便不利之症，若汗出小便利，则渴饮之水得从外越下出，必无水逆之证，仲景用五苓散多服暖水令汗出愈，其意在利水发汗，故知必有无汗、小便不利之症也。"以上两说，似以后说为优，但亦不必拘执，即本证表虚，或已经发汗的，多有汗出（由于本证湿热内结，即使有汗也是不多不透的），如本证表实，或未经发汗的，多无汗出。

太阳蓄水腑证为什么要用五苓散主治呢？这是因为五苓散具有助阳化气、利湿清热的作用。方中用茯苓、猪苓、泽泻利湿清热以泄水，并用桂枝助阳化气以布津而兼散表邪（若无表证者，可以改用肉桂）。其所以用白术者，即培土制水之意，这是治疗水湿病的重要方法之一，因土之气为湿，湿聚则成水，水湿之病多与脾土失运有关，如脾土健运，则水湿病无由而生，可见本方用白术是有深意的。也正因为这样，才有人认为五苓散证属于太阳病。如黄坤载说："阴盛之人，阳亡土湿，则入太阴而成五苓散证。"当然，我们不应因此而把太阳蓄水腑证归入太阴病中，只能认为本证与太阴湿土有关，而五苓散不仅适用于本证，也适用于太阴湿土病。又本方宜用散剂，不宜作汤剂。如徐灵胎说："此乃散方，近人用以作汤，往往鲜效。"不可忽略。

## 五苓散方

猪苓十八铢去黑皮　白术十八铢　泽泻一两六铢　茯苓十八铢　桂枝半两去皮

捣为散，以白饮和服方寸匕，日三服，多饮暖水，汗出愈，如法将息。

（106）太阳病不解，热结膀胱，其人如狂，血自下，下者愈，其外不解者，尚未可攻，当先解其外，外解已，但少腹急结者，乃可攻之，宜桃核承气汤。

（124）太阳病，六七日，表证仍在，脉微而沉，反不结胸，其人发狂者，以热在下焦，少腹当硬满，小便自利者，下血乃愈，所以然者？以太阳随经瘀热在里故也，抵当汤主之。

（125）太阳病，身黄，脉沉结，少腹硬，小便不利者，为无血也，小便自利，其人如狂者，血证谛也，抵当汤主之。

（126）伤寒有热，少腹满，应小便不利，今反利者，为有血也，当下之，不可余药，宜抵当丸。

这几条都是太阳蓄血腑证的主要条文。从这里可以看出，太阳蓄血腑证有由经证演变而成的，如（106）（124）条便是，也有初起即属太阳经腑同病的，如（125）（126）条便是。这些条文还应与阳明篇"变证"中（237）条所谓"其人喜忘者，本有久瘀血,屎虽硬,大便反易,其色必黑"和(257)条所谓"脉浮数,消谷善饥,不大便,有瘀血"对照,才能看清太阳蓄血腑证的全貌,即太阳蓄血当现有少腹硬满、小便自利和发热如狂、发狂、不大便、脉浮数或沉结等症。

太阳蓄血腑证是怎样形成的呢?约有三说:

### 1. 血蓄膀胱说

主要根据(106)条桃核承气汤证"热结膀胱"的明文。如《医宗金鉴》按:"太阳病不解,不传阳明,邪热随经入里,谓之犯本,犯本者,谓犯膀胱之腑也,膀胱腑之为气分,膀胱腑之荣为血为,热入而犯气分,气化不行,热与水结者,谓之犯卫分之里,五苓散证也;热入而犯血分,血蓄不行,热与血结者,谓之犯荣分之里,桃核承气汤证也。"沈芊绿并指出(106)条的"血自下",为小便尿血。

### 2. 血蓄回肠说

主要根据本证少腹硬满而小便自利。因为小便自利,说明膀胱气化正常,而太阳只有两个腑,其少腹硬满既非血结膀胱,必是血结小肠无疑。如钱天来说:"诸家有血蓄膀胱之说,尤为不经。盖太阳在经之表邪不解,故热邪随经内入于腑,而瘀热结于膀胱,则热在下焦,血受煎迫,故溢入回肠,其所以不能自下者,蓄积于少腹而急结也。膀胱为下焦清道,其蒸腾之气由气化而出入,未必能藏蓄血也,若果膀胱之血蓄而不行,即膀胱瘀塞,所谓少腹硬满、小便自利者,又何自出乎?历见蓄血必从大便而出,未见有伤寒蓄血而出于小便者,若果出于小便,因何反用桃仁承气及抵当通其大便乎?恐有识者,必不以为然也。"

### 3. 血蓄血室说

血室在胞中，胞为血海，故蓄血应在血室，而不应在膀胱与回肠，因膀胱为清道，回肠为浊道，乃传化水谷之所，非蓄血之地的缘故。如陈修园说："膀胱少腹之间。经曰：膀胱者，胞之室也。胞为血海，居膀胱之外，热结膀胱，熏蒸胞中之血。"唐容川也说："设热结膀胱，则小便不通，今小便自利者，知不在膀胱，乃在血室中，当攻下其结血，使从大肠浊道而出，乃愈。"

以上三说，都有参考价值，当区别对待，不应偏废。如（106）条明言"热结膀胱"而未明言小便自利，似应认为是血蓄膀胱。（124）（125）（126）条明言"小便自利"而未明言"热结膀胱"，似应认为是血蓄回肠或血室。在这里，必须指出，太阳蓄血腑证，无论是由表证演变而成还是初起即表里同病，其膀胱或回肠或血室必素有血热瘀结内伏，故本论在阳明蓄血的（237）条中明文指出"本有久瘀血"，否则是不可能发生本证的。今就以上条文综释如下：

（106）（124）条的太阳蓄血腑证，是由太阳经证演变而成，因为它们都是出现太阳经病多日未解之后的。（106）条的"少腹急结"较轻于（124）条的"少腹硬满"，故沈芊绿在（106）条注中说："此条少腹虽急结，尚未硬满，故不用抵当，只需承气。"因此，有人认为桃核承气汤所主治的蓄血属新瘀，而抵当汤所主治的蓄血属久瘀。（106）条桃核承气汤证的少腹急结和（124）条的少腹硬满，以及（126）条抵当丸证的少腹满比较，似难区分。细加分析，少腹急结当是腹皮绷急的胀满，是因新瘀热蒸所致，所以核桃承气汤较之抵当汤、丸攻瘀力小而泄热力大。少腹满只是内有满闷之情而外无胀急之形，少腹硬满则是既有满闷之情而又按之硬者，前者较轻，后者较重，都是因为久瘀热敛所致，所以抵当汤、丸较之桃核承气汤攻瘀力大而泄热力小。至于血蓄的部位，（106）条既然明言"热结膀胱"，而未明言"小便自利"，则其血蓄部位应在膀胱，而其所谓"血自下，下者愈"，也应为小便血，热随血泄，故可自愈，如其血不下而尿不利的，则为膀胱蓄血。（124）和（125）（126）条既然明言"小便自利"，而未明言"热结膀胱"，则其血蓄部位应在回肠或血室，而其所谓"下血乃愈"，也应为大便血或阴道血，瘀血得下，故病可愈，如其血不下而尿自利的，则为回肠蓄血（膀胱与回肠蓄血男女都有）或血室蓄血（妇女独有）。（106）条的"如狂"和（124）条的"发狂"略异。如狂为似狂非狂，如尤在泾说："其人如狂者，为未至于狂，但不宁尔。"若发狂则妄言骂詈，不避亲疏，甚则弃衣而走，登高而歌。它和阳明篇（237）条"其人喜忘（即记忆力很差，遇事随过随忘的意思）"，都是因为热结血瘀，血中瘀浊上于心神，甚至引动肝火所致。以上都属蓄血的主要症状。至于（124）条的脉微而沉，似于本证不合。陈平伯说："微者举之不足，沉者按之有余，故曰微而沉，不得作沉微解。"此解虽似有理，尚难令人满意。其实脉微沉，固多由于阳衰所致，但也有因阳郁而成的，未可执一而论。例如，热厥重证就有脉现沉伏的。本篇"变证"中（139）条所谓心下结而脉微弱，就是因为水饮凝结，而阳气被阻，难以外达所致，乃结胸证中的变脉。由此可见，（124）条的脉微而沉反不结胸和少腹硬满、小便自利、其人发狂同时并见，是属阳郁而非阳衰。只是临床遇此证实而脉虚的情况时，必须仔细辨明虚实（或属大实似虚，或属大虚似实，或属虚实夹杂），才能免犯"实实""虚虚"之戒。在这里，还须指出，（106）条所谓"其外不解者，尚未可攻，当先解其外，外解已……乃可攻之"，应和（124）条的"表证仍在"密切结合起来看，并应贯穿到（125）（126）条中去。即是说，太阳蓄血腑证如表里同病而表证仍在外邪未解的，一般都是采用先解其表的办法。当然，若表证已很轻微，而里证非常急重，如身热、少腹硬满、不大便、其人发狂的，又未尝不可采用先攻其里的方法。

（125）（126）条的太阳蓄血腑证，是因伤寒外感引动内伏瘀血而成，初起即表里同病，与上述先表后里者略异。在这里，还须提出讨论的是脉沉结与身黄的问题。这里的脉沉结可以说是久瘀固结下焦的本脉，因为邪结下焦之里故脉沉，久瘀固结、血凝气滞故脉结。至若上述的脉微而沉，则只能认为是下焦蓄血的变脉。这里必然有人要问新瘀未久当现何脉？要回答这个问题，似应参考阳明篇（257）条的蓄血脉浮数，即新瘀热蒸的，一般脉现浮数，这并可与蓄水热蒸脉现浮数互看。但兼表的则脉数而浮，不兼表的则但数不浮。身黄固多由于湿热郁蒸而成，但也有蓄血发黄的，大致地说，湿热发黄必小便不利，蓄血发黄多小便自利，所以（125）条在"身黄"句下，接着指出，"小便不利者，为无血也，小便自利……血证谛也"。蓄血发黄是因蓄血和瘀热郁蒸所致，它和湿热郁蒸发黄的病因虽然不同，但在阴阳郁蒸的机理上基本上还是一致的。

为什么太阳蓄血腑证宜用桃核承气汤或抵当汤、丸主治呢？这是因为三方都具有行瘀下血的作用。但三方的作用是同中有异的，必须分别运用。新瘀热蒸的，宜桃核承气汤主治。因为本方采用调胃承气汤的大黄（亦有攻下瘀血作用）、芒硝、甘草泄热，并用桃仁行瘀下血，至于本方所用的桂枝并不是取其走表解肌，而是取其入血行瘀。例如《金匮要略》妇人篇用桂枝茯苓丸攻下血癥，方中即以桂枝为君，与此同理，且更明确。有人认为，蓄血兼表证而里证急重者，宜用此方，因方中桂枝兼有解表作用，虽亦可供参考，但本方用桂枝的本意，实不在解表，这是必须明确的。久瘀热敛的，宜用抵当汤、丸主治。本方不仅用了桃仁行瘀下血，而且以水蛭、虻虫等攻破瘀血的猛剂为主，并助以大黄的荡涤下行，行瘀兼泄热，故能治疗久瘀固结证。但证急者宜用汤，证缓者宜用丸。综而观之，太阳蓄血腑证新瘀热蒸者，宜用桃核承气汤，本方较之抵当汤、丸泄热力大而攻瘀力小；久瘀热敛者，宜用抵当汤、丸，本方较之桃核承气汤攻瘀力大而泄热力小。至于抵当汤、丸的作用比较，则不过是汤急丸缓而已。

## 桃核承气汤方

桃仁五十个去皮尖　大黄四两　桂枝二两去皮　甘草二两炙　芒硝二两

以水七升，煮取二升半，去滓，内芒硝，更上火微沸，下火，先食温服五合，日三服，当微利。

### 抵当汤方

水蛭熬　虻虫各三十个去翅足熬　桃仁二十个去皮尖　大黄三两酒洗

以水五升，煮取三升，去滓，温服一升，不下更服。

### 抵当丸方

水蛭二十个熬　虻虫二十个去翅足熬　桃仁二十五个去皮尖　大黄三两

捣分四丸，以水一升，煮一丸，取七合服之，晬时当下血，若不下者更服。

### 复习思考题

①试述太阳病表实证和表虚证的理、法、方、药。

②怎样正确对待风寒荣卫的争论问题？

③试述太阳病蓄水证和蓄血证的理、法、方、药。

④怎样正确对待蓄水的水寒和水热，以及蓄血的血蓄膀胱、回肠、血室的争论问题？

## 三、变证

太阳为诸经之藩篱，地面最大，牵连最广，但和阳明、少阴的关系尤为密切，这是因为太阳与阳明相接壤，并与少阴相表里的缘故。因此，太阳病变证在遍涉诸经之中，又以阳明和少阴为较多。且因太阳为寒水之经，在寒水外郁或内蓄的本证中（由于寒水外郁宜发汗，内蓄宜利水，故发汗和利水为治太阳病的两大法门），由于寒水外郁或内蓄，阻碍了诸经的气化和三焦的水道，因而呈现着多种多样寒水变证，在太阳病变证中占着及其显著的地位，必须给予足够的重视。太阳病变证约可分为两类，一类是兼涉他经的，另一类是传入他经的。例如：太阳病兼涉阳明的，如（32）条的葛根汤证，传入阳明的，如（26）条的白虎汤证和（70）条的承气汤证等。太阳病兼涉少阳的，如（146）条的柴胡桂枝汤证，传入少阳的，如（96）条的小柴胡汤证等。太阳病兼涉太阴的，如（163）条的桂枝人参汤证，传入太阴的，如（66）条的厚朴生姜半夏甘草人参汤证等。太阳病兼涉少阴的，如（20）条的桂枝加附子汤证，传入少阴的，如（61）条的干姜附子汤证和（82）条的真武汤证等。太阳病兼涉厥阴的，如（112）条的桂枝去芍药加蜀漆龙骨牡蛎救逆汤证，传入厥阴的，如（6）条太阳风温误治的"瘈疭"证等。在这里，还须指出，太阳病变证虽然遍及诸经并以阳明和少阴为较多，但这并不完全是由太阳单方面来决定，而是和另一方面接受太阳病影响之经的伏邪有关。这就是说，在太阳病不愈而欲传经的时候，究竟传入哪一经，并不能完全由太阳经单方面决定，而必须以他经是否接受传经为转移。《内经》说，"正气存内，邪不可干""邪之所凑，其气必虚"，故邪入之处，即正虚之处，而正虚之处，即伏邪之处。太阳病传入某经，必因某经正气先虚，旧有伏邪，当新邪在太阳时，如某经旧邪内应，就有可能传入某经，否则，是不可能传入的。这不仅太阳病传经如此，即阳明、少阳、太阴、少阴、厥阴病的传经也不例外。因此，某些注家提出的计日依次传经之说，如就邪传而言，显然是主观片面而不足凭信的。

（38）太阳中风脉浮紧，发热恶寒身疼痛，不汗出而烦躁者，大青龙汤主之，若脉微弱，汗出恶风者，不可服之，服之则厥逆筋惕肉瞤，此为逆也。

（39）伤寒脉浮缓，身不疼，但重，乍有轻时，无少阴证者，大青龙汤发之。

一般认为，大青龙汤证是因表寒里热所致，寒邪外束，故现发热、恶寒、无汗、身疼、脉浮紧等症，热邪内扰，故现烦躁，所以大青龙汤既用麻黄汤以汗解外束的寒邪，又有石膏以清解内扰的热邪。但这里所说的里热，究系阳明之热，抑系少阴之热，注家意见不一，其分歧点主要在烦躁之症上。烦躁有阴阳虚实之分，从本篇来看，阳证实证烦躁，如阳明病壮热、恶热不恶寒、自汗、大渴、脉洪大而大烦的白虎汤证，以及潮热、恶热不恶寒、便闭、腹满胀痛拒按、脉沉实而烦躁的承气汤证等。阴证虚证烦躁，如少阴病阴虚内热的心中烦不得卧的黄连阿胶汤证，以及阳虚内寒的脉沉微而烦躁的干姜附子汤证等。大青龙汤所主治的烦躁属实证而非虚证，自属阳明而非少阴。从大青龙汤用石膏来看，更能证明热在阳明，因为石膏主要是清阳明之实热而非少阴虚火所宜用。即使其烦躁属少阴之实火，也应仿黄连阿胶汤法采用苦寒的黄连，而不应采用辛寒的石膏。今就以上条文分释如下：

（38）条所谓"太阳中风脉浮紧，发热恶寒身疼痛，不汗出"，即上述表实麻黄汤证，这是因为风中太阳之表，而在表正气抗邪力量较强所致，所以大青龙汤中采用麻黄汤发汗为主。这就说明了太阳中风也有表实证，也可用麻黄汤，有些注家拘执中风必现表虚证而只可用桂枝汤不可用麻黄汤，显然是不够全面的。所谓"烦躁"，是因被太阳表寒郁遏的阳明里热循胃络通心上扰心神所致。所谓"若脉微弱，汗出恶风者，不可服之，服之则厥逆筋惕肉瞤，此为逆也"，应和大青龙汤方后所谓"汗多亡阳遂虚，恶风烦躁不得眠也"合并讨论。汪苓友说："或问：病人同是服此汤，一则厥逆筋惕肉瞤，一则恶风烦躁不得眠，二者之寒热迥然不同，何也？余答曰：一则病人脉微弱，汗出恶风，是阳气本虚也，故服之则厥逆，而虚冷之证生焉；一则病人脉浮紧，发热汗不出而烦躁，是邪热本甚也，故服之则正气虽虚，而邪热未除。且也，厥逆之逆为重，以其人本不当服而误服之也；烦躁不得眠为犹轻，以其人本当服而过服之也。"其实二者都属汗后亡阳伤津的变证，不得强分寒热，因为虚证误服此汤发汗，固能亡阳伤津而出现厥逆筋惕肉瞤等症，即实证过服此汤发汗，亦能亡阳伤津而现汗多恶风、烦躁不得眠等症。何况方后所列举的恶风、烦躁不得眠症，明言是因汗多亡阳遂虚所致，怎能称之为热证，而与厥逆筋惕肉瞤的寒证对立。若果真是热证的烦躁不得眠，则热在阳明必成为身热、恶热不恶寒的白虎承气证，热在少阴必成为心中烦不得卧的黄连阿胶汤证，一般是不会恶风的。

（39）条有的注家认为有误。如徐灵胎说："此条必有误。

脉浮缓邪轻易散，身不疼外邪已退……又别无少阴等症，此病之最轻者，何必投以青龙险峻之剂，此必另有立方，而误以大青龙当之者也。"有的注家则认为有缺，如柯韵伯说："脉浮缓下，加发热恶寒无汗烦躁八字。"并说："寒有轻重，伤之重者脉阴阳俱紧而身疼，伤之轻者脉浮缓而身重，亦有初时脉紧渐缓，初时身疼继而不疼者，诊者勿执一以拘也。"其实本条是因寒湿郁热在表所致，与上条寒郁热基本相同，只是兼夹湿邪为稍异，彼言其常，此言其变。这也就是说，本条紧承上条脉症而言，若脉不紧而缓，身不疼而重的，乃因兼夹重浊而濡缓的湿邪所致，只要寒郁热的恶寒发热、无汗烦躁基本脉症不变，就仍可用大青龙汤发表清里，因为湿邪在表，亦宜汗散。如张隐庵说："此言寒伤太阳而内干太阴之气化，伤寒邪在太阳则浮，入于太阴则缓，太阳篇云：伤寒脉浮而缓，手足自温者，系在太阴……身重者，一身乃太阴坤土之所主，邪薄之而气机不利也。"张氏虽未明言夹湿，但太阴为湿土，实可不言而喻。至其身重乍有轻时者，是因寒湿郁热，阴中有阳，寒湿阴邪沉着在表的身重，本来是邪不去则重不减的，但因郁遏在里的阳热向外熏蒸，故有时阴合而重，有时则阳开而轻，这和纯阴湿证的常重不轻者是同中稍异的。当然，本证必是身重时多而乍轻时少，故可用本方发散。至于本条所谓"无少阴证者"，当和上条所谓"若脉微弱，汗出恶风者，不可服之"合看，因为它们都是说明大青龙汤的禁例的。这也就是说，本证如果兼有少阴证的，就必须禁用大青龙汤。又张路玉认为，本条大青龙汤当改为小青龙汤。这是专从寒湿在表着眼，而不承认里有郁热者，似亦可供参考。但小青龙汤所主治的属表寒里水证，本条只有表湿的脉缓身重，而无里水的咳喘，即使里无郁热，也不完全适合，似应采用如《金匮要略》中的麻黄加术汤等为宜。在这里，还须说明，本条所谓伤寒脉浮缓和前面所谓中风脉浮缓是有所不同的，彼属表虚汗出，此属表实无汗，伤寒表实，本应脉紧，因夹湿邪，湿性濡缓，故脉不紧而缓。

在本论中，为历来注家所聚讼纷纭的是桂枝汤治风伤卫，麻黄汤治寒伤营，大青龙汤治风寒两伤荣卫的问题，这种说法是带有片面性的。如张隐庵说："成无己注解本论，谓风则伤卫，寒则伤荣，凡遇风寒，俱执是解……须知风寒皆为外邪，先客皮毛，后入肌腠，留而不去则入于经，留而不去则入于腑，非必风伤卫而寒伤荣也。成氏倡之，诸家和之，固执不解，是举一而废百也，不亦诬乎……又成氏谓风寒两感，荣卫俱伤，宜大青龙汤，则背谬殊甚，若以太阳中风脉紧无汗恶寒，太阳伤寒脉缓有汗恶风，便为风寒两感，则本篇之风寒两感多矣。如太阳病，项背强几几，无汗恶风；伤寒汗出而渴；阳明中风，口苦咽干，发热恶寒，脉浮而紧……等症，例而推之，皆为风寒两感，何以不用大青龙汤？"又如柯韵伯说："按许叔微云：桂枝治中风，麻黄治伤寒，大青龙治中风见寒脉，伤寒见风脉，三者如鼎立，此方氏三大纲所由来，而大青龙之证治自此不明于世矣。不知仲景治表，只在麻桂二法，麻黄治表实，桂枝治表虚，方治在虚实上分，不在风寒上分也。盖风寒二证，俱有虚实，俱有深浅，俱有荣卫，大法又在虚实上分浅深，并不在风寒上分荣卫也……且前辈之凿分风寒者拘于脉耳，不知仲景之论脉，甚活而不拘。如大青龙之条，有中风而脉浮紧者，伤寒而脉浮缓者，是互文见意处，言中风脉缓然亦有脉浮紧者，伤寒脉紧然亦有脉浮缓者，盖中风伤寒各有浅深，或因人之强弱而异，地之高下而异，时之乖和而异，证既不可拘，脉亦不可执……盖仲景凭脉辨证，只讲虚实，故不论中风伤寒脉之缓紧，但于指下有力者为实，脉弱无力者为虚，不汗出而烦躁者为实，汗出多而烦躁者为虚（按汗出多而烦躁的虚证必脉弱无力，若脉洪大或沉实的汗出多而烦躁则属阳明实证），证在太阳而烦躁者为实，证在少阴而烦躁者为虚，实者可服大青龙，虚者便不可服，此最易知也……大青龙汤为风寒在表而兼热中而设，不是为有表无里而设，故中风无汗烦躁者可用，伤寒而无汗烦躁者亦可用……仲景但细辨脉症而施治，何尝拘拘于中风伤寒之别其名乎？"这些见解是正确的，参看前面麻黄汤证和桂枝汤证条解释，不再重复。

## 大青龙汤方

麻黄六两去节　桂枝二两去皮　甘草二两炙　杏仁四十枚去皮尖　生姜三两切　大枣十枚擘　石膏如鸡子大碎

以水九升，先煮麻黄，减二升，去上沫，内诸药，煮取三升，去滓，温服一升。取微似汗。汗出多者，温粉扑（白术、白芷、藁本、川穹各等分研末，入米粉和匀扑之，或用牡蛎、麻黄根、铅粉、龙骨研末扑之亦可）。一服汗者停后服。汗多亡阳遂虚，恶风烦躁不得眠也。

（40）伤寒表不解，心下有水气，干呕发热而咳，或渴，或利，或噎，或小便不利，少腹满，或喘者，小青龙汤主之。

（41）伤寒心下有水气，咳而微喘，发热不渴，服汤已，渴者，此寒去欲解也，小青龙汤主之。

一般认为，小青龙汤证是因表寒里水所致，寒邪外束，故现发热不渴等症，水气射肺，故现咳而微喘等症，所以小青龙汤既用麻黄、桂枝等以发散在表的寒邪，又用干姜、细辛、半夏等以温化在里的水气。凡平素有停饮在肺的人，外感寒邪，伤皮毛而闭肺气，多现此证，用此方甚效。

从这两条现证可以推知，其发热不渴多兼恶寒，因为太阳伤寒必发热恶寒而口不渴，若太阳温病就必发热口渴而不恶寒了。由于寒水袭肺，其咳而微喘必痰多，若燥热犯肺，就必干咳气促而痰少了。

（40）条除主症外，尚有一些或然症，这是因为太阳水气为患，不仅能犯肺引起咳喘，而且能侵犯胃肠，上逆而现呕噎，下趋而现下利等。若太阳经腑同病，膀胱气化不行而蓄水，必兼现少腹满、小便不利、渴欲饮水、水入则吐等症。因此，小青龙汤方后附有加减法。

（41）条所说"小青龙汤主之"，是汉文倒装句法，应移在"服汤已渴者"之前。即是说，伤寒心下有水气，咳而微喘的，宜用小青龙汤主治。如在服小青龙汤后，由不渴而口渴的，是寒去欲解的好现象。但在这里必须明辨，（40）条所说的口渴是因膀胱气化不行，不能散布津液所致，其口渴必不欲饮，甚至水入则吐，法宜助阳布津以止渴。（41）条所说的口渴是因寒水已去，阴证回阳所致，其口渴必能消水，可以不必服药，当静候津回，或少少与水饮之，以滋其燥，其渴自止。

# 小青龙汤方

麻黄去节　芍药　细辛　干姜　甘草炙　桂枝去皮各三两
五味子半升　半夏半升洗

以水一斗，先煮麻黄减二升，去上沫，内诸药，煮取三升，去滓，温服一升。若渴，去半夏，加瓜蒌根三两，若微利，去麻黄，加荛花如一鸡子熬令赤色。若噎者，去麻黄，加附子一枚，炮。若小便不利，少腹满者，去麻黄，加茯苓四两。若喘，去麻黄，加杏仁半升，去皮尖。

小青龙汤加减法，是否出自仲景，值得怀疑。今分析如下：

1. 若渴，去半夏，加瓜蒌根三两

口渴虽属津液不足之症，但应分别虚实。一般来说，实证口渴多因燥热偏亢，津液受伤所致，故必大渴而喜冷饮。虚证口渴又有阳虚和阴虚之别，阴虚口渴是因阴虚水不上润所致，故必口干而饮不能止。阳虚口渴是因阳虚气不布津所致，故必口渴而不欲饮，甚至水入则吐。小青龙汤证既属表寒里水所致，那么它所主治的口渴当然属之于阳虚气不布津的范围，这就不但没有必要而且也不可以加用瓜蒌根，因为瓜蒌根是清热生津润燥的寒药，如果用于阳虚气不布津的口渴证，那就犯了以寒治寒的治疗原则上的错误。有人认为，本方去半夏加瓜蒌根，是为（41）条所说的"服汤已渴者"而设，这也是不合适的。因为"服汤已渴者"为寒水已去，阴证回阳，虽属津液未复，瓜蒌根不妨一用，但麻、桂、姜、辛岂可再投。因此，小青龙汤证如因阳虚气不布津而致口渴的，可以不必另加他药，因为本方的麻、桂、姜、辛等是具有助阳布津作用的。

**2. 若微利，去麻黄，加荛花如一鸡子熬令赤色**

荛花性味苦寒，下十二水，故《医宗金鉴》说："用之攻水，其力甚峻，五分可令人下行数十次，岂有治停饮之微利，而用鸡子大之荛花者乎？"又麻黄并非实证下利的禁忌药，如葛根汤主治太阳阳明合病的下利证，并没有因下利而去掉麻黄，因而这里因微利而去麻黄，显然是没有必要的。其实小青龙汤证如因水气下趋而兼现微利的，也不必另加他药，因为本方的干姜、半夏等是具有温化寒水止利作用的。

**3. 若噎者，去麻黄，加附子一枚，炮**

这里所说的噎，有的认为是指噎膈，有的认为是指呃逆，有的认为是指噫气，但无论是指哪一种，总属胃气上逆所致。麻黄非胃气上逆的禁忌药，所以麻黄汤主治太阳伤寒表实证，决不能因为证兼呕逆（如本篇 3 条所说的）而去掉麻黄，故这里因噎而去麻黄，也显然没有必要。至于附子是少阴虚寒证的要药，非胃气上逆的要药，这里因噎而加附子，也不一定需要。其实小青龙汤证如因水气上逆而兼现噎证的，也可不必另加他药，因为本方半夏就具有和胃降逆的作用。

**4. 若小便不利，少腹满者，去麻黄，加茯苓四两**

小青龙汤属表里双解法，因为表有寒邪，故用麻黄、桂枝等发散药，因为里有水气，故用干姜、半夏、细辛等温化药。如果太阳表里同病，膀胱气化不行而蓄水，以致兼现小便不利少腹满的，加用茯苓是有必要的。但麻黄则决不可去掉，因为麻黄协同桂枝在本方的表里双解中担负了发散表寒的重任。何况麻黄不但不是水气病的禁忌药，而且《金匮要略》水气病诸方多用麻黄，这就更没有去掉的道理了。因此，小青龙汤证如因太阳表里同病膀胱气化不行而蓄水，以致兼现小便不利少腹满等症的，固然应该加用茯苓，但麻黄则不可去掉。

5. 若喘，去麻黄，加杏仁半升，去皮尖

小青龙汤证因寒水射肺而喘，加用杏仁固然是可以的，但麻黄更属寒水射肺而喘的要药，决不应该去掉。而且喘为本证的主证之一，这种加法，显属蛇足。

由此看来，方后加减法，多不合理，即使出自仲景，亦属断简残文，只应存疑，不可曲解。

（63）发汗后，不可更行桂枝汤，汗出而喘，无大热者，可与麻黄杏仁甘草石膏汤。

（162）下后，不可更行桂枝汤，若汗出而喘，无大热者，可与麻黄杏仁甘草石膏汤。

麻杏甘石汤证的身热汗出而喘，是因太阳表邪化热内陷于肺所致。其所以身无大热者，是因表邪陷里，内热壅盛，外热反见轻微。汗出而喘者，是因热邪壅肺，肺气宣降不利，而喘又因肺合皮毛，热蒸于内，则汗出于外。但因热势壅遏之故，其汗出必是不多不透的，必不似热势宣发的白虎汤证的大汗，并可推知，本证尚可能兼有口渴、脉浮散（有力）。麻杏甘石汤具有宣肺清热作用，故能主治本证。

本论凡汗下后太阳表证仍在的，一般宜用桂枝汤。因为汗下误施，多伤其正，其表邪未解，宜用攻中有补的桂枝汤扶正驱邪，才能达到邪去而不再伤正的目的。这两条汗下后所以不可更行桂枝汤者，是因表邪化热陷肺，阳盛于内，而"桂枝下咽，阳盛则毙"。

柯韵伯认为，麻杏甘石汤是大青龙汤的变局，白虎汤的先着，这种认识是比较深刻的。因为大青龙汤证是表寒重里热轻所致。治宜发散表寒为主，兼清里热。故方中麻、桂辛散药用量重于石膏清解药。麻杏甘石汤证是因误经汗下后太阳表邪化热内陷于肺所致，其原有的寒邪已渐化热，内热壅盛，治宜清解里热为主，兼宣肺气，故方中石膏清解药用量重于麻黄辛散药。白虎汤证即阳明经证，病属燥热偏亢，症现大热、大汗、大烦、大渴、脉洪大等，治宜专力清解，故方中只用石膏、知母等清解药，而不用麻黄、桂枝等辛散药。由此可以推知，如果大青龙汤证失治或误治，病机向前发展，寒渐化热，就有可能转变成为麻杏甘石汤证（当然也可能转变为白虎汤证）；如果麻杏甘石汤证失治或误治，病机向前发展，就有可能完全转属阳明之经而变成白虎汤证了。

有的注家拘执"有汗不得用麻黄"之说，把麻杏甘石汤证的汗出而喘改为无汗而喘，这是不够恰当的。因为麻黄一药虽然具有发汗作用，但它在复方中，又当视其配伍药如何而定。如麻黄汤中麻黄配桂枝，辛散药占主导地位，故为发汗峻剂。大青龙汤中麻黄既配桂枝，又配石膏，而麻桂辛散药用量重于石膏清解药，故其作用仍以发散为主，而兼清解。麻杏甘石汤中麻黄配石膏，而石膏清解药用量倍于麻黄辛散药，故其作用乃以清解为主，兼宣肺气。因此，柯韵伯把本证的"身无大热"

改为"身大热","汗出而喘"改为"无汗而喘",认为本证是大热、不恶寒、无汗而喘,是值得商榷的。因为如果是大热不恶寒,即属阳明里热证,就多有汗出,如果是太阳表寒证的发热无汗而喘,又多有恶寒。后世温病学说中,虽有因津液不足不能作汗而现发热无汗不恶寒的,但应用生地、玄参、麦冬等增液助汗,又非麻杏甘石汤所能主治。其实本论原文并没有错,麻杏甘石汤证正是汗出而喘,身无大热,已详上文,不再重复。事实上,麻杏甘石汤是治疗风温证的良方,而风温证一般多现有发热汗出(当然不是大汗而是汗出不多不透)、不恶寒、口渴、咳喘、脉浮数等,很少无汗的(如果风温证发热而有恶寒无汗的,必因兼夹风寒所致,这当然也可用本方),本证在服麻杏甘石汤后,常见热汗咳喘随之而愈,并未见有大汗亡阳的事例。何况仲景用麻杏甘石汤的本意并不在于发汗,试观麻黄汤方后说到"覆取微似汗",大青龙汤方后也说到"取微似汗",而麻杏甘石汤方后则没有温覆取汗的记载,此亦足以证明仲景创立麻杏甘石汤方并非取其发汗,而只是用以宣肺清热而已。

又从这两条太阳病汗下不同而变证相同来看,可以看出内因是主要的。本证的形成,当是肺中原有伏热,发汗虽能散表寒,但能助里热,误下更能促使表邪内陷,因此,汗下虽有不同,而肺中伏热则一,所以变证相同,而都可以麻杏甘石汤取效。

麻杏甘石汤和麻黄汤、小青龙汤、桂枝加厚朴杏仁汤都治喘证,但麻黄汤证的喘,是因太阳表实寒邪闭肺所致,其喘必兼发热、恶寒、无汗、脉浮紧。桂枝加厚朴杏仁汤证的喘,是因太阳表虚风邪袭肺所致,其喘必兼发热、汗出、恶风、脉浮缓。

小青龙汤证的喘,是因寒水射肺所致,其喘必痰多而发热、恶寒、口不渴。麻黄杏仁甘草石膏汤证的喘,是因邪热壅肺所致,其喘必兼汗出、发热、口渴、不恶寒。由此可别。

## 麻黄杏仁甘草石膏汤方

麻黄四两去节　杏仁五十个去皮尖　甘草二两炙　石膏半斤碎绵裹

以水七升,煮麻黄,减二升,去上沫,内诸药,煮取二升,去滓,温服一升。

(43)太阳病,下之微喘者,表未解故也,桂枝加厚朴杏子汤主之。

(18)喘家作桂枝汤,加厚朴杏子佳。

这两条都属太阳表虚证而兼喘者。但(43)条的喘是因误下邪由太阳之表涉及太阳之里的胸中,肺气宣降不利所致,(18)条的喘是因太阳新感引发了喘家的旧恙所致。由于两条都是以太阳表虚的发热、汗出恶风、脉浮缓等为主症,故都用桂枝汤为主方,而另加厚朴、杏仁以宣降肺气,这样,才能达到表解喘平的目的。

## 桂枝加厚朴杏子汤方

即桂枝汤原方加厚朴二两,炙,去皮,杏仁五十枚,去皮尖。以水七升,微火煮取三升,去滓,温服一升,覆取微似汗。

(21)太阳病,下之后,脉促胸满者,桂枝去芍药汤主之。

(22)若微寒者,桂枝去芍药加附子汤主之。

这两条应并作一条看,因为它们是前后连贯而不可分割的。即是说,太阳表证误下以后而现脉促胸满症的,宜用桂枝去芍药汤;若不仅现胸满症,而且现脉微身寒症的,则宜用桂枝去芍药加附子汤。前者是因太阳表证误下外邪内陷胸中所致,从促属阳脉,胸属阳位来看,固然外邪尚在阳经,并未因误下而陷入阴经。但促脉数中一止(按:日人丹波氏同意高阳生《脉诀》以脉数极而并居寸口者为促,乃邪盛于上所致,可供参考),气机已呈滞涩,胸中虽属阳位,已是太阳之里,仍属外邪内陷,不过仅由太阳之表陷入太阳之里而已。既然太阳外邪入胸中,胸中阳气为外邪所壅遏而现脉促胸满证(可能尚有发热恶寒),那就非用具有温运流通作用的方剂不能取效。桂枝汤本来具有滋阴和阳的作用,如果去掉了芍药,就变成了专力和阳的方剂,故能主治本证。后者则不仅邪由太阳之表陷入太阳之里,胸中阳气为外邪所壅遏而现胸满症,而且少阴阳气内虚致现脉微身寒症(必是无热恶寒),故宜在具有温运流通的桂枝去芍药汤的基础上,加用附子以扶助少阴之阳气。

桂枝去芍药汤证和葛根芩连汤证比较,两证都因太阳病误下而现脉促,但桂枝去芍药汤证是病由太阳之表陷入太阳之里,其证脉促胸满而无汗不喘,并多兼有发热恶寒、舌苔白而口不渴等。葛根芩连汤证是病由太阳陷入阳明,其证脉促汗出而喘,下利不止,并多兼有发热不恶寒、舌苔黄而口渴等。前者是阴邪内陷,治宜温散,后者是阳邪内陷,治宜清解,大不相同。故柯韵伯解释桂枝去芍药汤证条说:"此下后脉促而不汗出,胸满而不喘,非阳盛也,是寒邪内结,将作结胸之脉,桂枝汤阳中有阴,去芍药之酸寒,则阴气流行,而邪自不结,即扶阳之剂矣。"

桂枝去芍药加附子汤和桂枝附子汤比较,两方药味完全相同,只是方中主药桂枝与附子的分量轻重不同,桂枝去芍药加附子汤中的桂枝是三两,附子是一枚,桂枝附子汤中的桂枝是四两,附子是三枚,后方分量重于前方。因此,两方所主治的虽然都属阳虚阴盛的病证,但此证阳虚阴盛不夹湿邪,阳气受伤较轻,故附桂用量较轻以扶阳散风寒;彼证阳虚阴盛兼夹湿邪,阳气受伤较重,故附桂用量较重以扶阳驱风湿。

### 桂枝去芍药汤方

即桂枝汤原方去芍药。

以水七升,煮取三升,去滓,温服一升。

### 桂枝去芍药加附子汤方

即桂枝汤原方去芍药,加附子一枚,炮。

以水七升,煮取三升,去滓,温服一升。

(20)太阳病,发汗遂漏不止,其人恶风,小便难,四肢微急,难以屈伸者,桂枝加附子汤主之。

本条是因太阳病汗不如法,耗伤了卫阳和荣阴,由太阳涉及少阴不但表邪未净,而且气液两伤。由于卫阳虚甚不足以固表,故汗湿不止,由于气液两虚不足以化气布津,煦濡筋脉,故四肢微急难以屈伸而小便难。由于表邪未净,故恶风。但本证阳虚较甚于阴虚,因为汗漏不止,阳虚有欲脱之势。桂枝加附子汤是在滋阴和阳，调和荣卫的桂枝汤的基础上，加用扶阳救脱的附子，故能主治本证。

## 桂枝加附子汤方

即桂枝汤原方加附子一枚，炮，去皮，破八片。

以水七升，煮取三升，去滓，温服一升。

（62）发汗后，身疼痛，脉沉迟者，桂枝加芍药生姜各一两人参三两新加汤主之。

本条是因汗不如法，不但外邪未解，而且血气受伤所致。既然说是"发汗后，身疼痛"，就可推知在发汗前是没有身疼痛的。如果太阳病在未发汗前就有身疼痛，那就可能本属太阳伤寒表实，脉现浮紧，而应该用麻黄汤发汗者，汗出寒散，身疼自止，决不致在发汗后仍有身疼痛存在。本条在未发汗前，很可能是太阳中风表虚的桂枝汤证，因为误用麻黄汤发汗，不但外邪未解，而且血气受伤，致使血气不足以柔养筋脉而现身疼痛，其原有的脉浮缓弱乃因血气内虚而转变为脉沉迟（参看本篇"概述"中50条"脉浮紧者，法当身疼痛，宜以汗解之，假令尺中迟者，不可发汗，何以知其然？以荣气不足，血少故也"的解释）。因此，本条采用桂枝加芍药生姜人参新加汤主治，此汤在桂枝汤的基础上，除加重方中芍药生姜分量外，还加用了人参，这就不仅加强了桂枝汤原有的滋阴和阳，调和荣卫以解肌的力量，而且新加了人参以益气生血，所以本方虽和桂枝汤原方同属攻补兼施法，但桂枝汤是在攻中带补以驱邪，故方后提到必须啜粥温覆等，本方是在补中带攻以扶正，故方后没有提到啜粥温覆等，又有所不同。程郊倩说："桂枝汤中倍芍药生姜养荣血而从阴分宣阳,加人参三两托里虚而从阳分长阴。"这种认识是比较刻深的。

## 桂枝加芍药生姜人参新加汤方

即桂枝汤原方加芍药、生姜各一两,人参三两。

以水一斗二升,煮取三升,去滓,温服一升。

（100）伤寒阳脉涩,阴脉弦,法当腹中急痛,先与小建中汤,不差者,小柴胡汤主之。

（102）伤寒二三日,心中悸而烦者,小建中汤主之。

这两条都是在伤寒中兼述杂病,本论此例甚多,可见伤寒和杂病是可分而又难分的。这两条既云"伤寒",必有外感表证存在,只是因为同时又见内伤里证,而里证较之表证更为重要,故详里而略表。从这两条主方小建中汤来看,也是以和里为主,在和里之中兼解表。今分释之如下：

（100）条所说的腹中急痛、脉弦或涩,即木克土所致。病既属于土虚木旺,治法自应培土抑木,小建中汤即桂枝汤倍芍药加饴糖,桂枝汤本属太阳表虚证的解肌法,具有滋阴和阳,调和荣卫的作用,其中桂姜甘枣并能温养胃气,今倍芍药而加饴糖,乃由解肌法一变而为建中法。因为桂枝汤中辛味和甘酸味的药分量相等（桂枝与芍药各三两）,其辛味之药偏于走表以解肌,小建中汤内甘酸味的药超过了辛味的药（芍药倍桂枝,即桂枝三两而芍药六两,并加饴糖）,方中辛味的药为酸所收,为甘所缓,其走表解肌之力较小,而偏向于里协同甘酸味的药以培土抑木，木平土安，则腹痛自除。至其所谓"阳脉涩，阴脉弦"，一般认为阴阳指浮沉，即脉浮弦而沉涩。但也有人认为，弦、涩二脉似不可能同时并见，当是或现弦或现涩，也即是说，凡腹中急痛而脉弦或涩者，都可用小建中汤治疗。脉弦是因木旺所致，脉涩和腹中急痛并见是因木克土而气机滞涩所致，小建中汤具有培土和抑木的作用，所以都能主治。至其所谓"不差者，小柴胡汤主之"，则是因为木克土有两种情况，一种是因土虚而招致木克，另一种是因木旺而致克土。小建中汤是以培土为主，兼抑木，适宜于因土虚而招致木克的腹中急痛证；小柴胡汤是以疏木为主，兼培土，适宜于因木郁而致克土的腹中急痛证。因此，木克土的腹中急痛证，经用小建中汤而不瘥的，便宜改用小柴胡汤主治。

（102）条所谓"伤寒二三日，心中悸而烦者"，是因表病而里虚所致。如《医宗金鉴》说："伤寒二三日，未经汗下即心悸而烦，必其人中气素虚，虽有表证，亦不可汗之。盖心悸阳已微，心烦阴已弱，故以小建中汤先建其中，兼调荣卫也。"程扶生也说："此为阴阳两虚之人而立一养正驱邪法也。"

## 小建中汤方

桂枝三两去皮　甘草二两炙　大枣十二枚擘　芍药六两生姜三两切　胶饴一升

以水七升，煮取三升，去滓，内饴，更上微火消解，温服一升，日三服。呕家不可用建中汤，以甜故也。按柯韵伯说："此建中汤禁，与酒客不可与桂枝汤同义。"因此，本条可与本篇"概述"中（17）（19）条合看。

（163）太阳病，外证未除，而数下之，遂协热而利，利下不止，心下痞硬，表里不解者，桂枝人参汤主之。

本条是因太阳病误下而涉及太阴，以致太阳与太阴同病，即太阳的风寒表证未除，而太阴的虚寒里证复起。所谓"太阳病，外证未除"，必有头痛、发热、恶风寒等表证存在，所谓"下利不止，心下痞硬"，即指太阴虚寒里证而言，所以说"表里不解"。至其所谓"协热而利"的"热"，当是指发热病证，而非指热邪病因，即是说太阴虚寒下利里证协有太阳风寒发热表证，并不是说热邪内陷而协热下利。故程郊倩说："太阳病外证未除而数下之，表热不去而里虚作利，是曰协热……桂枝行阳于外以解表，理中助阳于内以止利……故不但泻心中芩连不可用，并桂枝中芍药亦不可用也。协热而利向来俱作阳邪陷入下焦，果尔，安得用理中耶？利有寒热二证，但表热不罢者，皆为协热利也。"舒驰远也说："协热利者，是里寒协表热而利也。故用桂枝以解表热，合用理中以温其中而驱里寒，则利自止而痞自开也。"如其下利不止是因热邪内陷而成，则属葛根黄芩黄连汤证，它和桂枝人参汤证的下利不止是因太阴虚寒而成者大不相同。前者属表里俱热，故方中用葛根的辛凉以解表热，芩连的苦寒以清里热；后者属表里俱寒，故方中用桂枝的辛温以散表寒，理中的甘温以化里寒。

## 桂枝人参汤方

桂枝四两　甘草四两　白术三两　人参三两　干姜三两

以水九升，先煮四味，取五升，内桂，更煮取三升，去滓，温服一升，日再夜一服。

（64）发汗过多，其人叉手自冒心，心下悸欲得按者，桂枝甘草汤主之。

本条有两种见解，一种认为是因发汗过多，伤及胃阳（必其人胃阳素虚者），而木来克土所致。本论因发汗过多而致胃阳虚弱的例子不少，如（89）条所说的"病人有寒，复发汗，胃中冷，必吐蛔"和（122）条所说的"发汗令阳气微，膈气虚……不能消谷，以胃中虚冷故吐也"等，就是明证。有些注家拘执条文上的"心"字，硬说是心阳虚，以致药症不相符合。如舒驰远说："按此证当用人参黄芪以补胸中之阳气……至于桂枝功专发散，耗散阳气，不可谓固表，贻误后人。"殊不知本论所说的"心""心中""心下"等名词，多数是指胃的部位而言，并非指心的本体而言，而且胃络通心，胃病又常常影响到心，这是应该深入了解的。正由于本条心下悸是因发汗过多伤及胃阳而木来克土所致，故宜用桂枝甘草汤主治。如黄坤载说："风木不宁而土败胃逆，浊气填塞，升路郁阻，故心下动悸，欲得手按，以宁神宇，桂枝甘草汤桂枝疏木而安动摇，甘草补土以培根本也。"

另一种认为是因过汗耗散心气所致，但虽虚不甚，故可用桂枝甘草汤温养心阳以取效。如徐灵胎说："发汗不误，误在过多，汗为心之液，多则心气虚，二味扶阳补中，此乃阳虚之轻者。甚而振振欲擗地，则用真武汤矣。一证而轻重不同，用迥方异，其义精矣。"

两说比较，似以后说更为合理。但前说也有参考价值，不可忽视。

桂枝甘草汤证的心下悸欲得按，应与小建中汤证的心下悸而烦者互相参看，前者是因胃中阳虚而木来克土所致，阳虚则寒，故悸而不烦，宜重用桂枝配甘草而不宜配芍药；后者是因胃中阴阳两虚而木来克土所致，阴虚则热，故悸而且烦，宜用小建中汤在桂枝汤的基础上倍加芍药。

## 桂枝甘草汤方

桂枝四两去皮　甘草二两炙

以水三升，煮取一升，去滓，顿服。

（117）烧针令其汗，针处被寒，核起而赤者，必发奔豚，气从少腹上冲心者，灸其核上各一壮，与桂枝加桂汤，更加桂二两也。（复出）

本条是因太阳病误汗伤亡少阴肾阳，以致水气凌心，发为奔豚之证。桂枝加桂汤究系加桂枝，抑系加肉桂，注家意见不一，但桂枝走表助卫阳以散风寒，肉桂走里补命火以化水气，根据上述奔豚证的病机，应以加肉桂为是。《邋园医案》载：湖北张某，时有气痛，自脐下少腹起，渐冲痛到心，顷之止，已而复作，夜间尤甚，审视舌苔白滑，脉沉迟，即与桂枝加桂汤，一剂知，二剂已。又如《经方实验录》载：姜佐景治浦东周右，气从少腹上冲心，一日四五度发，发则白津出（即发作时口中有清水流出），此作奔豚论，经用桂枝加桂汤而愈。但舒驰远则认为，奔豚不可用此方，如他说："偶与闵公景谈医曰：昨见一壮盛少年，患少腹痛，以渐上攻而至心下，医者以桂枝加桂汤四剂，则魄汗厥逆而死。此误矣。证乃中寒，宜主四逆吴茱萸汤，驱阴降逆。疏庸之辈，谬据奔豚法，而放胆用桂枝以杀之耳。"上两案和下一案显有抵触，这是值得研究的。是否上两条属太阳与少阴同病而少阴阳虚未甚者，故用桂枝加桂汤有效，而下一案纯属少阴病而阳虚已甚者，故宜四逆吴茱萸汤？尚有待于进一步临床验证。

## 桂枝加桂汤方

桂枝三两去皮　芍药三两　生姜三两切　甘草二两炙　大枣十二枚擘　桂二两

以水七升，煮取三升，去滓，温服一升。

（112）伤寒脉浮，医以火迫劫之，亡阳必惊狂，卧起不安者，桂枝去芍药加蜀漆牡蛎龙骨救逆汤主之。（复出）

（118）火逆下之，因烧针烦躁者，桂枝甘草龙骨牡蛎汤主之。（复出）

这两条应合参。因为它们都属太阳病误治亡阳而心神肝魂不宁所致。今分释如下：

（112）条黄坤载注："汗多亡阳，君火飞腾，神魂失归，是以惊生；浊气上逆，化生败浊，迷失心宫，是以狂作。"方中行注："惊狂起卧不安者，神者阳之灵，阳亡则神散乱，所以动皆不安。"章虚谷注："肝风动则惊，心火乱则狂，肝藏魂，心藏神，魂神不宁，则起卧不安也。"这些都对本证病机进行了比较详明的阐释。至于本方所以能够主治本证，如喻嘉言说："桂枝汤去芍药，人皆不知其故，或谓恶其酸收，非也，夫神散正欲其收，何为见恶邪？设不宜于芍药之酸，又何宜于龙牡之涩耶……盖阳神散乱，当求之于阳，桂枝汤阳药也，然必去芍药之阴重，始得疾趋以达于阳位，既达于阳位矣，其神之惊狂者，漫难安定……更加龙骨牡蛎有形之骨属……亦以重而镇怯，涩以固脱之外，行其妙用。"徐灵胎注："此与少阴汗出之亡阳迥别，盖少阴之亡阳，乃亡阴中之阳，故用四逆辈回其阳于肾中，今乃以火逼汗，亡其阳中之阳，故用安神之品镇其阳于心中（按指龙牡而言）。"尤在泾注："蜀漆即常山苗，味辛能去胸中邪结气，此证火气内迫心包，故须之以逐邪（按可与黄坤载注浊气上逆，化生败浊，迷失心宫合看）而安正耳。"但汪苓友疑亡阳证恐不胜蜀漆之暴悍。柯韵伯疑当时另有蜀漆非常山苗。陈修园每以茯苓代之，都足供参考。

（118）条尤在泾注："心阳内伤，则生烦躁，桂枝甘草以复心阳之气，龙骨牡蛎以安烦躁之神。"柯韵伯注："烦躁即惊狂之渐也……然此证属实热者固多，而属虚寒者间有，则温补安神法不可废也。"王晋三注："桂枝甘草龙骨牡蛎，其义取重于龙牡之固涩，仍标桂枝甘草者，盖阴钝之药，不佐阳药不灵，故龙骨牡蛎之钝阴，必借桂枝甘草之清阳，然后能飞引入经，收敛浮越之火，镇固亡阳之机。"章虚谷注："或谓火逆下之，津液皆伤，何以不用养阴之法？余曰：其表里阴阳之气俱已乖逆，若用阴柔之药，反而郁滞不和，更变他证。故以味薄气清者，先收散乱之阳，调和而镇摄之，气和则津液自生，此仲景用法精妙，非常见所能及也。"这些都对本条证治进行了比较深切的阐释，可从。

综上以观，（112）条证较重，故方药用量较重；（118）条证较轻，故方药用量较轻。

## 桂枝去芍药加蜀漆牡蛎龙骨救逆汤方

桂枝汤原方去芍药，加牡蛎五两熬，龙骨四两，蜀漆三两去腥。

以水一斗二升，先煮蜀漆，减二升，内诸药，煮取三升，去滓，温服一升。

## 桂枝甘草龙骨牡蛎汤方

桂枝一两去皮　甘草二两炙　牡蛎二两熬　龙骨二两

以水五升，煮取二升半，去滓，温服八合，日三服。

（174）伤寒八九日，风湿相搏，身体疼烦，不能自转侧，不呕不渴，脉浮虚而涩者，桂枝附子汤主之；若其人大便硬，小便自利者，去桂加白术汤主之。

（175）风湿相搏，骨节疼烦，掣痛不得屈伸，近之则痛剧，汗出短气，小便不利，恶风不欲去衣，或身微肿者，甘草附子汤主之。

湿为阴邪，其性黏腻而濡滞，最善损人之阳气。故湿邪伤人，在表必现首如裹，身重，四肢倦怠等症，在里必现胸闷，腹胀，大便泄泻等症。但必其人阳气先虚，湿邪始能为患。且外湿常常兼夹他邪，如夹风则为风湿，夹寒则为寒湿，夹热则为湿热等。这两条都属风寒湿证，风寒湿侵犯太阳之表，卫阳衰微不振，其身体掣痛而至于屈伸转侧都不便利，可见其疼痛的剧烈，这是因为风寒夹湿牵引筋脉所致。风寒在表，而卫阳虚弱，故现汗出恶风而不欲去衣等症。卫阳衰微，湿邪腻滞，故现脉浮虚而涩，短气，小便不利等症。甚则湿聚成水，而现身肿之症。这是就两条综合来说。若分开来说：

1. **桂枝附子汤证**

属风寒湿偏表证，故现身体疼烦，不能自转侧，脉浮虚而涩等，从脉浮虚而涩来看，可见阳虚已甚，故桂枝附子汤在桂枝汤的基础上去芍药而重加附子以扶阳祛风湿。

2. **桂枝附子去桂加术汤证**

属风寒湿偏里证，故桂枝附子去桂加术汤在桂枝附子汤的基础上去桂枝的解表而加白术的运里。但本条所谓"大便硬，小便自利"，似和加白术有抵触。因此，历来注家颇多争论，有的认为原文不错。如曹颖甫认为，本证大便硬是"湿困脾脏，则脾阳停而胃纳阻，水谷既失运输之路，则肠中谷气愈少而日渐干涸"所致。章虚谷亦把本证的大便硬看成是"阴结"。日人雉间焕也说："曰大便硬，小便自利者，去桂加术，大似不可解者，且用附子汤多，而独称服后身痹如冒状，则瞑眩为甚，亦可怪，因屡试附子，瞑眩则效速，而合蜜则如神，人皆知之，又用此方，其人大便硬，则瞑眩大奏功，粗似合蜜者……然则大便硬者，附子成功之机也，病解而大便亦通，此是附子余力所及也。"但有的人认为原文错了，如舒驰远说："大便硬，硬字恐误，应是大便溏，若津干便硬，自不宜于白术之燥，惟便溏者宜之。"其实两说都可供参考，不必偏执。这就是说，不仅大便溏、小便不利的里湿证可用，即大便硬、小便自利的阴结证也可用。但深玩本条文意，似以属之阴结的大便硬、小便自利为是。

3. 甘草附子汤证

属风寒湿兼表里证，湿滞在表，故现骨节烦疼掣痛不得屈伸，近之则痛剧，汗出短气恶风，不欲去衣，或身微肿等症。湿滞在里，故现小便不利等症。因此，甘草附子汤中既用桂枝配附子以驱散在表的湿滞，又用白术配附子以温运在里的湿滞。湿滞得通，风寒随解。

以上三证，都属阳虚阴盛所致，故三方都重用了附子。因为附子不仅是温扶少阴阳气的要药，而且能通行周身经络、驱散风寒湿邪。又因太阴坤土主湿，湿病多与太阴有关，所以有人把本证纳入太阴病的范围，亦可供参考。

## 桂枝附子汤方

桂枝四两去皮　附子三枚炮去皮破　生姜三两切　大枣十二枚擘　甘草二两炙

以水六升，煮取三升，去滓，分温三服。

## 桂枝附子去桂加术汤方

即桂枝附子汤去桂枝，加白术四两。

以水六升，煮取二升，去滓，分温三服。初一服，其人身如痹，半日许复服之，三服都尽，其人如冒状，勿怪，此以附子术并走皮内，逐水气未得除，故使之耳，法当加桂四两。

## 甘草附子汤方

甘草二两炙　附子二枚炮去皮破　白术二两　桂枝四两去皮

以水六升，煮取三升，去滓，温服一升，日三服。初服得微汗则解，能食汗止复烦者，将服五合，恐一升多者，宜服六七合为始。

（23）太阳病，得之八九日，如疟状，发热恶寒，热多寒少，其人不呕，清便欲自可，一日二三度发，脉微缓者，为欲愈也，脉微而恶寒者，此阴阳俱虚，不可更发汗更下更吐也，面色反有热色者，未欲解也，以其不能得小汗出，身必痒，宜桂枝麻黄各半汤。

（25）服桂枝汤，大汗出，脉洪大者，与桂枝汤，如前法，若形如疟，一日再发者，汗出必解，宜桂枝二麻黄一汤。

（27）太阳病，发热恶寒，热多寒少，脉微弱者，此无阳也，不可发汗，宜桂枝二越婢一汤。

这三条都以寒热如疟状为主证，乃病由太阳涉及少阳所致。今分释如下：

**1. 枝桂麻黄各半汤证**

（23）条说明太阳病于八九日之久，有三种情况，即：①病由太阳涉及少阳：由于太阳风寒外束，阳气怫郁在表不得越，故现无汗、面赤、身痒等症，由于涉及少阳，故现寒热如疟状，一日二三度发等症。柯韵伯说："七八日不解，恶寒发热如疟，是将转系少阳矣。"本证虽将转系少阳，但仍以太阳为主，故仍以麻桂法治之。且本论桂枝汤既是汗法，又是和法（柯韵伯尝用以治虚疟），很适宜于本证。本方所以用桂枝麻黄各半者，因为桂枝汤虽能汗和太少二阳，但本证无汗、面赤、身痒，表寒郁阳较甚，非协同麻黄之半，不足以开表发汗。②太阳病正胜邪退为欲愈：所谓"脉微缓者"，就是脉象虚软和缓的意思。太阳病正胜邪负，热退身凉脉静，其人安静舒适，脉虽微弱无力，但和缓有神，又无呕利里证，即使出现寒热如疟状，亦为欲愈之兆，这也就是谚语所说的"伤寒转疟，不用吃药"的意思。③病由太阳陷入少阴：若脉微不缓而现有无热恶寒证的，则属太阳病陷入少阴之里，所以说"不可更发汗更下更吐也"。因为少阴阳虚内寒，法当温补，如果误用汗、吐、下法，必致亡阳虚脱。

**2. 桂枝二麻黄一汤证**

（25）条太阳病服桂枝汤大汗出后，如果太阳表证悉除，而现大热、大烦、大渴、脉洪大等症的，是病邪已由太阳转属阳明之经，宜用白虎汤清解。如果太阳表证的头痛、发热汗出、恶风仍在，脉虽由浮缓转为洪大，而无大热、大烦、大渴等症的，则属正气抗力转强，病邪仍在太阳，未入阳明，所以仍可如法服用桂枝汤以竟全功。有的注家把本条"脉洪大"改为"不洪大"，是不符合仲景例外提示的深意的。若汗后太阳表证仍在，且现寒热如疟状一日再发的，则属太阳邪涉少阳所致，宜用桂枝二麻黄一汤主治。本方和桂枝麻黄各半汤的作用基本相同，但桂枝二麻黄一汤证如疟状发生于误汗之后，风寒外束不甚，故方中桂枝汤的分量多于麻黄汤；桂枝麻黄各半汤证的如疟状而无汗、面赤、身痒，并未经过发汗，风寒外束较甚，故方中麻桂二汤分量各半，略有差异。

### 3. 桂枝二越婢一汤证

（27）条应和前两条合看。前两证都有如疟状，本证的"热多寒少"，即指如疟状的热多寒少者而言，因此，本证也属太阳邪涉少阳所致。惟本方和前两方比较，虽然都是麻桂二汤合用，但本方去杏仁而加石膏，基本上与主治表寒里热证的大青龙汤相近（大青龙汤则是在麻桂二汤的基础上去芍药而加石膏），因此，本证也属表寒里热所致。所以柯韵伯指出："然必兼见烦渴之症，脉虽不长大、浮缓，而不微弱者，宜之。"也只有在具备了上述证候的情况下，才合宜用本方解散风寒，调和荣卫，而兼清里热。本条"宜桂枝二越婢一汤"，也是汉文倒装句法，应移在"脉微弱者"之前，即是说，太阳病，发热恶寒，热多寒少的，宜用桂枝二越婢一汤主治；若脉现微弱的，是属少阴阳虚，必须温补扶阳，决不可误用本方发汗。这应与大青龙汤证条所谓"若脉微弱汗出恶风者，不可服之，服之则厥逆筋惕肉瞤，此为逆也"，互相参看。

以上三证，《医宗金鉴》进行了如下比较："桂枝二麻黄一汤治形如疟日再发者，汗出必解，而无热多寒少，故不用石膏之凉也。桂枝麻黄各半汤治如疟状，热多寒少，而不用石膏更倍麻黄者，以其面有怫郁热色，身有皮肤作痒，是知热不向里而向表，令得小汗以顺其势，故不用石膏之凉也。桂枝二越婢一汤治发热恶寒、热多寒少而用石膏者，以其表邪寒少，肌里热多，故用石膏之凉，佐麻桂以和荣卫，非发荣卫也。今人一见麻桂，不问轻重，亦不问温覆与不温覆，取汗与不取汗，总不敢用，皆因未究仲景之旨，麻黄桂枝只是荣卫之药，若重剂温覆取汗则为发荣卫之药，轻剂不温覆取汗则为和荣卫之方也。"其实三证都属太阳病涉少阳者，但病机重心仍在太阳。桂麻各半汤证是未经发汗的太阳表寒而邪多虚少者，桂二麻一汤证是已经汗后的太阳表寒而虚多邪少者；桂二越一汤证是未经发汗的太阳表寒里热而邪多虚少者。

在这里必须指出，既然本病已由太阳涉及少阳，为什么不用柴胡桂枝汤呢？我们认为，如果病偏太阳，应以治太阳为主，如以上三法等；如果病偏少阳，应以治少阳为主，如柴胡桂枝汤法等。这是不容混淆的。

## 桂枝麻黄各半汤方

桂枝一两十六铢去皮　芍药　生姜切　甘草炙　麻黄去节各一两　大枣四枚擘　杏仁二十四枚汤浸去皮尖及两仁者

以水五升，先煮麻黄一二沸，去上沫，内诸药，煮取一升八合，去滓，温服六合。

## 桂枝二麻黄一汤方

桂枝一两十七铢去皮　芍药一两六铢　麻黄十六铢　生姜一两六铢切　杏仁十六个去皮尖　甘草一两二铢炙　大枣五枚擘

以水五升，先煮麻黄一二沸，去上沫，内诸药，煮取二升，去滓，温服一升，日再服。

## 桂枝二越婢一汤方

桂枝去皮　芍药　麻黄　甘草炙各十八铢　大枣四枚擘
生姜一两二铢切　石膏二十四铢碎绵裹

以水五升，煮麻黄一二沸，去上沫，内诸药，煮二升，去滓，
温服一升。

（31）太阳病，项背强几几，无汗恶风，葛根汤主之。

（32）太阳与阳明合病者，必自下利，葛根汤主之。

（33）太阳与阳明合病，不下利但呕者，葛根加半夏汤主之。

（14）太阳病，项背强几几，反汗出恶风者，桂枝加葛根
汤主之。

（34）太阳病，桂枝证，医反下之，利遂不止，脉促者，
表未解也，喘而汗出者，葛根黄芩黄连汤主之。

这几条太阳病都是兼涉阳明者，综释如下：

（31）和（14）条证基本相同，所不同的，只是葛根汤证
无汗属太阳表实，桂枝加葛根汤证有汗属太阳表虚。且从汗的
有无，可以推知葛根汤证无汗恶风必恶寒，桂枝加葛根汤证汗
出只恶风而不恶寒。所以前方除用桂枝汤加葛根外，还加用了
麻黄，而后方就只须用桂枝汤加葛根了。这两条和《金匮要略》
痉、湿、暍篇所说的"太阳病，无汗而小便反少，气上冲胸，
口噤不得语，欲作刚痉，葛根汤主之""太阳病，其证备，身
体强几几然，脉反沉迟，此为痉，瓜蒌桂枝汤主之"的刚柔痉
证相较也是基本相同的。痉证似有寒、温的区别，属于伤寒范
围的痉证，可用上方取效。属于温病范围的痉证，严禁辛温汗

散，必须按照后世温病学说的原则和方法，详辨卫、气、荣、血，适当选用桑菊饮、银翘散、白虎汤、清荣汤、清宫汤、安宫牛黄丸、紫雪丹、至宝丹等，才能收效。

葛根汤既属太阳阳明合病，故除出现有项背强几几、恶风寒等太阳证外，还多现有呕利等阳明证，但有只利不呕的，如（32）条，有只呕不利的，如（33）条，前者仍用葛根汤主治，不须另加他药，因为太阳阳明合病的下利属表里同病，凡是表里同病的实证而里证并不急重的，一般应以解表为主，表解则里自和，故本证只须用葛根汤解表，表解里和，下利自止。何况下利而用具有升提作用的葛根汤，也是符合《内经》"下者举之"的治疗原则的。后者则须用葛根汤加半夏主治，因为呕属胃气上逆所致，如果但用升提的葛根汤，胃气必因升提而更加上逆，益助其呕，故宜加半夏以和胃降逆。

（34）条是因太阳表证误下而发生利遂不止、脉促、喘而汗出等变证，但既云表未解，必有表证存在。太阳表证误下而发生的下利，有因邪陷阳明而属实热的，也有因邪陷太阴而属虚寒的，必须明辨。本条的利遂不止，是属太阳病误下（可能是用辛热的巴豆下剂）邪陷阳明的实热证，因为本条下利有身热、脉促等症。所以顾尚之说："热邪内陷而表不解，则表里俱热矣，热壅于膈则喘，热越于外则汗。"舒驰远更进一步说："必恶热，不恶寒，心烦，口渴，则芩连方可用。"正由于本条表里俱热，现有发热、下利不止、脉促喘汗等症，故宜用葛根黄芩黄连汤，一方面用葛根辛凉以解表，另一方面用芩连苦寒以清里。且本证必属里热重而表邪轻，故本方以清里为主兼解表。

若桂枝人参汤证的"利下不止"，则属太阳病误下（必是用了
苦寒的大黄下剂）邪陷太阴的虚寒证，因为本条下利兼有心下
痞硬等，而本方是在理中汤的基础上加用桂枝。葛根芩连汤的
发热喘而汗出应与麻杏甘石汤证的发热汗出而喘对照，麻杏甘
石汤证发热汗出而喘不兼下利，可见邪热只有胸肺，未及胃肠。
葛根芩连汤证发热喘而汗出且兼下利不止，可见邪热不仅在胸
肺，而且已入阳明之腑了。故喻嘉言认为，本证是因太阳邪热，
未传阳明之经，已入阳明之腑所致。又葛根芩连汤证的发热脉
促应与桂枝去芍药汤证的发热脉促对照，因为两证都属误下邪
由太阳内陷所致。但桂枝去芍药汤证是属寒邪内陷胸膈而表不
解，故其证脉促胸满，必发热恶寒无汗而不下利。葛根芩连汤
证是属邪热内陷胸膈及胃肠而表未解，故其证脉促喘（包含胸
满症在内）汗下利不止，必身热不恶寒。

　　在这里，还须指出，有些注家认为葛根证等属于阳明表证，
并推葛根为阳明表证的专药，而且谈到太阳表证治宜辛温解表，
以麻、桂为主，阳明表证治宜辛凉解表，以葛根为主。如张石
顽说："葛根乃阳明经之专药，治头额痛，眉棱痛，天行逆气
呕逆，发散解肌，开胃止渴，宣斑发痘，若太阳经初病，头脑
痛而不渴者，不可使用也。仲景治太阳阳明自利，不下利但呕
者，俱用葛根汤，利遂不止、喘汗脉促者，用葛根黄芩黄连汤，
此皆随二经表里寒热轻重而为处方，按证施治，靡不应手神效。"
章次公说："温病伤寒之争，为清医一大公案，至今犹纷呶未已，
实则果能知《内经》热病者皆伤寒之真义，则伤寒温病之纠纷
当涣然冰释。夫温病与伤寒其证象之异，在伤寒恶寒，温病不

恶寒耳，治疗所异者，伤寒用药宜辛温，温病用药宜辛凉耳。仲景方剂有麻桂之辛温治恶寒发热，即有葛根之辛凉治不恶寒而身灼热。葛根除主治项背强急外，其作用为清热解肌，止渴除烦，用之治身发热不恶寒，或自身微汗出而喘渴之症，无不效如桴鼓……故太阳表邪化热，将转属阳明之时，其主要关键即在葛根。"但葛根证等实属太阳与阳明同病，故现项背强几几而呕吐下利等症，呕吐下利的实证固可属之于阳明，项背强几几则应属之于太阳。葛根具有升散滋润的作用，既能升散太阳之邪，又能滋润阳明之燥，故为本证的主药。不过如果没有麻桂的协助，而只用葛根一药，是不可能达到解除太阳病项背强几几的目的。因此，葛根汤证主要仍属太阳病范围。至于推葛根为辛凉解表药固然是可以的，但如果推葛根汤为辛凉解表方就不太合适了。因为葛根汤内包含着麻黄、桂枝等辛温解表峻剂，所以本方基本上仍属辛温解表法，葛根在本方中，只能起到升津柔筋以解项背强的作用，而不足以改麻桂的辛温为辛凉。

## 葛根汤方

葛根四两　麻黄三两去节　桂枝二两去皮　生姜三两切甘草二两炙　芍药二两　大枣十二枚擘

以水一斗，先煮麻黄葛根，减二升，去白沫，内诸药，煮取三升，去滓，温服一升，覆取微似汗。余如桂枝法将息及禁忌。

## 葛根加半夏汤方

葛根四两　麻黄三两去节　甘草二两炙　芍药二两　桂枝

二两去皮　生姜二两切　半夏半升洗　大枣十二枚擘

以水一斗，先煮葛根麻黄，减二升，去白沫，内诸药，煮取三升，去滓，温服一升，覆取微似汗。

## 桂枝加葛根汤方

葛根四两　芍药二两　生姜三两切　甘草二两炙　大枣十二枚擘　桂枝二两去皮

以水一斗，先煮葛根，减二升，去上沫，内诸药，煮取三升，去滓，温服一升，覆取微似汗，不须啜粥。余如桂法将息及禁忌。

## 葛根黄芩黄连汤方

葛根半斤　甘草二两炙　黄芩三两　黄连三两

以水八升，先煮葛根，减二升，内诸药，煮取二升，去滓，分温再服。

（73）伤寒汗出而渴者，五苓散主之，不渴者，茯苓甘草汤主之。（复出）

本条可与厥阴篇"变证"中（356）条水厥茯苓甘草汤证合参。本条茯苓甘草汤证的记述不够完备，因而本方在临床上的使用标准是欠明确的。从本方内容来看，表药多于里药，即温散药多于渗利药，这就可以推知，本方是主治太阳蓄水兼表证而表重于里者。其现症可能是既有发热、汗出、恶风寒、脉浮等表证，又有心下悸、口不渴、小便不利等里证。茯苓甘草汤证和五苓散证虽然都属太阳蓄水兼表证，但五苓散证里重于表，故其方中只用桂枝一味以主表，而用茯苓、猪苓、泽泻、白术四味以主里。茯苓甘草汤证则表重于里，故其方中只用茯苓一味以主里，而用桂枝、生姜二味以主表。正由于五苓散证是里重于表，水不能化气布津，所以口渴。茯苓甘草汤证是表重于里，水尚能化气布津，所以口不渴。故唐容川说："汗出而渴者，是伤寒皮毛开而汗自出，膀胱之卫阳外越，因之水不化气而津不布，故用五苓化气布津，津升则渴止，气布则寒自去矣。汗出不渴者，亦是伤寒皮毛开而汗自出，不渴则内水尚能化气布津……故用茯苓以渗为敛，使不外泄，用姜桂以散其寒，寒去则汗止。"这种认识是比较深刻的。

## 茯苓甘草汤方

茯苓二两　桂枝二两去皮　甘草一两炙　生姜三两切

以水四升，煮取二升，去滓，分温三服。

（28）服桂枝汤，或下之，仍头项强痛，翕翕发热，无汗，心下满微痛，小便不利者，桂枝去桂加茯苓白术汤主之。

本条为历来注家所争论之点是去桂或去芍的问题。主张去桂的理由是：①无汗不得用桂枝。②方后有"小便利则愈"句，足见重在利水，不重在解表。③《本经》明言芍药能利小便。持此说的，如柯韵伯等。主张去芍的理由是：①无汗忌桂枝，是指桂枝汤，而不是指桂枝，桂枝汤去了芍药，就可用于无汗表证。②本方如去桂枝就无以解头项强痛、发热无汗的表证。③本论有胸满去芍的明训。④本论汤方加减，如去了君药，必更换汤名。⑤蓄水证不兼表的尚需用桂枝，则兼表的自无去桂枝之理。持此说的，如《医宗金鉴》等。此外，也有主张桂芍都不去的，如成无己等。

本条实属太阳表里同病，所谓"头项强痛，翕翕发热，无汗"，说明风寒在表，所谓"心下满微痛，小便不利"，说明水气在里。既属风寒在表，自宜温散；既属水气在里，自宜渗利。因此，本条桂枝去芍加苓术汤应从《医宗金鉴》之说改为桂枝去芍加苓术汤为是。它说："去桂枝当是芍药，此方去桂，将何以治仍头项强痛、发热无汗之表乎……且论中有脉促胸满……恶寒之证用桂枝去芍药加附子汤主之，去芍药为胸满也，此条证虽异，而其满则同，其为去芍药可知，当改之。"并说："此条为汗下后表不解而心下有水气者立法也，服桂枝汤下之，均非其治矣，仍有头项强痛、翕翕发热、无汗之表证，心下满微痛、小便不利、停饮之里证……故用桂枝汤去芍药之酸收，避无汗心下之满，加苓术之燥，使表里两解，则内外诸证自愈矣。"再从主治太阳蓄水兼表证的茯苓甘草汤与五苓散都用桂枝而不用芍药，以及主治太阳蓄水无表证的苓桂术甘汤与苓桂甘枣汤都不去桂枝也不用芍药来看，更可证明本条的蓄水兼表证必不能去桂枝而应该去芍药。因为太阳蓄水是因水不能化气布津所致。所以宜用桂枝的温散，而不应用芍药的酸收。

### 桂枝去芍药加茯苓白术汤方

即桂枝汤原方去芍药加茯苓白术各三两。

以水八升，煮取三升，去滓，温服一升，小便利则愈。

（141）病在阳，应以汗解之，反以冷水潠之，若灌之，其热被劫不得去，弥更益烦，肉上粟起，意欲饮水，反不渴者，

服文蛤散，若不差者，与五苓散。（复出）

本条所谓水攻问题，已如前述，不再重复。这里仅就本证的理、法、方、药来谈。

本条所谓"病在阳，应以汗解之"，是说风寒邪在太阳，当发汗以解表，假使不用汗解，而用冷水外渍内灌，则表寒得冷水之助必外束更甚，而使皮肤毛窍闭塞，故现肉上粟起。表寒郁阳化热，郁热内扰，故现心烦。又因内有蓄水，故虽意欲饮水而反不渴。从此并可推知，必尚有发热、恶寒、无汗、脉浮紧和小便不利等症状存在，因为表寒外束而里水内停的缘故。本证既属表寒里热兼蓄水所致，必须选用表里双解的方剂才能奏效。而本条所举的文蛤散，方中只有一味清热利水的文蛤，显然不能胜此重任，当从柯韵伯之说，与《金匮要略》中的文蛤汤对调，药症始相符合。《金匮要略》呕吐哕下利篇文蛤汤证条说："渴欲得水而贪饮者，文蛤汤主之。"其方用文蛤五两，麻黄、甘草、生姜各三两，石膏五两，杏仁五十个，大枣十二枚，实即大青龙汤去桂枝加文蛤。日人元坚说："冷水渍灌，水邪郁表，故主以驱散之剂，此条从柯氏作文蛤汤，证方始对。且《金匮要略》渴欲饮水而贪饮者，岂发散所宜，一味文蛤自似恰当，盖其方互错也。"又《金匮要略》消渴篇文蛤散证条说："渴欲饮水不止者，文蛤散主之。"与《金匮要略》呕吐下利篇文蛤汤证比较，证同而方异，互看更易明白。但文蛤汤证和大青龙汤证同中稍异的是：大青龙汤证属表寒里热而无蓄水，文蛤汤证属表寒里热而有蓄水。故文蛤汤在发表清里的大青龙汤的基础上去桂枝而加用文蛤以清热利水。本方是主治太阳表寒里热兼有蓄水而且表重于里者，如其病属太阳寒水郁热兼表证而里重于表者，用文蛤汤必无效，宜五苓散主治，故本条说到"若不差者，与五苓散"。

## 文蛤散方

文蛤五两

为散，以沸汤和一方寸匕服，汤用五合。

## 附：文蛤汤方

文蛤五两　麻黄　甘草　生姜各三两　石膏五两　杏仁五十个　大枣二十枚

以水六升，煮取二升，温服一升，汗出即愈。

（67）伤寒若吐若下后，心下逆满，气上冲胸，起则头眩，脉沉紧，发汗则动经，身为振振摇者，茯苓桂枝白术甘草汤主之。

本条属太阳蓄水里证不兼表者。太阳寒饮停中，故现"心下逆满"；寒饮动荡，清阳不升，故现"起则头眩"；寒饮内结，故现"脉沉紧"。本证除心下逆满，起则头眩，脉沉紧外，很可能尚兼有心下悸和小便不利，因为水气冲胸必作悸动，而太阳之所以蓄水，因其小便必不利。苓桂术甘汤具有培土利水的作用，故能主治本证，并为中焦蓄水证的主方。有些注家认为本条"茯苓桂枝白术甘草汤主之"，应移接在"脉沉紧"之下，即是说症现心下逆满、气上冲胸、起则头眩、脉沉紧的，宜用苓桂术甘汤主治。假使现此症而不知用此方，病本在里而误发其汗，必致亡阳动经而使身为振振摇，这又当与真武汤证参看。

因为本条所说的"身为振振摇者"和真武汤证条所说的"振振欲擗地者",都是由于误汗亡阳动经所致。因此,有人认为本条所说的"身为振振摇者",是发生在苓桂术甘汤证误汗之后,应该属之于真武汤证,而不应该属之于苓桂术甘汤证。如曹颖甫说:"惟发汗动经,身瞤动振振欲擗地者,即后文真武汤证。盖发汗阳气外泄,水气乘虚而上,则为头眩,阳气散亡,气血两虚,故气微力弱,不能自支,而振振动摇若欲倾仆者然,然则本条茯苓桂枝白术甘草汤主之当在头眩之下(按应该说在脉沉紧之下),发汗动经身为振振摇者下,当是脱去真武汤主之五字,盖汗出阳亡,正须附子以收之也。"但也有人认为"身为振振摇",仍属苓桂术甘汤证。如柯韵伯说:"君以茯苓以清胸中之肺气,则治节出而逆气自降,用桂枝以补心血,则荣气复而经络自和,白术培既伤之元气,而胃气可复,甘草调和气血而荣卫以和,则头自不眩而身不振摇矣。若粗工遇之,鲜不认为真武证。"苓桂术甘汤证和真武汤证不同的要点,在于脉之沉紧或沉微,如身为振振摇与脉沉紧同时出现,则仍可用苓桂术甘汤主治。因此,苓桂术甘汤和真武汤证比较,虽然都是水气为患,都现有头眩、心下悸、小便不利等症,但苓桂术甘汤证属太阳之里,阳虚不甚,脉沉而紧;真武汤证属少阴之里,阳虚已甚,脉必沉微。其轻重是显然可别的。

## 茯苓桂枝白术甘草汤方

茯苓四两　桂枝三两去皮　白术　甘草炙各二两

以水六升,煮取三升,去滓,分温三服。

（65）发汗后，其人脐下悸者，欲作奔豚，茯苓桂枝甘草大枣汤主之。

本条也属太阳蓄水里证不兼表者。太阳水蓄下焦，水气冲动于膀胱，故现"脐下悸者，欲作奔豚"。从此并可推知，必尚有少腹满和小便不利之症，因为膀胱气化不行而蓄水，则其少腹必满而小便必不利。苓桂甘枣汤重用茯苓以渗利下焦蓄水为主，并佐桂枝以助阳化气，甘枣以崇土制水，故能主治本证。本证如果病势进一步发展，则其水气就可由脐下少腹上冲心胸而发作成为奔豚证。这又当用桂枝加桂汤扶阳化水，详前桂枝加桂汤证条中，可以参看。又本证还应与苓桂术甘汤证对照，如《医宗金鉴》说："此方即苓桂术甘汤去白术加大枣倍茯苓也，彼治心下逆满，气上冲胸，此治脐下悸欲作奔豚，盖以水停中焦，故用白术，水停下焦，故倍茯苓。"

### 茯苓桂枝甘草大枣汤方

茯苓半斤　桂枝四两去皮　甘草二两炙　大枣十五枚擘

以甘澜水一斗，先煮茯苓，减二升，内诸药，煮取三升，去滓，温服一升，日三服。

做甘澜水法：取水二斗，置大盆内，以杓扬之，水上有珠子五六千颗相逐，取用之。

（78）发汗后，水药不得入口为逆，若更发汗，必吐下不止，发汗吐下后，虚烦不得眠，若剧者，必反复颠倒，心中懊憹，栀子豉汤主之，若少气者，栀子甘草豉汤主之，若呕者，栀子生姜豉汤主之。

（79）发汗者若下之，而烦热胸中窒者，栀子豉汤主之。

（80）伤寒五六日，大下之后，身热不去，心中结痛者，未欲解也，栀子豉汤主之。

（81）伤寒下后，心烦腹满，卧起不安者，栀子厚朴汤主之。

（82）伤寒，医以丸药大下之，身热不去，微烦者，栀子干姜汤主之。

（83）凡用栀子汤，病人旧微溏者，不可与服之。

这几条主要论述懊𢙐证。所谓懊𢙐，就是烦恼郁闷的意思，其证较之一般烦闷为尤甚。太阳懊𢙐证多因表证误下，邪郁心胸（心胸部位属太阳之里）所致。故宜用栀子豉汤宣而清之。今就以上条文综释如下：

（78）条所说的"发汗吐下后，虚烦不得眠，若剧者，必反复颠倒，心中懊𢙐"，（79）条所说的"发汗若下之，而烦热胸中窒者"，（80）条所说的"伤寒五六日，大下之后，身热不去，心中结痛者"等，都是因为太阳表证误下寒郁热（寒少热多）于心胸所致。心中懊𢙐甚则胸中窒，更甚则心中结痛，邪郁气滞，势所必然。所谓"反复颠倒"，正是懊𢙐证异常难受的临床写照。所谓"虚烦"，是因懊𢙐证的烦闷是无形的郁热内扰，而非有形的食痰水血等内结所致，仍是实证，并非虚证。所谓"烦热""身热不去"，是因表邪虽已内陷，但尚未离太阳，故心胸烦闷异常，而通身仍然发热。在这里，并可推知，其舌苔必白黄相兼，其脉象必浮数。故治法宜宣清并用，栀子豉汤一方面用香豉以宣透表邪，另一方面用栀子清解郁热，故为懊𢙐证的主方。但必须随症加减，如：

栀子甘草豉汤证是懊侬而兼少气者，这是因为邪郁心胸而迫及肺气所致。但这里所说的"少气"，不是肺气虚弱的少气不足以息的少气，而是肺气急迫的短气。故除用栀子豉汤宣清郁热外，并加甘草以缓和肺气的急迫。

栀子生姜豉汤证是懊侬而兼呕者，这是因为邪已由胸下膈犯胃，胃气不和而上逆所致。故除用栀子豉汤宣清郁热外，并加生姜以和胃止呕。

栀子厚朴汤证是懊侬而兼腹满者，这是因为邪已由胸下膈侵犯胃肠而气机壅滞所致。故除用栀子清解郁热外，并加厚朴和枳实以行气导滞。

栀子干姜汤证是懊侬而兼便溏者，这是因为栀子豉汤证误下伤及中气所致。大下之后，烦热不去，则栀子豉汤证仍然存在，大便溏泄未止，是中气受伤，故一方面仍用栀子以清解郁热，另一方面则加干姜以温中止泻。如唐容川说："不知干姜是治大下之后利尚未止，故急以干姜温脾……观下文病人旧微溏者，不可与栀子汤，则此方用干姜正是大下微溏泄，故用干姜救之，而仍不废栀子者，以原有身热微烦之证……寒热并用，较量极精。"由些可知，（83）条所说的"病人旧微溏者"，是指患者平素就有的大便溏泄而言，它不同于（82）条因误下而新发生的大便溏泄证。而且大便溏泄，只能视为栀子汤的禁忌证，而不能视为栀子干姜汤的禁忌证，如果懊侬而兼大便溏泄的，正宜用栀子干姜汤主治。

有人认为，栀子豉汤是吐剂，这是不够正确的。关于这点，曾有不少注家进行过正确的阐述，如：①张隐庵认为，栀子其性从上而下，能导心中之烦热以下行，并说，"旧本有得吐者止后服六字，此因瓜蒂散中有香豉而误传于此也，今为删正"。②王好古说："本草中并不言栀子能吐，何仲景用为吐药？嗟嗟！仲祖何曾为吐药耶？即六节中并不言一吐字，如瓜蒂散证则曰，'此为胸有寒也当吐之'，况既汗吐后，焉有复吐之理，此因讹传讹，宜为改正"。③陈元犀说："此汤旧本有得吐止后服等字，故相传为涌吐之方，高明如柯韵伯亦因其说，惟张隐庵、张令韶极辨其讹，曰瓜蒂散二条《本经》必曰吐之，栀子豉汤六条并不言一吐字，且吐下后虚烦，岂有复吐之理乎？此因瓜蒂散内用香豉二合而误传之也。"综上所述，可见栀子豉汤并非吐剂。我们如果再从栀子生姜豉汤主治懊侬兼呕来看，就更可以看出栀子豉汤决非吐剂，假使是吐剂，那么栀子生姜豉汤就成为以吐剂治呕证了，恐无此理。

## 栀子豉汤方

栀子十四个擘　香豉四合绵裹

以水四升，先煮栀子，得二升半，内豉，煮取一升半，去滓，分为二服，温进一服。

## 栀子甘草豉汤方

栀子十四个擘　甘草二两炙　香豉四合绵裹

以水四升，先煮栀子甘草，取二升半，内豉，煮取一升半，去滓，分二服，温进一服。

## 栀子生姜豉汤方

栀子十四个擘　生姜五两　香豉四合绵裹

以水四升，先煮栀子生姜，取二升半，内豉，煮取一升半，去滓，分二服，温进一服。

## 栀子厚朴汤方

栀子十四个擘　厚朴四两炙去皮　枳实四枚水浸炙令黄

以水三升半，煮取一升半，去滓，分二服，温进一服。

## 栀子干姜汤方

栀子十四个擘　干姜二两

以水三升半，煮取一升半，去滓，分二服，温进一服。

（128）问曰：病有结胸，有脏结，其状何如？答曰：按之痛，寸脉浮，关脉沉，名曰结胸也。

（129）何谓脏结？答曰：如结胸状，饮食如故，时时下利，寸脉浮，关脉小细沉紧，名曰脏结，舌上白胎滑者，难治。

（130）脏结无阳证，不往来寒热，其人反静，舌上白胎滑者，不可攻也。

（131）病发于阳，而反下之，热入因作结胸，病发于阴，而反下之，因作痞也，所以成结胸者，以下之太早故也，结胸者项亦强，如柔痓状，下之则和，宜大陷胸丸。

（132）结胸证，其脉浮大者，不可下，下之则死。

（133）结胸证悉具，烦躁者亦死。

（134）太阳病，脉浮而动数，浮则为风，数则为热，动则为痛，数则为虚，头痛发热，微盗汗出，而反恶寒者，表未解也，医反下之，动数变迟，膈内拒痛，胃中空虚，客气动膈，短气躁烦，心中懊憹，阳气内陷，心下因硬，则为结胸，大陷胸汤主之，若不结胸，但头汗出，余处无汗，剂颈而还，小便不利，身必发黄。

（135）伤寒六七日，结胸热实，脉沉而紧，心下痛，按之石硬者，大陷胸汤主之。

（136）伤寒十余日，热结在里，复往来寒热者，与大柴胡汤，但结胸无大热者，此为水结在胸胁也，但头微汗出者，大陷胸汤主之。

（137）太阳病，重发汗而复下之，不大便五六日，舌上燥而渴，日晡所小有潮热，从心下至少腹硬满而痛不可近者，大陷胸汤主之。

（138）小结胸病，正在心下，按之则痛，脉浮滑者，小陷胸汤主之。

（139）太阳病，二三日，不能卧，但欲起，心下必结，脉微弱者，此本有寒分也，反下之，若利止，必作结胸，未止者，四日复下之，此作协热利也。

（140）太阳病，下之，其脉促，不结胸者，此为欲解也，脉浮者，必结胸，脉紧者，必咽痛，脉弦者，必两胁拘急，脉细数者，头痛未止，脉沉紧者，必欲呕，脉沉滑者，协热利，脉浮滑者，必下血。

（141）……寒实结胸，无热证者，与三物小陷胸汤，白散

亦可服。（复出）

（167）病胁下素有痞，连在脐傍，痛引少腹，入阴筋者，此名脏结，死。

（340）病者手足厥冷，言我不结胸，小腹满，按之痛者，此冷结在膀胱关元也。（移自厥阴篇）

这些条文，主要是论述结胸和脏结的。一般来说，结胸是病发于阳而结于腑，多现实证，故治法以攻邪为主，如大、小陷胸汤和白散等。脏结是病发于阴而结于脏，多现虚证，故治法以扶正为主，如理中汤、四逆汤、吴茱萸汤等。具体地说：

1. 结胸

病发于太阳而结于胸，并由胸下膈而及于胃肠，是因太阳水饮内结所致，其证有热实结胸和寒实结胸之分，今就有关条文综释如下：

（1）热实结胸证

热实结胸证又分为大结胸和小结胸两证

大结胸证：如（131）（134）（135）（136）（137）条都属大结胸证，其中（131）（134）（137）条的大结胸证是因太阳病已经误下由表陷里而成，（135）（136）条的大结胸证是因太阳病未经误下由表陷里而成。本证是因太阳水饮与邪热内结所致，故（131）条说"病发于阳，而反下之，热入因作结胸"，（134）条说"阳气内陷，心下因硬，则为结胸"，（135）条说"结胸热实"，（136）条说"热结在里"和"此为水结在胸胁也"。正由于本证是因无形的邪热和无形的水饮内结所致，故（134）条说"心下因硬"，（135）条说"脉沉而紧，心下痛，按之石硬者"，（137）条说"不大便五六日，舌上燥而渴，日晡所小有潮热，从心下至少腹硬满而痛不可近者"。从以上证候来看，可见大结胸证的病情是很剧烈的（疼痛不可近手），而其病所也是很广泛的（从心下至少腹）。大陷胸汤既用大黄和芒硝以攻实热，又用甘遂以逐水饮，具有急下作用，故能主治本证。至于大陷胸丸虽然也用了大黄、芒硝、甘遂，但和大陷胸汤有两点不同，即：①改汤剂为丸剂，则变急下为缓下。②加用了葶苈和杏仁以逐上焦的水饮。因此，大结胸证病势急的宜用汤，病势缓的宜用丸。

小结胸证：（138）条所说的小结胸证，是属太阳痰饮和邪热内结所致，但远比大结胸证为轻。从本条所谓"正在心下，按之则痛"来看，可见不但病所较为狭小，病情也较为和缓，这和大结胸证从心下至少腹硬满疼痛，不可近手者相较，是显然可别的。再从脉象来看，大结胸证脉沉紧，可见邪陷较深，小结胸证脉浮滑，可见邪陷尚浅，故只须用小陷胸汤，此汤既用黄连以清邪热，又用半夏和瓜蒌实以化痰饮，具有消的作用，故能主治本证。

所以柯韵伯说："结胸有轻重，立方分大小，从心下至少腹按之石硬而痛不可近手者为大结胸。正在心下，未及胁腹，按之则痛，未曾石硬者为小结胸。大结胸是水结在胸腹，故脉沉紧，小结胸是痰结在心下，故脉浮滑，水结宜下，故用甘遂葶杏硝黄等下之，痰结宜消，故用黄连瓜蒌半夏以消之。"

在（131）（134）（136）条中，还须加以阐释的是：

（131）条"病发于阳，而反下之，热入因作结胸"，似应理解为太阳病发生于阳脏体质而阳明素盛的人，如果误下而水热内结，则多涉及阳明，而变成为结胸证。"病发于阴，而反下之，因作痞"，似应理解为太阳病发生于阴脏体质而太阴素虚的人，如果误下而水热内结，则多涉及太阴，而变成痞满证。

（134）条太阳表证误下虚邪（无形寒热）内陷，而陷之较浅的，只有膈上胸中，则为懊憹证，所以说"膈内拒痛，胃中空虚，客气动膈，短气烦躁，心中懊憹"。实邪（有形痰饮）内陷，而陷之较深的，由胸下膈，则为结胸证，所以说"阳气内陷，心下因硬，则为结胸"，也有外邪内陷，热与湿合，湿热交蒸而成为黄疸的，所以说"若不结胸，但头汗出，余处无汗，剂颈而还，小便不利，身必发黄"。

（136）条伤寒日久，表邪传里，陷入胸胁，有现大陷胸汤证的，也有现大柴胡汤证的。大陷胸汤证是因太阳水热内结，涉及阳明所致，其证从心下至少腹硬满，疼痛不可近手，并多牵连两胁，且兼潮热便闭等。所谓"但结胸无大热者"，是说结胸热实于里，只有承气汤证的潮热，而无白虎汤证的大热。大柴胡汤证是因太阳病传少阳而兼阳明所致，其证只是心下硬满，牵连两胁，并未涉及少腹，而且还有往来寒热等。此外，还须注意与十枣汤证鉴别，十枣汤证也属水结在胸胁所致，其证心下硬满，虽引胁下痛，但心下不痛，略异。

（2）寒实结胸证

（141）条所说的寒实结胸无热证者与三物小陷胸汤，应从《玉函千金翼》改为与三物小白散为是。因为小陷胸汤用黄连、瓜蒌等寒凉药，只宜于热实结胸证，而不宜于寒实结胸证。热实结胸证是因热饮内结所致，故宜用具有清泄作用的大、小陷胸汤或丸主治；寒实结胸证是因寒饮内结所致，故宜用具有温通作用的三物小白散主治。此散用桔梗开提肺气，贝母解散郁结，巴豆辛热通利，三物相配，具有温通作用，故为寒实结胸证的主方。但本论寒实结胸有方无症，必有脱简，似可参考《金匮要略》的胸痹证治来讨论，胸痹也属寒痰凝结所致，故现胸痹痞结而痛彻心背，喘息咳唾短气，脉沉弦等症，宜用瓜蒌薤白白酒汤（瓜蒌实一枚，薤白半升，白酒七升），或瓜蒌薤白半夏汤（瓜蒌实一枚，薤白三两，半夏半升，白酒一斗）主治。这两方都具有温通作用，基本上与三物小白散同法。但胸痹病邪只在膈上胸部，而寒实结胸的病邪则已由胸下膈，故主治胸痹的瓜蒌薤白白酒汤和瓜蒌薤白半夏汤的温通功偏于上，而主治寒实结胸的三物小白散的温通则功兼上下，略有差异。因此，三物小白散所主治的寒实结胸证除应具有心下硬满疼痛症外，还可能兼有咳喘，不大便，舌苔白滑，脉沉弦等症。

至于（132）（133）（139）（140）条，恐有脱简或错简，当全面深入去体会。如：

（132）条所说的"结胸证，其脉浮大者，不可下，下之则死"和（133）条所说的"结胸证悉具，烦躁者亦死"，似应作脏结证阴盛格阳解，其脉浮大必按之虚空，其烦躁必与浮大无力而按之虚空的脉象同时并现，正因其属阴盛格阳所致，故虽有心下硬满疼痛等寒水凝结症状，不可攻下，如果误下，必致虚脱而死。如属热实结胸，症现烦躁而脉浮大有力，并无阴盛格阳迹象的，则是应有的脉症，随宜选用大、小陷胸汤，必能应手取效。

（139）条所说的"太阳病，二三日，不能卧，但欲起，心下必结，脉微弱者，此本有寒分也"，有人认为脉微弱并非少阴阳虚，而是由于痰饮结于心胸，阳气被阻遏而无力充达四末所致，这可从"此本有寒分也"看出来。也就是说，太阳病，本有痰饮宿积在中，如果误用攻下，水热内结的，则变为结胸证，水热下趋的，则变为协热利证。但脉微弱一般属少阴阳气内虚所致，而痰饮内结一般多现沉紧弦迟等脉。至于痰饮内结而现脉微弱的，则属特殊情况，必须特别细心审辨，才能免犯"实实""虚虚"之戒。

（140）条所说的"太阳病，下之，其脉促，不结胸者"，或为桂枝去芍药汤证，或为葛根芩连汤证，必须服药，才能痊愈，而本条说"此为欲解也"，显然与上文不合。下文但凭脉以断病，更和本论脉症相参的精神相违背，因此本条应予存疑，不可曲解。

总之，结胸有热实和寒实之分，热实结胸又有大、小之别，大结胸是因太阳水热内结所致，多现心下至少腹硬满疼痛、脉沉紧等症，宜用大陷胸汤逐水泄热；小结胸是因太阳痰热内结所致，多现心下按之则痛、脉浮滑等症，宜用小陷胸汤化痰清热。寒实结胸是因太阳寒饮内结所致，多现心下硬满疼痛、咳喘、不大便、脉沉弦等症，宜用三物小白散温通。

2. 脏结

本证注家认识尚不一致，有的认为病在少阴，如张隐庵等；有的认为病在太阴，如黄坤载等；有的认为病在三阴五脏，如柯韵伯等。但从脏结证列于太阳篇来看，似应以少阴为主，因为太阳少阴相表里的缘故。太阳水饮内结，而少阴阳气未虚的，则其病仍在太阳，并多涉及阳明（亦即实则多传阳明之意），邪结在腑，故现实证，而治宜攻其邪以散其结。太阳水饮内结，而少阴阳气已虚的，则邪乘虚入，内结于脏（亦即虚则多传少阴之意），故现虚证，而治宜扶其正以化其结。今就有关条文综释如下：

（128）（129）（130）（167）（340）条都是有关鉴别结胸和脏结。脏结是属太阳水饮内结少阴所致，而少阴经分手足，内结手少阴心而阳虚阴凝的，其脏结多在上焦而现心下硬满疼痛，舌苔白滑，脉沉，肢厥等症，如（128）（129）条所说的便是。内结足少阴肾而阳虚阴凝的，其脏结多在下焦而现脐下硬满疼痛，甚至引入阴筋，舌苔内滑，脉沉，肢厥等症，如（167）和（340）条所说的便是。但脏结在上焦的，应与上述寒实结胸和胸痹证鉴别，彼属邪实宜攻，此属正虚宜补。脏结在下焦而引入阴筋的，唐容川谓"即今人所谓缩阳证"，可供参考。脏结证本论认为难治，未出方。有人认为可用四逆汤等，甚至引入阴筋的，可外灸关元等穴，并热敷脐下，或可挽救。在（128）（129）（130）条中，还须加以阐释的是：

（128）条所谓结胸证的"寸脉浮，关脉沉"，只能理解为小结胸证则脉浮滑，大结胸汤证则脉沉紧，而不能理解为凡是结胸证的脉都是同时出现寸浮关沉，因为结胸证分大小，邪有轻重浅深的不同，脉必随之而异。

（129）条所谓脏结的"饮食如故"，曹颖甫认为，"此正与厥阴证之除中相类"。又本条所说的"寸脉浮，关脉小细沉紧"，有人认为脏结属邪由太阳之表陷入少阴之里，一般应现脉沉，而不应现脉浮，如果脉由沉转浮大无力按之虚空，则属阴盛格阳所致。

（130）条所谓"脏结无阳证，不往来寒热，其人反静"，是说脏结既非在表的阳证，也非在半表半里的阴阳错杂证，而是在里的阴证。阳主动，故阳证多烦躁；阴主静，故阴证多安静。

总之，脏结是因太阳寒水内结，少阴阳衰阴盛所致，病属邪实正虚，多现心下硬满疼痛，手足厥冷，时时下利，舌苔白滑，脉小细沉紧，或脐下硬满疼痛，甚至引入阴筋等症，颇为难治，因为邪实正实，攻补两难的缘故，当急用四逆汤等温化之，并可外灸关元等穴，或热敷脐下。

## 大陷胸汤方

大黄六两去皮　芒硝一升　甘遂一钱匕

以水六升，先煮大黄，取二升，去滓，内芒硝，煮一二沸，内甘遂末，温服一升，得快利，止后服。

## 大陷胸丸方

大黄半斤　葶苈子半升熬　芒硝半升　杏仁半斤去皮尖熬黑

捣筛二味，内杏仁芒硝，合研如脂，和散，取如弹丸一枚，别捣甘遂末一钱匕，白蜜二合，水二升，煮取一升，温顿服之，一宿乃下，如不下更服，取下为效，禁如药法。

## 小陷胸汤方

黄连一两　半夏半升洗　瓜蒌实大者一枚

以水六升，先煮瓜蒌，取三升，去滓，内诸药，煮取二升，去滓，分温三服。

## 三物小白散方

桔梗三分　巴豆一分去皮心熬黑研如脂　贝母三分

三味为散，内巴豆，更于臼中杵之，以白饮和服，强人半钱匕，羸者减之，病在膈上必吐，在膈下必利，不利，进热粥一杯，利过不止，进冷粥一杯，身热皮粟不解，欲引衣自覆，若以水潠之洗之，益令热劫不得出，当汗而不汗则烦，假令汗出已，腹中痛，与芍药三两如上法。

（149）伤寒五六日，呕而发热者，柴胡汤证具，而以他药下之，柴胡证仍在者，复与柴胡汤，此虽已下之，不为逆，必蒸蒸而振，却发热汗出而解，若心下满而硬痛者，此为结胸也，大陷胸汤主之，但满而不痛者，此为痞，柴胡不中与之，宜半夏泻心汤。

（151）脉浮而紧，而复下之，紧反入里，则作痞，按之自濡，但气痞耳。

（154）心下痞，按之濡，其脉关上浮者，大黄黄连泻心汤主之。

（155）心下痞，而复恶寒汗出者，附子泻心汤主之。

（156）本以下之，故心不痞，与泻心汤，痞不解，其人渴而口躁烦，小便不利者，五苓散主之。

（157）伤寒汗出解之后，胃中不和，心下痞硬，干噫食臭，胁下有水气，腹中雷鸣下利者，生姜泻心汤主之。

（158）伤寒中风，医反下之，其人下利日数十行，谷不化，腹中雷鸣，心下痞硬而满，干呕心烦不得安，医见心下痞，谓病不尽，复下之，其痞益甚，此非结热，但以胃中虚，客气上逆，故使硬也，甘草泻心汤主之。

痞满和结胸是同中有异的。它们都是胸胃俱病，病所主要在心下，这是相同之点。结胸是太阳邪气内结的实证而治法宜攻，痞满是太阳邪气内结的虚实夹杂证而治法宜攻补兼施，这是不同之点。结胸和痞满虽然都属太阳里证，但结胸多兼阳明胃家实，痞满多兼太阴脾家虚，所以陷胸汤中包含着承气法，而泻心汤中包含着理中法，必须明辨。结胸的辨证论治，已如上述。下面就痞满的辨证论治来谈：

所谓痞满，就是痞塞不开，满闷不舒的意思。病在心下部位，但觉痞塞满闷而不觉疼痛的，就叫痞满证。它和结胸证既觉痞塞满闷又觉疼痛者不同。故（149）条说："若心下满而硬痛者，此为结胸也……但满而不痛者，此为痞"，这便是鉴别结胸和痞满的主要之点。

痞满以心下痞满而不痛为主，并多兼有呕吐、肠鸣等，这是因为太阳水热内结阳明与太阴，寒热虚实夹杂，中焦痞塞不开所致。半夏泻心汤具有如下几种作用：①温清攻补兼施。既用黄芩黄连等以清解太阳内陷阳明的邪热，又用干姜、半夏、人参等以温扶太阴的阳气而化湿，则寒热虚实夹杂之邪自解。

②辛开苦降。既用干姜、半夏等的辛开,又用黄芩、黄连等的苦降,则中焦痞塞自开。③理中。从半夏泻心汤中包含理中法(即理中汤去白术)来看,可见本方具有理中以补太阴阳虚的作用。其所以不用白术者,或者是因为本证心下痞满而白术能填中助满的缘故。故半夏泻心汤为痞满证的主方。至于(157)条的生姜泻心汤证与(158)条的甘草泻心汤证则和(149)条的半夏泻心汤证大同小异。生姜泻心汤即半夏泻心汤加生姜,主治心下痞硬满、呕利肠鸣而兼干噫食臭者。甘草泻心汤即半夏泻心汤重用甘草,主治心下痞硬满、呕利肠鸣而兼心烦不安者。前者胃寒较甚,后者胃虚较甚。以上三证一般称之为"水火交痞"。

但痞满证也有不关太阴,而是因为邪热内陷阳明,热壅气滞而成的,如(154)条的大黄黄连泻心汤是其例。正由于大黄黄连泻心汤证纯属实热,故柯韵伯认为,本证除"心下痞,按之濡"外,必尚有不恶寒,反恶热等。其所以现关脉浮者,正是因为中焦阳明热盛之故。这可与大、小陷胸汤证对照,小陷胸汤证病在胸胃而未及肠,故其证正在心下,按之则痛而脉浮滑;大陷胸汤证病由胸胃而及于肠,故其证从心下至少腹硬满疼痛不可近手而脉沉紧。大黄黄连泻心汤证病邪也只有胸胃而未及肠,所以也现脉浮。但大、小陷胸汤证是水热内结所致,而大黄黄连泻心汤证则是因为邪热壅滞胸胃所致,并不兼夹水饮,又有所不同。故大、小陷胸汤除用大黄、芒硝、黄连等以除邪热外,并用甘遂、瓜蒌、半夏以祛水饮,而大黄黄连泻心汤则只用大黄、黄连、黄芩等清泄邪热。大黄黄连泻心汤证一般称之为"单火痞"。至于附子泻心汤证即大黄黄连泻心汤证而兼有少阴阳虚的恶寒汗出者。大黄黄连泻心汤证是太阳邪热内陷并及阳明，热实于里，本应恶热而不恶寒，如果反恶寒而汗出，则是太阳之里的少阴阳虚所致，不过尚未出现肢厥脉微，可见少阴阳虚不甚，所以只须在大黄黄连泻心汤中加用附子，仍以清泄实热为主，而兼扶少阴的阳气。如果少阴阳虚已甚，症现肢厥脉微的，又当急投温补，如四逆汤之类的方剂，就绝对禁用清泄的方法了。

在这里，必须加以阐释的是：

（151）条有两种解释：一种认为是寒邪内陷，这是从"脉浮而紧，而复下之，紧反入里"着眼，这是因紧为寒脉的缘故。如尤在泾说："浮而紧者伤寒之脉，所谓病发于阴也，紧反入里者，寒邪因下而内陷……痞病为虚，故按之自濡耳。"（按：157、158条的痞病明言心下痞满而硬，又将何以解释呢）另一种认为是热邪内陷，这是从单火痞大黄黄连泻心汤证心下痞、按之濡想到的。因为痞病有水火交痞和单水痞、单火痞之分，痞热夹有形水饮的则按之硬，痞热不夹有形水饮而只是无形气壅的则按之濡。如《伤寒论译释》说："本证心下痞，按之濡，纯属热陷于里……应属大黄黄连泻心汤证。"至其所谓"脉浮而紧，而复下之，紧反入里"，则只能理解为表寒郁阳化热入里，而不能认为是表寒乘虚内陷。以上两种看法，都可供参考。究竟属寒属热，还须临床全面参合脉症来决定，不可偏执。

（156）条是说水和热结的心下痞满证，如果其人渴而口燥烦、小便不利的，是因太阳膀胱蓄水，由下焦泛及中焦，湿热互结，水不能化气布津所致，这就非泻心汤可解其痞，而必须用五苓散主治。参看五苓散证条解释。

## 半夏泻心汤方

半夏半升洗　黄芩　干姜　人参　甘草炙各三两　黄连一两　大枣十二枚擘

以水一斗,煮取六升,去滓,再煎取三升,温服一升,日三服。

## 生姜泻心汤方

生姜四两切　甘草三两炙　人参三两　干姜一两　黄芩三两　半夏半升洗　黄连一两　大枣十二枚擘

煎服法同半夏泻心汤方。

## 甘草泻心汤方

甘草四两炙　黄芩三两　干姜三两　半夏半升洗　大枣十二枚擘　黄连一两　人参三两

煎服法同半夏泻心汤方。

## 大黄黄连泻心汤方

大黄二两　黄连　黄芩各一两

以麻沸汤二升渍之,须臾绞去滓,分温再服。

## 附子泻心汤方

大黄二两　黄连　黄芩各一两　附子一两炮去皮破别煮取汁

切三味,以麻沸汤二升渍之,须臾绞去滓,内附子汁,分温再服。

（173）伤寒胸中有热，胃中有邪气，腹中痛，欲呕吐者，黄连汤主之。

黄连汤证是因寒热二邪交错于胸胃之间所致。如成无己说："此伤寒邪气传里，而为下寒上热也。胃中有邪气，使阴阳不交，阴不得升而独治于下，为下寒腹中痛，阳不得降而独治于上，为胸中有热欲呕吐，与黄连汤升降阴阳之气。"并可推知，本证亦属痞满之类，因为本证病所在胸胃与痞满证同，而黄连汤又即半夏泻心汤去黄芩加桂枝的缘故。如《张氏医通》说："黄连汤治胃中寒热不和，心下痞满。"但因本证寒邪较甚于热邪，故不仅心下痞，而且腹中痛，所以黄连汤在半夏泻心汤的基础上去黄芩而加桂枝。

## 黄连汤方

黄连三两　甘草三两炙　干姜三两　桂枝三两去皮　人参二两　半夏半升洗　大枣十二枚擘

以水一斗，煮取六升，去滓，温服，昼三夜二。

（166）病如桂枝证，头不痛，项不强，寸脉微浮，胸中痞硬，气上冲咽喉不得息者，此为胸有寒也，当吐之，宜瓜蒂散。

瓜蒂散证是因太阳水饮结于胸中所致。因为水饮结于上焦，胸中气机滞涩，故现胸中痞硬满。邪气在上，正气向上驱邪，故现气上冲咽喉不得息而脉浮。本证因为病邪既不在太阳之表则不可汗，又不在阳明之里则不可下，而必须遵守《内经》"其高者，因而越之"和"在上者涌之"的治疗原则，采用瓜蒂散的吐法，以吐去上焦的实邪，而消除胸中的痞满。瓜蒂散方中用瓜蒂涌吐为主，并佐香豉、赤小豆以调和之，使邪去而正不伤。如柯韵伯认为，本方中的瓜蒂走而不守，为吐剂中第一品，但必得谷气以和之，赤豆象心能保心气，黑豆象肾能交肾气于心，故虽快吐而不伤神。因此，必须明确，本方中的香豉、赤豆并非助瓜蒂以涌吐，而是用以保正、开郁和解毒。

## 瓜蒂散方

瓜蒂一分熬黄　赤小豆一分

各别捣筛，为散已，合治之，取一钱匕，以香豉一合，用热汤七合，煮作稀糜，去滓，取汁和散，温顿服之。不吐者，少少加，得快吐乃止。诸亡血虚家，不可与瓜蒂散。

（152）太阳中风，下利呕逆，表解者，乃可攻之，其人漐漐汗出，发作有时，头痛，心下痞硬满，引胁下痛，干呕短气，汗出不恶寒者，此表解里未和也。十枣汤主之。

十枣汤证是因太阳表邪已解而水饮结于胸胁所致。故以心下痞硬满，引胁下痛为主症。至其兼症，干呕短气是因水气上逆所致；下利是因水气下趋所致；汗出发作有时头痛，虽似表未解，但属于表的头痛汗出发作有时必恶风寒，本条则明言汗出发作有时头痛而不恶风寒，显然不属表未解而属里未和的水气上冲外溢所致，此非表虚而属里实证。但必兼现沉弦等有力的实脉，才可放胆使用十枣汤攻破水结的峻剂，假使证实而脉虚的，必须慎重。不过，十枣汤在大破水结当中兼有培土作用，故能履险如夷。如柯韵伯说："仲景利水之剂，种种不同，此其最峻者也……甘遂芫花大戟辛苦气寒而秉性最毒，并举而任之，气同味合，相须相济，决渎而大下，一举而水患可平矣。然邪之所凑，其气已虚，而毒药攻邪，脾胃必弱，使无健脾调胃之品主宰其间，邪气尽而元气亦随之而尽，故选枣之大肥者为君，预培脾土之虚，且制水势之横，又和诸药之毒，既不使邪气之盛而不制，又不使元气之虚而不支，此仲景立法之尽善也。用者拘于甘能缓中之说，岂知五行承制之理乎？张子和制浚川、禹功、神佑等方治水肿痰饮，而不知君补剂以护本，但知用毒药以攻邪，所以善全者鲜。"这种说法是比较正确的。十枣汤证一般称之为"单水痞"。

本证应与《金匮要略》的悬饮证合看。《金匮要略》说："饮后水气在胁下，咳唾引痛，谓之悬饮。"又说："病悬饮者，十枣汤主之。"这和本条所说的十枣汤证基本相同。因此，有些注家认为本条也就是悬饮证。

但用十枣汤必须注意，如果十枣汤证而兼有太阳表证未解者，属表里同病的实证，一般应遵守本论先表后里的治疗原则，先解其表，后攻其里。故本条说到"表解者，乃可攻之"，这是不可忽略的。

## 十枣汤方

芫花熬　甘遂　大戟等分

各别捣为散，以水一升半，先煮大枣肥者十枚，取八合，去滓，内药末，强人服一钱匕，羸人服半钱，温服之，平旦服。若下少病不除者，明日更服，加半钱，得快下利后，糜粥自养。

（161）伤寒发汗，若吐若下，解后，心下痞硬，噫气不除者，旋覆代赭汤主之。

旋覆代赭汤证是因伤寒病经汗、吐、下后，表邪虽解，而胃虚气逆，湿痰壅阻于中焦所致。故现心下痞硬、噫气不除等症。旋覆代赭汤用旋覆花和代赭石以降逆，用半夏和生姜以祛痰，用人参、甘草、大枣以补虚而和中，则湿痰去而痞硬消，中脘和而噫气止。

本证和瓜蒂散证以及十枣汤证，都属水湿痰饮内结的痞满证。故三方都不用黄连、黄芩等泄热，与上述五泻心汤证有所不同。而三证相互比较：瓜蒂散证和十枣汤证都属实证，瓜蒂散证是因痰饮结于上焦的胸中所致，故症现胸中痞硬等；十枣汤证是因水饮结于中焦的心下并连胁所致，故症现心下痞硬满、引胁下痛等；旋覆代赭汤证则属虚证，是因胃虚而湿痰壅阻于中焦的心下所致，故症现心下痞硬等。

## 旋覆代赭汤方

旋覆花三两　人参二两　生姜五两　代赭石一两　甘草三两炙　半夏半升洗　大枣十二枚擘

以水一斗，煮取六升，去滓，再煎取三升，温服一升，日三服。

（168）伤寒若吐若下后，七八日不解，热结在里，表里俱热，时时恶风，大渴，舌上干燥而烦，欲饮水数升者，白虎加人参汤主之。

（169）伤寒无大热，口燥渴，心烦，背微恶寒者，白虎加人参汤主之。

（170）伤寒脉浮，发热无汗，其表不解，不可与白虎汤，渴欲饮水，无表证者，白虎加人参汤主之。

（176）伤寒脉浮滑，此以表有热，里有寒，白虎汤主之。

（105）伤寒十三日，过经谵语者，以有热也，当以汤下之。若小便利者，大便当硬，而反下利，脉调和者，知医以丸药下之，非其治也。若自下利者，脉当微厥，今反和者，此为内实也，调胃承气汤主之。

（123）太阳病，过经十余日，心下温温欲吐，而胸中痛，大便反溏，腹微满，郁郁微烦，先此时自极吐下者，与调胃承气汤，若不尔者，不可与，但欲呕，胸中痛微溏者，此非柴胡汤证，以呕故知极吐下也。

这些条文都是说明太阳病传阳明者，（168）（169）（170）（176）条和前述（26）条为病传阳明之经的白虎汤证，（105）（123）条和前述（29）（56）（70）条为病传阳明之腑的承气汤证。在经证条文中，有因误治传入的，如（26）（168）条是；也有不因误治而起病便是的，如（169）（170）（176）条。在腑证条文中，也有因误治传入的，如（29）（调胃承气汤证）和（70）条；也有不因误治而久延传入的，如（56）（105）（123）条。由于病已转属阳明，当移阳明篇中合论之，这里姑且从略。

（96）伤寒五六日中风，往来寒热，胸胁苦满，嘿嘿不欲饮食，心烦喜呕，或胸中烦而不呕，或渴，或腹中痛，或胁下痞硬，或心下悸，小便不利，或不渴，身有微热，或咳者，小柴胡汤主之。

（97）血弱气尽，腠理开，邪气因入，与正气相搏，结于胁下，正邪分争，往来寒热，休作有时，嘿嘿不欲饮食，脏腑相连，其痛必下，邪高痛下，故使呕也，小柴胡汤主之，服柴胡汤已，渴者属阳明，以法治之。

（98）得病六七日，脉迟浮弱，恶风寒，手足温，医二三下之，不能食，而胁下满痛，面目及身黄，颈项强，小便难者，与柴胡汤，后必下重，本渴饮水而呕者，柴胡汤不中与也，食谷者哕。

（99）伤寒四五日，身热恶风，颈项强，胁下满，手足温而渴者，小柴胡汤主之。

（101）伤寒中风，有柴胡证，但见一证便是，不必悉具，凡柴胡汤病证而下之，若柴胡证不罢者，复与柴胡汤，必蒸蒸而振，却复发热汗出而解。

（103）太阳病，过经十余日，反二三下之，后四五日，柴胡证仍在者，先与小柴胡，呕不止，心下急，郁郁微烦者，为未解也，与大柴胡汤下之则愈。

（104）伤寒十三日不解，胸胁满而呕，日晡所发潮热，已而微利，此本柴胡证，下之以不得利，今反利者，知医以丸药下之，此非其治也，潮热者，实也，先宜服小柴胡汤以解外，后以柴胡加芒硝汤主之。

（107）伤寒八九日，下之胸满烦惊，小便不利，谵语，一身尽重，不可转侧者，柴胡加龙骨牡蛎汤主之。

（142）太阳与少阳并病，头项强痛，或眩冒，时如结胸，心下痞硬者，当刺大椎第一间，肺俞肝俞，慎不可发汗，发汗则谵语脉弦，五日谵语不止，当刺期门。

（143）妇人中风，发热恶寒，经水适来，得之七八日，热除而脉迟身凉，胸胁下满，如结胸状，谵语，此为热入血室也，当刺期门，随其实而取之。

（144）妇人中风，七八日续得寒热，发作有时，经水适断者，此为热入血室，其血必结，故使如疟状发作有时，小柴胡汤主之。

（145）妇人伤寒，发热，经水适来，昼日明了，暮则谵语，如见鬼状者，此为热入血室，无犯胃气，及上二焦，必自愈。

（146）伤寒六七日，发热微恶寒，支节烦痛，微呕，心下支结，外证未去者，柴胡桂枝汤主之。

（147）伤寒五六日，已发汗而复下之，胸胁满微结，小便不利，渴而不呕，但头汗出，往来寒热，心烦者，此为未解也，柴胡桂枝干姜汤主之。

（148）伤寒五六日，头汗出，微恶寒，手足冷，心下满，口不欲食，大便硬，脉细者，此为阳微结，必有表，复有里也，脉沉亦在里也，汗出为阳微，假令纯阴结，不得复有外证，悉入在里，此为半在里半在外也，脉虽沉紧，不得为少阴病，所以然者，阴不得有汗，今头汗出，故知非少阴也，可与小柴胡汤，设不了了者，得屎而解。

（150）太阳与少阳并病，而反下之，成结胸，心下硬，下利不止，水浆不下，其人心烦。

（165）伤寒发热，汗出不解，心中痞硬，呕吐而下利者，大柴胡汤主之。

（171）太阳少阳并病，心下硬，颈项强而眩者，当刺大椎肺俞肝俞，慎勿下之。

（172）太阳与少阳合病，自下利者，与黄芩汤，若呕者，黄芩加半夏生姜汤主之。

这些条文和前述（37）条的小柴胡汤证以及（136）条的大柴胡汤证都是说明太阳病传少阳者，从中可以看出，当太阳病传少阳之后，除纯属少阳证的（37）（96）（97）（101）（148）（172）条外，还有：少阳而兼太阳的，如（98）（99）（142）（146）（147）（171）条；少阳而兼阳明的，如（103）（104）（136）（165）条；少阳而兼厥阴的，如（107）条和热入血室的（143）（144）（145）条。由于病已转属少阳（或者重点在少阳），当移少阳篇中合论之，这里姑且从略。

（66）发汗后，腹胀满者，厚朴生姜半夏甘草人参汤主之。

本条与前述（29）条的甘草干姜汤证、（100）条的小建中汤证、（163）条的桂枝人参汤证，都是说明太阳病传太阴（或合太阴）者，有因误治而传的，如（29）（66）（163）条（但29、66条纯属太阴，163条仍兼太阳）；也有不因误治而起病即合太阴的，如（100）条。由于病已转属太阴（或者重点在太阴），当移太阴篇中合论之，这里姑且从略。

（61）下之后，复发汗，昼日烦躁不得眠，夜而安静，不呕不渴，无表证，脉沉微，身无大热者，干姜附子汤主之。

（68）发汗病不解，反恶寒者，虚故也，芍药甘草附子汤主之。

（69）发汗，若下之，病仍不解，烦躁者，茯苓四逆汤主之。

（82）太阳病发汗，汗出不解，其人仍发热，心下悸，头眩身瞤动，振振欲擗地者，真武汤主之。

（159）伤寒服汤药，下利不止，心下痞硬，服泻心汤已，复以他药下之，利不止，医以理中与之，利益甚，理中者，理中焦，此利在下焦，赤石脂禹余粮汤主之，复不止者，当利其小便。

（177）伤寒脉结代，心动悸，炙甘草汤主之。

（178）脉按之来缓，时一止复来者，名曰结，又脉来动而中止，更来小数，中有还者反动，名曰结阴也，脉来动而中止，不能自还，因而复动者，名曰代阴也，得此脉者必难治。

这些条文和前述（29）（91）（92）条的四逆汤证，（88）条的禹余粮丸证，都是说明太阳病传少阴（或合少阴）者，有因误治而传的，如（29）（61）（68）（69）（82）（88）（91）（159）条；也有不因误治而起病即合少阴的，如（92）（177）条。由于病已转属少阴（或者重点在少阴），当移少阴篇中合论之，这里姑且从略。

（108）伤寒腹满谵语，寸口脉浮而紧，此肝乘脾也，名曰纵，刺期门。

（109）伤寒发热，啬啬恶寒，大渴欲饮水，其腹必满，自汗出，小便利，其病欲解，此肝乘肺也，名曰横，刺期门。

这两条和前述（6）条的风温瘈疭证，（143）（144）（145）条的热入血室证，都是说明太阳病传厥阴或合厥阴者，太阳病传厥阴的，如（6）条的风温瘈疭证，（143）（144）（145）条的热入血室证；太阳病合厥阴的，如（108）（109）条。由于病已转属厥阴（或者重点在厥阴），当移厥阴篇中合论之，这里姑且从略。

这里必须说明，太阳变证遍及阳明、少阳、太阴、少阴、厥阴诸经，其中有属兼涉他经的，一般仍在本篇详述（也有移入他经讨论的）；有属传入他经的，一般移入他经详述（也有在本篇论及的）。这是为了既便于全面认识，又利于分清主客，故不厌其重复。

## 复习思考题

①太阳病水饮变证有那些？如何辨治？

②太阳病兼涉和传入阳明的变证有哪些？如何辨治？

③太阳病兼涉和传入少阳的变证有哪些？如何辨治？

④太阳病兼涉和传入太阴的变证有哪些？如何辨治？

⑤太阳病兼涉和传入少阴的变证有哪些？如何辨治？

⑥太阳病兼涉和传入厥阴的变证有哪些？如何辨治？

⑦试述太阳病实则多传阳明，虚则多传少阴的机理及其主要证治。

## 四、小结

《伤寒论》390多条，而太阳篇占了将近180条，几乎达到了全书的半数。这是因为伤寒六经传变，始于太阳，而太阳为诸经的藩篱，地面最大，牵涉最广。因此，研习《伤寒论》，必须十分重视太阳篇。

1. 太阳病本证

（1）经证

太阳主人身最外一层，故为伤寒第一关。本篇第（1）条说："太阳之为病，脉浮，头项强痛而恶寒。"所谓恶寒是因寒邪在表，卫阳不伸所致；所谓头项强痛是因寒邪收引太阳经脉所致；所谓脉浮是因邪气在表，而正气向外抗邪所致。这就是一致公认的太阳病提纲。但太阳病表证当分虚实，故继而提出第（2）条的"太阳病，发热，汗出，恶风，脉缓者，名为中风"的表虚证，和第（3）条的"太阳病，或已发热，或未发热，必恶寒，体痛，呕逆，脉阴阳俱紧者，名为伤寒"的表实证。这三条不仅在太阳篇中很重要，即在全部伤寒论中也重要。因为伤寒在临床上，一般先见太阳表寒证，并应即分虚实论治，表寒虚证主以桂枝汤，表寒实证主以麻黄汤，当此之时，如不失治或误治，病多易愈。这是伤寒关键所在的第一着，必须特别注意。

太阳病表寒虚证较之表寒实证为难治，更宜注意，故本篇先出桂枝汤证（后世医家推崇本汤为仲景群方之魁），并特详其加减法。桂枝汤证的全貌必须综合（1）（2）（12）（13）条来看，才能看得更清楚。即是说：太阳表虚应该具有发热、汗出、恶风寒、头项强痛、鼻鸣干呕等症和浮缓弱等脉，其中尤以汗出、浮脉缓弱为表虚证的着眼点，也只有在具备了这些脉症的情况下，才能断为表虚证而用桂枝汤主治。桂枝汤在解肌发汗（必须在服药后，啜热粥并温覆以助之）中兼有助卫养荣以固表的作用，实为发中有收，攻中有补的良方，故柯韵伯誉之为"用之发汗自不至于亡阳，用之止汗自不至于贻患"。桂枝汤加减法，在伤寒论113方中是最详的，不但遍及太阳病上、中、下三篇，而且迭见其他各经病篇，其妙用无穷处，不仅表现在药味上的出入，如桂枝加葛根汤、桂枝加附子汤、桂枝去芍药汤、桂枝去芍药加附子汤、桂枝加厚朴杏子汤、桂枝加芍药生姜人参新加汤、桂枝加桂汤、桂枝去芍药加蜀漆龙骨牡蛎救逆汤和桂枝甘草汤、芍药甘草汤等，而且表现在分量上的变化，加桂枝、加芍药汤等。

伤寒表证中的主证为太阳表寒实证，即麻黄汤证。麻黄汤证的全貌，必须把第（1）（3）（35）条结合起来看，才能看得更清楚，即是说，太阳表实应该具有恶风寒、发热、头项强痛、身疼、腰痛、骨节疼痛、无汗而喘、呕逆等症和浮紧等脉，其中尤以无汗、脉浮紧为表实证的着眼点，也只有在具备了这些脉症的情况下，才能断为表实证，而用麻黄汤主治。麻黄汤具有开表发汗作用（必须在服药后温覆），药力猛烈，乃《伤寒论》中专力攻邪的峻汗剂，只适宜于纯实不虚的表寒证。由于表寒实证正气抗邪力强，比较容易治愈，不难应付，故麻黄汤加减法不多，如大青龙汤、麻杏石甘汤等。

太阳表证虽有伤寒、中风名称上的不同，但在病证性质上都属表寒（不仅中风属风中之寒风而非风中之热风，即风湿亦属风寒湿，而非风湿热，故均宜桂枝辛温法），其关键只在虚实上辨治，不在病名上拘执。故柯韵伯说："仲景治表，只在麻桂二法，麻黄治表实，桂枝治表虚，方治在虚实上分，不在风寒上分也。"又说："仲景细审脉证而施治，何尝拘拘于中风伤寒之名是别乎？"且从麻桂加减法中，可以大致看出，表虚证的变化发展多易传少阴，而表实证的变化发展多易传阳明。这是因为，表寒虚证正气抗邪力弱，表邪容易伤阳入里，而太阳的底面便是少阴，表寒实证正气抗邪力强，表邪容易郁阳化热入里，而太阳的前面便是阳明。

（2）腑证

太阳为寒水之经，平时阳气旺盛，水能化气，流行内外，自无寒水之患，如果一旦太阳外卫失固，感伤寒邪，初则寒郁于表，卫阳不伸，而呈现恶寒、发热、头身疼痛、无汗等寒凝症。继则由表入里，即由经入腑（气分原为伏湿），水不化气，寒水郁热于膀胱而呈现少腹满、小便不利等蓄水证，或寒邪化热入里（血分原有伏热），由气分进入血分，瘀血蓄积下焦而呈现少腹硬满或小便自利等血瘀证。

太阳蓄水腑证，多由风寒引动伏湿而成。本证以五苓散证为主，五苓散证的主要条文有：（71）条"太阳病，发汗后……若脉浮，小便不利，微热，消渴者"，（72）条"发汗已，脉浮数，烦渴者"，（73）条"伤寒汗出而渴者"，（74）条"中风发热，六七日不解而烦，有表里证，渴欲饮水，水入则吐者"等。从以上条文可以看出，太阳伤寒或中风都能发生蓄水，且多表里同病。在里证方面，除上述少腹满、小便不利外，还有烦渴吐逆等；在表证方面，除发热脉浮外，还可能有恶风寒、头项强痛等。这是因为太阳之里水不化气，湿邪遏热，而太阳之表尚有风寒未尽所致。由于膀胱水不化气而内蓄，故现少腹满、小便不利；湿中郁热内扰，故现烦渴；但因内有水湿侵胃，故虽渴而饮水反吐，此乃旧水不去，新水复入，两相格拒之故。如果其水只在膀胱，而未犯胃的，则口渴饮水不吐，但不多饮（若71条所谓"消渴"，则为水在膀胱而热在胃中所致）。五苓散具有助阳化气、利水泄热的作用，故为太阳蓄水腑证的主方。且由于本方在渗利中兼能温散，故蓄水夹表者用之，也能收到表里双解的效果（一般认为，本方如用于蓄水纯里证，桂枝可改为肉桂）。

太阳蓄血腑证，是因寒邪化热入里，由气及血而成。如（106）条说"太阳病不解，热结膀胱"，（126）条说"伤寒有热……为有血也"。太阳蓄血证除以上述少腹硬满、小便自利为主外，还有如狂（106条和125条）或发狂（124条）和脉沉结（125条）等，这是因为热伤膀胱或小肠或血室的血络，瘀蓄下焦，而血热瘀浊上干心神所致。太阳蓄血究竟是蓄在肠间，还是蓄在膀胱或血室，颇多争论，其实三者可以并存，不应偏执。如（106）条所谓热结膀胱少腹急结，而未明言小便自利的，则属血蓄膀胱；（124）（125）（126）条所谓少腹硬满，而明言小便自利的，则属血蓄肠间或血室。本证有轻重之分，轻证蓄血，瘀结不甚，可用桃核承气汤行瘀下血；重证蓄血，瘀结顽固，宜用抵当汤破瘀下血。

2. 太阳病变证

太阳病本证有经、腑之别，经证分表实和表虚，腑证分蓄水和蓄血（这是太阳病的主要部分，其中尤以经证的表实和表虚更为主要），已如上述。除此以外，都属太阳病变证，这里所谓变证，是指太阳病由表入里，兼涉他经，或传入他经者而言，分别归纳如下：

（1）太阳病由表陷里兼涉他经的

1）偏表证

①麻黄类证：如表寒里热的大青龙汤证（寒重热轻）和麻杏石甘汤证（热重寒轻），以及表寒里水的小青龙汤证等。

②桂枝类证：如邪多虚少的桂枝加朴杏汤证和桂枝去芍药汤证，虚多邪少的桂枝去芍加附汤证，桂枝加附子汤证，新加汤证，桂枝甘草汤证，桂枝加桂汤证，桂枝去芍加蜀龙牡汤证，桂甘龙牡汤证。此外，还有风湿的桂枝附子汤和去桂加术汤证，以及甘草附子汤证等。

③桂麻合方证：如寒热如疟状的桂麻各半汤，桂二麻一汤证，桂二越一汤证等。

④葛根类证：如太阳阳明同病的葛根汤证，葛根加半夏汤证，桂枝加葛根汤证和葛根芩连汤证等。

2）偏里证

①茯苓类证：本证是因太阳水不化气停蓄于内而成。除上述蓄水主证五苓散外，还有如下一些蓄水变证：兼表：如茯苓甘草汤证，桂枝去桂（应是去芍之误）加苓术汤证等。纯里：如苓桂术甘汤证和苓桂甘枣汤证等。

②栀子类证：本证为太阳表邪内陷热郁心胸而成，有主证和兼证之分，主证如（76）（77）（78）条的栀子豉汤证，兼证如（76）（79）（80）条的栀子甘草豉汤证，栀子生姜豉汤证，栀子厚朴汤证，栀子干姜汤证等。

③陷胸类证：本证有热实和寒实之分：热实结胸证又有大、小之别。大结胸证从心下至少腹硬满疼痛不可近手、脉沉紧，是因太阳邪热夹水内结而成，宜用大陷胸汤泄热逐水，如（134）（135）（136）（137）条等。小结胸证正在心下按之则痛、脉浮滑，是因太阳邪热夹痰内结而成，宜用小陷胸汤清热化痰，如（138）条等。寒实结胸必无热证，是因太阳寒饮内结而成，

宜用白散，如（141）条。

④泻心类证：本证是因太阳外邪内陷，结于胸胃，痞塞不开所致，其证有水火交痞和单火痞、单水痞之分。水火交痞，如（149）条的半夏泻心汤证，（157）条的生姜泻心汤证，（158）条的甘草泻心汤证等；单火痞，如（154）条的大黄黄连泻心汤证等；单水痞，如（152）条的十枣汤证等。

（2）太阳病由表陷里传入他经的

1）传入阳明：太阳表寒郁阳化热，传入阳明，而太阳表证悉罢者，当从阳明病论治，如（26）（168）（169）（170）（176）条白虎证和（29）（56）（70）（105）（123）条的承气证等。

2）传入少阳：太阳病传少阳，而太阳证悉罢者，当从少阳病论治，如（37）（96）条的小柴胡汤证等；在太阳病传入少阳以后，还有兼涉阳明或厥阴的，少阳病涉阳明的，如（103）（136）（165）条的大柴胡汤证和（104）条的柴胡加芒硝汤证等；少阳涉厥阴的，如（107）条的柴胡加龙牡汤证等。

3）传入太阴：太阳病传入太阴的，如（29）条的甘草干姜汤证，（66）条的厚朴生姜半夏甘草人参汤证，（100）条的小建中汤证等。

4）传入少阴：太阳少阴表里同病而里重于表的，宜先救其里，如（91）（92）条之用四逆汤等。太阳传入少阴而太阳证罢的，如（29）条的四逆汤证，（61）条的干姜附子汤证，（68）条的芍药甘草附子汤证，（69）条的茯苓四逆汤证，（82）条的真武汤证，（177）条的炙甘草汤证等。

5）传入厥阴：太阳病传入厥阴的，如（6）的风温瘛疭证和（143）（144）（145）条的热入血室证等。至于（108）（109）条的肝乘脾、肝乘肺证，则属太阳病合厥阴表里同病而里重于表者。

总之，太阳变证不外虚实两类，实证多涉阳明、少阳，尤其是阳明，如白虎、承气证；虚证多传三阴，尤其是少阴，如阳虚的四逆汤证，阴虚的芍药甘草汤证，阴阳两虚的芍药甘草附子汤证和炙甘草汤证等。

最后，还须指出，太阳寒水证不仅包含在麻桂类证中（麻桂发汗，既是散寒，也是泄水），而且显现于茯苓、陷胸、泻心类证中，因而它在本篇内占有极其广泛而重要的地位，值得特别注意。

# 阳明病

## 一、概述

阳明外主肌肉，内属胃肠，其经分手足，足阳明经属胃，手阳明经属大肠，阳明胃肠为水谷之海，乃津液资生之地，故主津液。津液虽来源于水谷，但必借阳气以化生，而阳明的阳气，又依赖于太阴，并根源于少阴（即肾中命火）。阳明胃为后天阴阳之本，少阴肾为先天阴阳之本，故后天之阴阳盛于阳明，而先天之阴阳充于少阴，为人身生命之所系。所以，阳明胃肠的阴阳变化是和太阴甚至少阴密切相关的。且因阳明中土运化水谷的功能和少阳、厥阴的风木疏泄有关，肝胆风木疏泄的正常与否，可以影响到胃肠运化的畅阻。至于阳明（主肌肉）邻近太阳（主皮肤），其关系的密切更不待言，太阳主脏津液，也主出津液，人身津液化生于阳明，而出入于太阳（皮肤、膀胱、小肠），太阳津液的消耗枯涸与停潴泛滥，必然要直接影响到阳明的津液而发生变化。因此，阳明病约可分为：①本证：阳明病本证有经腑之分，经证如白虎汤证，腑证如承气汤证等。为什么阳明病本证都是热证呢？这是因为伤寒病传阳明，多因太阳表寒郁阳化热灼伤津液（当然还有内因存在）所致。如其太阳伤寒郁阳不化热的，则必因寒郁而水蓄，病由太阳之表而传入太阳之里，甚至陷入三阴，尤其是少阴，其传变重点就不在阳明了。当然，阳明也有寒证，但寒邪直中阳明而现寒证，必不发热。一般认为，凡发热的病多属伤寒范围，不发热的病多属杂病范围，所以《伤寒论》阳明病以热证为主。②变证：一般认为病入阳明，不再传经，这是根据本篇所谓"阳明居中主土也，万物所归，无所复传"提出来的。这种提法，如从伤寒郁阳化热转属阳明，邪气盛实，正气抗邪有力，往往可以一清一下而解来看，固然具有一定的意义，但并不能因此而认为阳明病是不再传经的。事实上，阳明病的变证遍及诸经，如本篇的麻黄汤证、桂枝汤证、五苓散证、猪苓汤证、小柴胡汤证、麻子仁丸证、四逆汤证、吴茱萸汤证等，足资证明。

（180）阳明之为病，胃家实是也。

本条所谓"胃家"，一般认为概括了胃和肠而言，并非专指胃。所谓"实"，应该是指邪实而言，并非指正实，因为正实则不能容邪。但阳明病胃家实，究竟是阳邪实，还是阴邪实呢？应该是阳邪实。因为伤寒郁阳化热转属阳明，只可能是阳邪实，而不可能是阴邪实。如果阴邪得以实于胃家，必因胃家阳气先虚，阴邪才能直中，而现寒证，这就应该属之于内伤杂病的范围了。当然，外感伤寒化热之阳邪所以能够实于胃家，也必因胃家阴液先虚，阳邪才能传入，而现热证。如程郊倩说："胃家犹云湿家、汗家之类，兼素禀而言。""素禀"二字提得非常重要，深合内因决定外因之旨。历来注家对本条有两种看法。一种认为是专指阳明腑证承气汤证而言。如尤在泾说："胃家实者,邪热入胃,与糟粕相结而成实……凡伤寒腹满、便闭、潮热转矢气、手足濈濈汗出等症,皆是阳明里实之证也。"另一种认为是统指阳明经腑白虎、承气汤证而言。如章虚谷说："胃家者,统阳明经腑而言也。"陆渊雷说:"然古人又以大热属胃,热与实混言又不别,则胃家实亦可以包括白虎证矣。"柯韵伯说:"阳明之为病,悉具从胃实上得来,故以胃家实为阳明一经之总纲也。然致实之由,最宜详审,有实于未病之先者(按:阳明胃家伏热之意显然),有实于得病之后者,有风寒外束热不得越而实者,有妄汗吐下重亡津液而实者,有从本经热盛而实者,有从他经转变而实者,此只举其病根在实,而弗得以胃实即为可下之证……胃实不是竟指燥屎坚硬。"以上两种看法,似以后者较为全面深刻。因为阳明胃家实,就是阳邪实于胃家,阳明燥热亢盛的意思,这是由于伤寒郁阳化热或误治伤亡津液所致,如其中无宿食与燥热相结的,则其无形之燥热必熏蒸弥漫于外,而现大热、大汗、大烦、大渴、脉洪大的经证,自宜清以白虎。如其中有宿食与燥热相结的,则其有形之燥热必郁结充实于内,而现潮热、腹胀满痛拒按、不大便、脉沉实的腑证,自宜下以承气。由此可见,无论经证或腑证,都属燥热阳邪实于阳明胃家而成。如果拘执胃家实是指燥屎坚硬言,而排斥经证于胃家实之外,那就不够深刻了。因为阳明胃家实是指燥热阳邪实于胃家而言,初非指燥屎,即使有燥屎,也是由于燥热阳邪灼伤津液所致(它和内伤杂病中的阴虚肠燥而结成的燥屎是大不相同的,前者宜攻下燥热之邪,后者宜滋养阴液之正),

而且承气攻下法还可用于燥热阳邪猖獗而肠间毫无燥屎者，不仅便秘可用，即使下利亦可用。因此，胃家实的主要根源是燥热阳邪，而承气法的主要目的也是攻下燥热阳邪，所谓燥屎，并不占主要地位，也可以说，在阳明病腑证中，燥热阳邪是其病的本质，而燥屎则只是其病的现象之一，如果把燥屎看成是阳明胃家实的惟一根源，那么，能否把内伤杂病中的阴虚肠燥而结成的燥屎也看成是阴明胃家实证而主以承气汤呢？这显然是不能的。当然，这并不等于说燥屎在阳明病腑证中毫不重要，而只是把它放在比较次要的地位罢了。

（179）问曰：病有太阳阳明，有正阳阳明，有少阳阳明，何谓也？答曰：太阳阳明者,脾约是也,正阳阳明者,胃家实是也,少阳阳明者,发汗利小便已,胃中燥烦实,大便难是也。

本条有两种解释，一种是作为成因解，即是说，阳明病有由太阳转来的，有因阳明本经自病而成的，也有由少阳病转来的。另一种是作为类型解，就是说，阳明病有全在本经的，即本条所谓"正阳阳明"病，如白虎汤证和承气汤证等便是。有兼涉他经的，即本条所谓"太阳阳明"和"少阳阳明"病，前者如葛根汤证等，后者如大柴胡汤证等便是。以上两种解释，似以前者较为合适。但如果作为成因解，则所谓"太阳阳明者，脾约是也"，又说不通。如果作为类型解，则不仅所谓"脾约"解不通，即所谓"少阳阳明者，发汗利小便也，胃中燥烦实，大便难是也"，也很费解。因此，这条条文是有问题的。我们只能从上述两方面去领会它的精神实质，而不能在一字一句上拘执。

（181）问曰：何缘得阳明病？答曰：太阳病，若发汗，若下，若利不便，此亡津液，胃中干燥，因转属阳明，不更衣，内实大便难者，此名阳明也。

（185）本太阳病，初得病时，发其汗，汗先出不彻，因转属阳明也，伤寒发热无汗，呕不能食，而反汗出濈濈然者，是转属阳明也。

（188）伤寒转系阳明者，其人濈然微汗出也。

这几条说明了伤寒郁阳化热失治或误治伤亡津液，病正由太阳传入阳明的问题。

太阳为伤寒第一关，当伤寒病在太阳时，如果内无伏邪，又未经误治，是有可能在太阳获得治愈，而不至于传经的。其所以由太阳传入阳明者，多因阳明素有伏热，当伤寒郁阳在表时，阳明伏热势必内应，而促使病机迅速化热由表入里，这种传变趋势几乎是无法制止的。正因为这样，所以有些太阳病也就无法在太阳获得治愈了。这几条都是说明阳明病的来由的。本论阳明病多来自太阳（当然也间有来自他经的），因为太阳主皮肤，阳明主肌肉，相互毗连，太阳伤寒郁阳化热失治或误治亡津液，加之胃家素有伏热，这就很自然地要传到阳明了。例如（185）条的下半段"伤寒发热无汗，呕不能食，而反汗出濈濈然者，是转属阳明也"和（188）条"伤寒转系阳明者，其人濈然微汗出也"就是指太阳病失治化热伤津因转属阳明而言。（185）条上半段"本太阳病，初得病时，发其汗，汗先出不彻，因转属阳明也"和（181）条"太阳病，若发汗，若下，若利小便，此亡津液，胃中干燥，因转属阳明，不更衣，内实大便难者，此名阳明也"就是指太阳病误治伤津化热因转属阳明而言。

（182）问曰：阳明病外证云何？答曰：身热汗自出，不恶寒反恶热也。

（183）问曰：病有得之一日，不发热而恶寒者，何也？答曰：虽得之一日，恶寒将自罢，即自汗出而恶热也。

（184）问曰：恶寒何故自罢？答曰：阳明居中，主土也，万物所归，无所复传，始虽恶寒，二日自止，此为阳明病也。

（186）伤寒三日，阳明脉大。

这几条说明阳明病的主要脉症，应和上述（179）（181）条的大便难不更衣和（185）（188）条的濈濈然汗出合看。而其中则以（182）条的"身热汗自出，不恶寒反恶热"最为重要，因为这是病入阳明的临床特征。身热即通身发热之意（有人强分发热与身热为二，临床意义不大）。汗自出即不因发汗而自然汗出之意，包含了汗出濈濈然的意义在内，所谓汗出濈濈然，就是汗出连绵不断的意思。如程郊倩说："濈濈，连绵之意，俗云一身不了又一身也。"有人认为，濈濈汗出属阳明腑证，若阳明经证必蒸蒸汗出，其实两者都是表示汗多且透，勉强分之，反乱人意。阳明经腑证汗出的区别，似乎在于通身濈然汗出和手足濈然汗出，这可能是因为经证阳邪外蒸，故其汗出多透周身，腑证阳邪内结，故其汗出多限手足。不恶寒表示太阳证罢，反恶热表示阳明热盛。总体来说，身热汗自出、不恶寒反恶热，充分地表明了阳明热势亢盛，充于内而蒸于外，故身热汗自出而热不为汗衰，其汗出毛窍开，不但不恶寒，而且反恶热。这里所谓"外证"，即有诸内者形诸外的意思，并非指当发汗的表证而言。至于（183）和（184）条所谓恶寒问题，有两种看法。一种是属太阳，认为太阳病"必恶寒"（在一般情况下，只要有一分恶寒存在，就有一分太阳存在），而阳明病是"不恶反恶热"的。如黄坤载说："得阳明病之一日，太阳表证未罢，则犹见恶寒……迟则胃热隆盛，毛窍蒸开，恶寒将自罢，即自汗出而恶热也。"另一种是属阳明，认为阳明病也有恶寒的，只是时间短暂，而不兼头项强痛为可辨。如柯韵伯说："此因本经自受寒邪，胃阳中发，寒邪即退，反从热化耳……本经受病之初，其恶寒虽与太阳同，而无头项强痛为可辨。"以上两种看法，虽然都有参考价值，但似以前者更为合理，因为太阳病必恶寒而不恶热，而阳明病必恶热而不恶寒。一般来说，恶寒为寒浅在表阳郁不伸所致，这里所谓"病有得之一日，不发热而恶寒者"，根据太阳为伤寒第一关和伤寒一日太阳受之的精神，显然是指太阳恶寒，而且这和上文所谓阳明病多从太阳病转属，既入阳明，则但现阳明的恶热，而不再现太阳的恶寒的意旨，也是完全符合的。当然，恶寒也间或有因为热深在里阳郁不伸而成的，这属特殊情况，往往出现于热极似寒证中，多因病延日久，由表陷里所致，比较少见于得病才一天的时候。不过，有人认为，本条所谓恶寒，究属寒浅在表的太阳表寒证，抑属热深在里的阳明热极似寒证，当从兼证以辨之，不必拘执，即恶寒而头项强痛、舌苔白、脉浮的属太阳，恶寒而头项不强痛、舌苔黄、脉沉的属阳明，但不同意为寒邪独伤阳明之表而与太阳无关的见解，认为太阳主最表，为诸经之藩篱，诸经之表都和太阳有关，试观本论阳明表证用葛根汤，少阳表证用柴胡桂枝汤，太阴表证用桂枝汤，少阴表证用麻黄细辛附子汤，厥阴表证用当归四逆汤等自明。这种认识是比较客观的。再从所谓恶寒二日自罢来看，可见阳明伏热较重，当新寒外郁时，伏热即暴起，故化热甚速，而寒难久留，所以恶寒自罢，即自汗出而恶热。在临床上，常常见有病起恶寒甚至寒战，数小时后，即恶寒自罢而壮热汗出者，亦即此类。由此可知，太阳病的恶寒，如果内无伏热的，则其恶寒期必长；反之，则其恶寒期必短。如黄坤载说："阴盛之人（按：即体内素有伏寒的人），三阳方病于外，三阴即应于中，传阴则后之恶寒无有止期，此但入三阴为寒，不入胃腑为热者也；阳盛之人（按：即体内素有伏热之人），太阳被感，腑热郁生，其始热未极盛，犹见恶寒，俟至二日热盛之极，气蒸汗泄，则恶寒自止，此但入胃腑为热，不入三阴为寒者也。"这种从素禀阳盛或阴盛来阐明伤寒寒化热化之理的见解是比较深刻的。从这里，不仅可以看出伏邪在发病中的重要性，而且也可以看出本条所谓恶寒必非阳明热极似寒所致。因为阳明热极似寒的恶寒，一般身有发热，且多四肢厥冷（甚至通身冰冷），是因里热郁遏向内（热深厥深）所致，非经合法治疗，难以自行汗出。这和本条所谓一日恶寒而不发热、二日恶寒自罢即自汗出而恶热，是因里热熏蒸向外（热长寒消）所致者，是大相径庭的。即就（184）条自注恶寒何故自罢是因"阳明居中，主土也，万物所归，无所复传"之理而言，也可以理解为太阳病的恶寒，本来是非经发汗不能自罢的，其所以能够自罢者，乃因传入阳明，阳明之热既长，则太阳之寒自消，病归阳明之后，寒邪已不复存在，所以说"无所复传"。

也只有在太阳病恶寒自罢之后，出现了自汗出而恶热等症，才能称之为阳明病，所以本条接着指出"始虽恶寒，二日自止，此为阳明病也"。在一日恶寒未止之时，仍为太阳病，而非阳明病可知。（179）和（181）条所谓大便难和不更衣有别，前者是大便不易出，后者是大便不得出（古人登厕必更换衣服，不更衣，即不大便）。由此可以看出阳明腑中燥结和津枯的轻重程度。（186）条所谓"伤寒三日，阳明脉大"，是紧承上文辨证之后而辨脉，即是说，伤寒化热由太阳传入阳明未久，由于阳明经热盛熏蒸向外，故现脉大。但阳明的大脉是浮而有力的，乃阳明经实热之象，它和大虚似实的脉浮大而按之虚空者迥异，必须细辨。由此并可推知，如果病传阳明日久，由于阳明腑热结聚于内，则必现沉而有力的实脉，其脉体反变小（吴鞠通在《温病条辨》中焦篇承气汤证条明言"脉体反小而实"，所见甚确）。这是因为经热熏蒸外散必脉大，腑热结聚内收必脉小。

关于病入阳明无所复转的问题，前面曾约略地谈到，这里再具体地说些。如陆渊雷说："病在太阳少阳时，虽施治不误，犹不能必其即愈，苟用药不逆，自然传变而至阳明，则或清或下，即可痊愈，阴证回阳之后，亦多转为阳明胃实，然后微下之而愈，是故阳明者，疾病获愈之机。九芝先生谓阳明无死证，正以其无所复传也。惟阳明易愈之故，由于燥实，不燥实则不可清下，不可清下即无由得愈。"这类见解，虽然具有某些实际意义，但也有不够全面之处，且未免言之过甚。伤寒化热转入阳明，其寒邪已不复存在，固然是"无所复传"的，但阳明病热盛燥实，如果失治误治，则是可以传变而且有死证的。例如，本篇所谓"直视谵语喘满者死"和"若剧者，发则不识人，循衣摸床，惕而不安，微喘直视，脉弦者生，涩者死"等，就是因为阳明热极化火，灼伤少阴阴液，引动厥阴内风所致。而且阳明病传变，不仅有如上热变，还可以有如下寒变，如本篇所谓阳明病大便初硬后溏，攻之必胀满不食，就是因为阳明燥从湿化，转属太阴所致，即其例证。因此，阳明病并不一定是"无所复传"的，也不能说是没有死证的。

（187）伤寒脉浮而缓，手足自温者，是为系在太阴，太阴者，身当发黄，若小便自利者，不能发黄，到七八日大便硬者，为阳明病也。

本条说明阳明病还可以从太阴病转化而来。如《医宗金鉴》说："此太阴转属阳明证也……若小便自利者，由不从太阴湿化而发黄，至七八日大便硬者，则是从燥化，此为阳明也。"太阴湿病，湿滞于内，本来是小便不利的；如果由小便不利转为小便自利的，多属阴证回阳，阳胜阴退之象，里湿一去，其病当愈。本条之所以不愈而转属阳明者，乃因阳明素有伏热。当太阴湿盛遏热时，如其小便不利的，则湿热郁蒸，必致发黄；如其小便自利的，则湿从下泄，湿不遏热，热不蒸湿，自不致发黄。且湿去之后，原被太阴湿遏的阳明伏热隆起，于是病机由湿化而转为燥化，大便因硬而变成为阳明病了。本条并可与少阴篇"变证"（322）条的大承气汤证以及厥阴篇"变证"（374）条的小承气汤证合参，因为它们都是由阴经转属的阳明病。所以程郊倩说："不特三阳受邪能致其转属阳明，即三阴受邪亦能致其转属阳明……即太阴阳明推之，少阴三大承气证，厥阴一小承气证，何莫非转属阳明之病哉？"于此可见，阳明病不但可从三阳转来，而且可从三阴传来，其来路是很多的，且当诸经病传阳明之后，往往可以一清一下而愈，因之有人认为病入阳明为疾病获愈之机，并有"胃为六经出路"之说。

（193）阳明病，欲解时，从申至戌上。

阳明经气旺于申酉戌时，似可从阳明病潮热证上去体会。如尤在泾说："申酉戌时，日晡时也，阳明潮热发于日晡，阳明病解亦于日晡，则申酉戌为阳明之时，其病者邪气于是发，其解者正气于是复也。"舒驰远更进一步说："申酉戌时，阳明之旺时也，凡病欲解之时，必从其经气之旺，以正气得所旺之时，则能胜邪，故病解。乃阳明之潮热独作于申酉戌者，又以腑邪实盛，正不能胜，惟乘旺时而仅与一争耳。是以一从旺时而病解，一从旺时而热潮，各有自然之理，学者识之。"但此中机理，尚待研究，未敢曲解。

## 二、本证

阳明病本证有经证和腑证的区别，经证是燥热亢盛于外所致，故现大热、大汗、大烦、大渴、脉洪大等症，而宜用白虎汤清解；腑证是因燥热结实于内所致，故现潮热、腹胀满痛拒按、不大便、脉沉实等症，而宜用承气汤攻下。但从本篇内容来看，是详于腑证而略于经证的，所以有人因此而认为阳明病本证只是承气汤证，而阳明"胃家实"亦仅指腑证。这种认识虽然不够全面，但在阳明病本证中，腑证占有更为重要的地位，则是不可否认的。从本论六经提纲来看，惟太阳篇以表证提纲，而其他各篇都以里证提纲，这是因为太阳主人身之最表，为诸经之藩篱，乃伤寒第一关，故太阳病应以表证为提纲。至于太阳包罗之内的诸经，虽然又各自有其表里之分，但以太阳来说，则都属里，故其他诸经病均以里证为提纲。因此，本论六经病虽然各有其表里证之分，但太阳病篇详于表证而略于里证，其他诸经病篇则详于里证而略于表证。由此就不难看出阳明病篇详于腑证而略于经证的理由所在了。

（26）服桂枝汤，大汗出后，大烦渴不解，脉洪大者，白虎加人参汤主之。（移自太阳篇，复出）

（168）伤寒若吐若下后，七八日不解，热结在里，表里俱热，时时恶风，大渴，舌上干燥而烦，欲饮水数升者，白虎加人参汤主之。（移自太阳篇，复出）

（169）伤寒无大热，口燥渴，心烦，背微恶寒者，白虎加人参汤主之。（移自太阳篇，复出）

（170）伤寒脉浮，发热无汗，其表不解，不可与白虎汤，渴欲饮水，无表证者，白虎加人参汤主之。（移自太阳篇，复出）

（176）伤寒脉浮滑，此以表有热，里有寒，白虎汤主之。（移自太阳篇，复出）

（219）三阳合病，腹满身重，难以转侧，口不仁而面垢，谵语遗尿，发汗则谵语，下之则额上生汗，手足逆冷，若自汗出者，白虎汤主之。

（222）若渴欲饮水，口干舌燥者，白虎加人参者主之。

（246）脉浮而芤，浮为阳，芤为阴，浮芤相搏，胃气生热，其阳则绝。

这几条都是论述阳明病经证白虎汤证的。其中白虎加人参汤证条，在《脉经》《千金》《外台秘要》中都作白虎汤，宜注意。白虎汤所主治的大热、大汗、大烦、大渴、脉洪大的阳明经证，有由太阳传入阳明的，也有由阳明本经热盛而成的。前者如（26）（168）（169）（170）（176）条所说的便是。后者如（219）（222）条所说的便是。

太阳与阳明相毗连，故太阳病实证进一步发展多传入阳明。但太阳病有因误治而传阳明的，如（26）（168）条所说的便是。（26）条所说的服桂枝汤大汗出后脉洪大者有两种情况。一种是病仍在太阳的，如太阳篇（25）条所说的"服桂枝汤，大汗出，脉洪大者，与桂枝汤如前法"便是。另一种是病由太阳传阳明的，如本条所说的便是。其症除大汗、大烦、大渴、脉洪大外，必尚有身热、恶热不恶寒存在，这是因为太阳的风寒已解，而阳明的燥热偏亢。其所以大汗大渴者，是因阳明热势外蒸而津液内耗所致。大烦者是因阳明热炽，胃络通心，热扰神明所致。脉洪大者是因阳明邪气盛实而正气抗邪有力所致。（168）条也是因为太阳病治不如法而传入阳明者，其证与（26）条基本相同，所不同的是：（26）条是因误汗所致，（168）条是误吐下所致，其误治之法虽有不同，但因误治亡津液以致热盛化燥则是相同的。（168）条所谓"伤寒若吐若下后，七八日不解，热结在里，表里俱热"，就是说太阳伤寒之初，阳明即伏有里热，病经多日，误吐下后，伤亡津液，阳明里热加甚，表寒因之化热，而形成表里俱热的局面。所谓"时时恶风"，有的注家认为是因表有余邪未净所致。此时阳明经热炽盛，里证急重，虽微有表，亦可用白虎法清解，这是符合表里同病而里证急者当先治其里的原则的。太阳病还有不因误治而传阳明的，如（169）（170）（176）条所说的便是。（169）条所谓伤寒无大热、背微恶寒者，有的注家也认为是因太阳表有余邪未净所致，所谓口燥渴心烦者，是因阳明里热亢盛而津伤所致，由于表证将罢，而里证急重，故可用白虎汤清解。（170）条前段所谓"伤寒脉浮，发热无汗，其表不解，不可与白虎汤"的其表不解和上述（168）（169）条的其表将解不同。前者太阳表寒深重，症现发热必恶寒，甚而无汗脉浮紧，此时即使现有阳明烦渴等里热证，也只宜大青龙汤双解表里，而决不可用白虎汤但清其里；后者太阳表寒轻微，症现发热只微恶风寒而汗出脉浮洪，此时如果阳明烦渴等里热证急重，即使微有表证，也当用白虎法先清其里（何况白虎汤属辛凉法，在清里中兼有透表作用）。至于（170）条后段所谓"渴欲饮水，无表证者，白虎加人参汤主之"，即是说：伤寒郁阳在表，而现发热恶寒、无汗、脉浮紧等太阳表寒证的，即使兼见烦渴等阳明里热证，也不可用白虎法；必其太阳表寒证罢，而但见身热、不恶寒、烦渴、脉洪大等阳明里热证者，才适宜用白虎法主治。但这和上述（168）（169）条的兼表可用白虎法并不抵触，因为（170）条的其表不解者不可与白虎汤是言其常，而（168）（169）条的兼表可用白虎法是言其变。当然，这个问题还有进一步商讨的必要，容在下文再详论之。

（176）条的所谓"表有热，里有寒"有误，故林亿等校正时指出："前篇云：热结在里，表里俱热者，白虎汤主之。又云：

其表不解，不可与白虎汤。此云脉浮滑，表有热，里有寒者，必表里字差矣。又阳明一证云：脉浮迟，表热里寒，四逆汤主之。以此表里自差明矣。"如果再参考一下厥阴篇（350）条所谓"伤寒脉滑而厥者，里有热，白虎汤主之"，就会更加明白，即从"伤寒脉浮滑"一语，也可以体会出是伤寒郁阳化热，由表寒而变为里热，因为表寒脉多浮紧，当伤寒郁阳逐渐化热时，则其脉的紧象暂退，而渐呈滑数洪大等象。但太阳伤寒之所以会郁阳化热传入阳明，必因阳明之经素有伏热，因而形成表有寒、里有热的局面，而表寒郁阳，必致伏热愈炽，热渐长则寒渐消，当表寒化尽，里热形成（或表寒将尽而里热炽盛），而呈现阳明经证时，即宜用白虎汤主治。惟本条有脉无症，仅能供作参考而已。至于有人认为，本条"表有热，里有寒"非误，表热即指阳明经热而言，正是白虎汤所主；里有寒即里有痰，因为火能生痰的缘故。这是曲解，不可从。关于白虎汤证为什么会恶风寒的问题，历来注家意见不一，约有如下三种，即：

第一种认为是太阳风寒未净所致。如柯韵伯说："恶风为太阳表证未解，然而时时恶风，则有时不恶，表将解矣。"成无己也说："然以背微恶寒，为表未全解，所以属太阳也"等。他们认为，太阳之表虽有余邪未净，但如阳明里热已成，现有大烦、大渴等症的，急当用白虎汤救其里焚。如柯韵伯所说的："故当救里，以滋津液，里和表亦解，而不烦两解之法。"成无己则认为，白虎汤具有"和表散热"的作用。吴鞠通更把它列为"辛凉重剂"，说它能"达热出表"。张锡纯也指出"石膏能散邪"。由此看来，只要阳明里热已成，即使太阳表有余邪未净，仍可用白虎汤清热散邪。

第二种认为是因热蒸汗出肌疏所致。如《医宗金鉴》说："背微恶寒……乃阳明内热熏蒸于背，汗出肌疏，故微恶之也。"汪苓友也说："时时恶风者，乃热极汗多不能收摄，腠理疏，以故时时恶风也。"周禹载则说："时时恶风者，阳外虚也；舌燥而烦，渴饮水至数升者，阴内亡也。"他们认为，阳明病所以会一方面呈现大热、大汗、大烦、大渴、脉洪大，而另一方面又呈现时时恶风或背微恶寒等，是因热炽于里而阳虚于表（大汗耗散表阳）所致，故宜用白虎汤以清热救津，并加人参以益气助阳。

第三种认为是因阳热郁而不舒所致。如章虚谷说："邪入于里，则表无大热也，口燥渴而心烦，内热已甚也，热郁肺胃，阳不能舒，故心烦而背微恶寒……以恐人疑背微恶寒为太阳未罢，故特申之。"程郊倩也说："伤寒无大热，而口燥渴心烦，则热归于里，郁蒸不解可知。"他们认为，阳明病燥热亢盛，其热势向外宣发的，固然会恶热，如其热势向内郁遏的，亦可能恶风寒，甚至还可能出现肢厥和体厥等，如本论所说的"伤寒脉滑而厥者，里有热，白虎汤主之"及"伤寒脉浮滑，此表有寒，里有热，白虎汤主之"等，就是例证。

以上三说，各有理由，主张太阳风寒未净一说的，不同意热蒸汗出肌疏之说，认为如果不是太阳风寒未净于表，而纯粹是阳明燥热亢盛于经，必但恶热而不恶风寒。因为阳明燥热亢盛于经，也就是阳盛于表，虽然大汗肌疏，只是借以散热，并无所谓亡阳，只是恶热喜凉，不会恶风恶寒。譬如，人当炎夏热蒸大汗肌疏的时候，莫不以迎风取凉为快，断无见风所恶之理，如果说阳明热蒸汗出肌疏会恶风寒，那是不符合事实的。究其致误之由，可能是从太阳表虚证的汗出肌疏恶风恶寒上推想而来。殊不知太阳表虚证的汗出肌疏所以会恶风恶寒，是因表有风寒所致，它和阳明经证的汗出肌疏所以会恶热，是因表有燥热者大不相同，决不能等同视之。主张热蒸汗出肌疏一说的，不同意太阳风寒未净之说，认为如果是太阳风寒未净，即使是阳明里热已成，也决不可用白虎汤。因为本论曾经明文指示过："伤寒脉浮发热无汗，其表不解者，不可与白虎汤，渴欲饮水，无表证者，白虎加人参汤主之。"这就是说，病由太阳经转属阳明经的时候，阳明经证本来应该用白虎汤主治，但如果太阳之表尚未解的，则不可用，必须在只有阳明里证而无太阳表证的情况下才可用，这是十分明显的。因此，如果说白虎汤证的"时时恶风"与"背微恶寒"是因太阳风寒未净所致，那就显然违背本论的原意了。主张阳热郁而不舒一说的，既不同意太阳风寒未净之说，也不同意热蒸汗出肌疏之说，认为太阳风寒未净一说，既然违背了本论"其表不解者，不可与白虎汤"的明文，显然不可从；而热蒸汗出肌疏一说，也违背了本论"阳明病……不恶寒，反恶热"的明文，同样不可从。只有作为阳热郁而不舒解，才比较心安理得。

其实三说都可供参考，但应全面参合脉证来决定，不必固执。不过，应该指出，如从第二说，固然可用白虎加人参汤主治；若从第一、三两说，则应从《脉经》《千金》《外台秘要》改为白虎汤为妥。因为无论是风寒未净，抑或是阳热郁遏，都不宜用壅补的人参。

阳明本经热盛而成的白虎汤证，为（219）和（222）条。（222）条应和（220）及（221）条合看，（220）条是说太阳病并入阳明，太阳证罢而但现阳明腑证的，宜用大承气汤主治。（221）条更和（222）条有不可分割的关系，从（221）条开头所说的"阳明病，脉浮而紧"来看，可见初起也兼有太阳表寒，并可推知，初起脉浮紧时很可能兼有恶寒无汗，只因阳明本经里热亢盛，其始虽带表寒，但很容易化热，故随即出现发热汗出、不恶寒反恶热等。（221）和（222）（223）条中的五个"若"字，实系紧承（221）条上文的五段，即是说，阳明里热兼表寒证，有不因误治而热长寒消，形成为（222）条的阳明经的白虎汤证或太阳阳明的猪苓汤证的，也有因为误汗、误温针、误下而形成（221）条的谵语、怵惕烦躁不得眠、心中懊恼等。由此可见，本经热盛而成的阳明病，在初起时，也多兼有太阳证，只是为时短暂而已。（219）条虽然说是三阳合病，但其热必归于阳明，因为阳明为六经之出路，乃热邪之渊薮。如《医宗金鉴》说："三阳合病，证虽属于三阳，而热则聚于胃腑，故当从阳明证治，白虎汤大清胃热，急救津液以存其阴也。"汪苓友也说："或问白虎汤何以能解三阳之热？答云：病至自汗出，则太少之邪总归阳明矣。安得不从阳明而治之耶？"三阳合病，其始固必兼现三阳之证，但终因太少之邪总归阳明而显现阳明证，本条除自汗出、谵语、腹满属阳明主要证候外，其他诸症莫不与阳明有关。由于胃热熏蒸，故面垢而口不仁；由于热壅气滞，故身重难以转侧。至其所谓"下之则额上生汗，手足逆冷"，有虚实两说，主张属虚的，认为热本在经而误攻其腑，必致伤亡在里的阳气，由于亡阳，故现额汗肢厥证；主张属实的，认为阳明经热本宜清透于表，若误投攻下，必致表热抑遏向里，而变成为热深厥深证。但究竟属虚属实，当全面参合脉症来决定，如其额汗肢厥而无热身寒、脉微或身有微热、面赤、脉浮大无力按之虚空的，自属虚证；如其额汗肢厥而身热脉滑的，则属实证。所以柯韵伯说："若自汗而无大烦大渴症，无洪大浮滑脉，当从虚治，不得妄用白虎；若额上汗出，手足冷者，见烦渴谵语等症，与洪滑之脉，亦可用白虎汤。"

白虎汤证和白虎加人参汤证的区别，在本论中是不够明确的。因为从本论有关条文来看，只能看出，阳明热盛化燥而津液大伤，现有口舌干燥大渴引起饮证的，宜在白虎汤中加人参；如果阳明热盛化燥而津液未大受伤，尚未现有口舌干燥大渴引饮证的，就只用白虎汤而不加人参。但究其实际，白虎汤证未有不口舌干燥大渴引饮的，这显然不足为两方在临床上的使用标准。而且人参的主要作用是补虚益气，它之所以能够生津止渴，也是因为气足则津自回而渴自止。因此，在伤寒学说基础上发展起来的温病学说中，对白虎汤是否加用人参，就是以是否现有气虚脉症为标准。如《温病条辨》说："太阴温病，脉浮洪，舌黄，渴甚，大汗，面赤，恶热者，辛凉重剂白虎汤主之""太阴温病，脉浮而芤，汗大出，微喘，甚至鼻孔扇者，白虎加人参汤主之；脉若散大者，急用之，倍人参"。这就弥补了《伤寒论》的不足。但是我们不应忽略，（246）条所说的"脉浮而芤"，就是因为阳明经热太盛，汗出过多，津气空虚所致，应该用白虎加人参汤主治。这或许给了吴鞠通以很大的启发。

总体来说，阳明经证以大热、大汗、大烦、大渴、脉洪大为主症，这是因为阳明经热亢盛向上向外熏蒸，而正气抗邪有力所形成的。其所以宜用白虎汤主治者，因为白虎汤是清透阳明经热的主方，它不仅能够清里，而且可以透表。如柯韵伯说："石膏辛寒，辛能解肌热，寒能胜胃火，寒能沉内，辛能走外。"张锡纯说："石膏能散邪。"吴鞠通在《温病条辨》中更明确地把它和桑菊饮、银翘散并列为辛凉法，并分为辛凉轻剂桑菊饮，辛凉平剂银翘散，辛凉重剂白虎汤。所以白虎汤的功能是深合阳明经证病机的。

## 白虎汤方

石膏一斤　知母六两　甘草二两　粳米六合

以水一斗，煮米熟汤成，去滓，温服一升，日三服。

## 白虎加人参汤方

即白虎汤加人参三两。

煎服法同白虎汤。

（208）阳明病，脉迟，虽汗出不恶寒者，其身必重，短气，腹满而喘，有潮热者，此外欲解，可攻里也，手足濈然汗出者，此大便已硬也，大承气汤主之，若汗多，微发热恶寒者，外未解也，其热不潮，未可与承气汤，若腹大满不通者，可与小承气汤，微和胃气，勿令至大泄下。

（209）阳明病，潮热，大便微硬者，可与大承气汤，不硬者，不可与之，若不大便六七日，恐有燥屎，欲知之法，少与小承气汤，汤入腹中，转矢气者，此有燥屎也，乃可攻之，若不转矢气者，此但初头硬，后必溏，不可攻之，攻之必胀满不能食也，欲饮水者，与水则哕，其后发热者，必大便复硬而少也，以小承气汤和之，不转矢气者，慎不可攻也。

（203）阳明病，本自汗出，医更重发汗，病已差，尚微烦不了了者，此必大便硬故也。以亡津液胃中干燥，故令大便硬，当问其小便日几行，若本小便日三四行，今日再行，故知大便不久出，今为小便数少，以津液当还入胃中，故知不久必大便也。

（212）伤寒若吐若下后不解，不大便五六日，上至十余日，日晡所发潮热，不恶寒，独语如见鬼状。若剧者，发则不识人，循衣摸床，惕而不安，微喘直视，脉弦者生，涩者死，微者，但发热谵语，大承气汤主之，若一服利，则止后服。

（213）阴明病，其人多汗，以津液外出，胃中燥，大便必硬，硬则谵语，小承气汤主之，若一服谵语止者，更莫复服。

（214）阳明病，谵语，发潮热，脉滑而疾者，小承气汤主之，因与承气汤一升，腹中转气者，更服一升，若不转气者，勿更与之，明日又不大便，脉反微涩者，里虚也，为难治，不可更与承气汤也。

（215）阳明病，谵语有潮热，反不能食者，胃中必有燥屎五六枚也，若能食者，但硬耳，宜大承气汤下之。

（217）汗出谵语者，以有燥屎在胃中，此为风也，须下者，过经乃可下之，下之若早，语言必乱，以表虚里实故也，下之愈，宜大承气汤。

（218）伤寒四五日，脉沉而喘满，沉为在里，而反发其汗，津液越出，大便为难，表虚里实，久则谵语。

（220）二阳并病，太阳证罢，但发潮热，手足漐漐汗出，大便难而谵语者，下之则愈，宜大承气汤。

（238）阳明病，下之，心中懊𢙏而烦，胃中有燥屎者，可攻，腹微满，初头硬，后必溏，不可攻之，若有燥屎者，宜大承气汤。

（239）病人不大便五六日，绕脐痛，烦躁发作有时者，此有燥屎，故使不大便也。

（240）病人烦热，汗出则解，又如疟状，日晡所发热者，属阳明也，脉实者，宜下之，脉浮虚者，宜发汗，下之与大承气汤，发汗宜桂枝汤。（复出）

（241）大下后，六七日不大便，烦不解，腹满痛者，此有燥屎也。所以然者，本有宿食也，宜大承气汤。

（242）病人小便不利，大便乍难乍易，时有微热，喘冒不能卧者，有燥屎也，宜大承气汤。

（245）脉阳微而汗出少者，为自和也，汗出多者，为太过，阳脉实，因发其汗，出多者，亦为太过，太过者，为阳绝于里，亡津液，大便因硬也。

（250）太阳病，若吐若下若发汗，微烦，小便数，大便因硬者，与小承气汤和之愈。

（251）得病二三日，脉弱，无太阳柴胡证，烦躁心下硬，至四五日，虽能食，以小承气汤少少与微和之，令小安，至六日与承气汤一升，若不大便六七日，小便少者，虽不受食，但初头硬，后必溏，未定成硬，攻之必溏，须小便利，屎定硬，乃可攻之，宜大承气汤。

（252）伤寒六七日，目中不了了，睛不和，无里证，大便难，身微热者，此为实也，急下之，宜大承气汤。

（253）阳明病，发热汗多者，急下之，宜大承气汤。

（254）发汗不解，腹满痛者，急下之，宜大承气汤。

（255）腹满不减，减不足言，当下之，宜大承气汤。

（256）阳明少阳合病，必下利，其脉不负者，为顺也，负者，失也，互相克贼，名为负也，脉滑而数者，有宿食也，当下之，宜大承气汤。

（248）太阳病三日，发汗不解，蒸蒸发热者，属胃也，调胃承气汤主之。

（249）伤寒吐后，腹胀满者，与调胃承气汤。

（207）阳明病，不吐不下，心烦者，可与调胃承气汤。

（204）伤寒呕多，虽有阳明证，不可攻之。

（205）阳明病，心下硬满者，不可攻之，攻之利遂不止者死，利止者愈。

（206）阳明病，面合赤色，不可攻之，必发热，色黄者，小便不利也。

（210）夫实则谵语，虚则郑声，郑声者，重语也，直视谵语，喘满者死，下利者亦死。

（211）发汗多，若重发汗者，亡者阳，谵语，脉短者死，脉自和者不死。

本篇内容以现有潮热、谵语、腹胀满痛拒按、脉沉实滑数等症宜用承气汤主治的阳明腑证所占比重最大，论述最详，最宜熟玩。在这里，必须首先明确的是"承气"的涵义问题，一般认为承气就是顺气的意思。如柯韵伯说："诸病皆因于气，秽物之不去，由于气之不顺，故攻积之剂，必用行气之药以主之，亢则害，承乃制，此承气之所由名。又病去而元气不伤，此承气之义也。夫方分大小，有二义焉，厚朴倍大黄，是气药为君，名大承气，大黄倍厚朴，是气药为臣，名小承气；味多性猛，制大其服，欲令泄下也，因名曰大，味少性缓，制小其服，欲微和胃气也，故名曰小。"但仅从顺气着眼，尚欠深透，且将难以解释调胃承气汤法（因为此汤方中并无厚朴、枳实等行气之药）。我们知道，阳明胃是主降的，邪实胃家，则不能主降，而其邪必亢而为害，这就是"亢则害"的意思。此时胃家热壅气滞，燥火如焚，津液日涸，必须用承气汤法下其邪热，以救津液，才能变壅阻为承顺，以恢复胃主降的职能，这也就是"承乃制"的意思。如吴鞠通说："承气者，承胃气也。盖胃之为腑，体阳而用阴，若在无病时，本系自然下降，今为邪气盘踞于中，阻其下降之气，胃虽自欲下降而不能，非药力助之不可，故承气汤通胃结，救胃阴，仍系承胃腑本来下降之气。"张宪公说："承者以卑承尊……天尊地卑……故地以承天。胃、土也，坤之类也。气、阳也，乾之属也。胃为十二经之长，化糟粕，运精微，而成传化之腑，岂专以块然之形，亦惟承此干行不息之气耳。汤名承气，确有取义，非取顺气之义也。"尤在泾说："承者顺也，顺而承者地之道也，故天居地上而常卑而下行，地居天下而常顺承乎天，人之脾胃犹地之上也，乃邪热入之，与糟粕结，于是燥而不润，刚而不柔，滞而不行，而失其地之道矣，岂复能承天之气哉？硝黄枳朴之属，涤荡胃脾，使糟粕一行，则邪热毕出，地道既平，天气乃降，而清宁复旧矣。"还有的注家认为，承气是指承阴气而言。如舒驰远明确地说："承气者，承于一线未亡之阴气也。"武陵陈氏更具体地说："方名承气，殆即亢则害，承乃制之义乎……伤寒邪热入胃，津液耗，真阴虚，阳盛阴病……急以苦寒胜热之剂，救将绝之阴，泻亢甚之阳……设其气有阳无阴，一亢而不可复，则为脉涩直视喘满者死……以其气机已绝，更无可承之气也。"因此，承气的涵义主要是攻下胃家的实邪，泻阳救阴，以恢复胃主降的职能。必须看到，承气汤中用大黄苦寒荡涤实热以承顺胃气是主要的，而用枳朴苦温行气导滞以承顺胃气则是次要的，所以承气三方必用大黄，而调胃承气则不用枳朴。如果仅从承气汤中的枳朴来理解承气的涵义，是不够深刻的。在明确了承气的涵义以后，再来具体分析三承气证就比较方便了。阳明腑证是因燥热结实，气机壅滞所致，故现潮热、腹胀满痛、不大便等症。三承气汤都属下法，其中以大黄苦寒泄热通结为主，并以芒硝咸寒润燥软坚和枳朴苦温行气导滞为佐，故能主治本证。但调胃承气汤中大黄与芒硝并用以泄热润燥，软坚通结，而不用枳朴以行气导滞，可知是主治燥热结甚而气滞不甚的阳明腑证。小承气汤中用大黄泄热通结为主，并用枳朴行气导滞为佐，而不用芒硝以润燥软坚，可知是主治燥热不甚而气滞较甚的阳明腑证。大承气汤中既用大黄、芒硝以泄热润燥，软坚通结，又用枳实、厚朴以行气导滞，可知是主治燥热结甚而气机滞甚的阳明腑证。一般以"痞满燥实坚"五字来区分三承气证，亦即此意。因为燥实坚即燥热结实之意，痞满即气机壅滞之意。大承气汤证痞满燥实俱全，亦即上述燥热结甚而气机滞甚之意。小承气汤证以痞满为主，亦即上述燥结不甚而气滞较甚之意。调胃承气汤证以燥实为主，亦即上述燥结较甚而气滞不甚之意。今分述如下：

调胃承气汤证：

本篇（248）（249）（207）条和太阳篇（29）（105）（123）条调胃承气汤证的主要证候是：蒸蒸发热，谵语或心烦，腹胀满等。蒸蒸发热是阳明燥热亢盛于内而蒸发于外之象。从"蒸蒸"二字可以看出，不但发热很高，而且汗出必多。故程郊倩说："第征其热如炊笼蒸蒸而盛，则知其汗必连绵溅溅而来。"但壮热多汗为阳明经证的主症，因而白虎汤所主治的发热，实际上也可以说是蒸蒸发热，不过没有腹胀满等阳明腑证，与调胃承气证有别。由此可见，调胃承气汤证实属燥热亢盛而气滞不甚者，正由于气滞不甚，炽盛于内的热邪才得以蒸发于外，而现蒸蒸发热，如果气机滞甚的话，则热邪内结，外热反见轻微，甚至只能随着阳明旺于申酉的时候而潮热。心烦是阳明胃家实，胃络通心，热扰神明所致。但轻则只现心烦，重则必发谵语。腹胀满是因邪热壅结胃肠而热主丰隆所致。满是自觉腹中满闷不舒，胀是他觉腹皮绷急，腹胀多兼满（即内有满闷之情，而外有胀急之形），腹满不一定兼胀，因为腹胀是腹满的进一步发展。其证有因太阴寒湿凝滞而成的，其腹满必下利而舌白、脉沉迟而弱等；有因阳明燥热壅盛而成的，其腹胀必便秘而舌黄、脉沉数而实等。且阳明腑证的腹胀满有三承气之分，调胃承气汤证是因阳明腑中燥热亢盛而气滞不甚所致，热主丰隆，故腹满且胀（即上述燥实之意）；小承气汤证是因阳明腑中气滞较甚而燥热不甚所致，故腹满不胀（即上述痞满之意）；大承气汤证是因阳明腑中燥热结甚和气机滞甚所致，故腹胀硬满（即上述痞满燥实坚之意）。正由于调胃承气汤证是因阳明腑中燥热亢盛而气滞不甚所致，所以调胃承气汤方只用大黄、芒硝以泄热润燥，而不用枳实、厚朴以行气导滞。

现就有关条文综释之：一般来说，伤寒未经误治多现实证，已经误治多现虚证，但也有未经误治而现虚证和已经误治而现实证的。可见内因是决定外因的。如（248）和（249）条所说的，就属病经误治亡津液，伤寒化热，与阳明伏热结合而成的实证。太阳病的传变，实则多传阳明，虚则多传少阴，病传少阴必无热恶寒，病传阳明则但热不寒。（248）条症现壮热、恶热不恶寒而汗多的"蒸蒸发热"和（249）条所现的"腹胀满"，自属胃家实的阳明病。但蒸蒸发热为白虎与调胃承气共有之症，必须明辨。一般来说，蒸蒸发热而与便秘、腹胀满等同时出现的为调胃承气汤证；蒸蒸发热而与烦渴引饮等同时出现并不兼有便秘、腹胀满等症的为白虎汤证。（207）条所说的就属未误治的伤寒郁阳化热与阳明伏热结合而成的实证。其心烦必兼有身热恶热、汗出、不恶寒、便秘腹胀满、舌苔黄、脉数有力等。

在这里，还须加以阐释的是太阳篇的（105）和（123）条。太阳病久传经，有传阳明或少阳而为实证的，宜下以承气或和以柴胡等；有传入三阴而为虚证的，宜温以理中、四逆等。这两条属太阳病久传入阳明的实证，故现有谵语、腹满、大便硬等症，宜用承气下法。但因误用了吐法和不适当的下法（如用辛热的巴豆下剂等），以致发生心烦喜呕、大便溏、甚至下利等变证，似有传入少阳甚至三阴的可疑，必须细辨。一般来说，心烦喜呕虽属少阳证，但（123）条的"心下温温欲吐"和"郁郁微烦"，是因误用了吐法所致，大便溏或下利多属三阴证，但（123）条的大便溏和（105）条的下利，是因误用不适当的下剂所致，并非病传少阳或三阴所致。所以（123）条指出"此非柴胡证"，（105）条指示"若自下利者，脉当微厥，今反和者，此为内实也"。但宜用调胃承气汤主治的阳明内实证，必有蒸蒸发热或潮热、腹胀满、脉滑数等症存在，否则就不一定用调胃承气汤。所以，这两条在《脉经》《千金翼》中都无"调胃"两字。

小承气汤证：

本篇（208）（209）（213）（214）（250）（251）条小承气汤证的主要证候是：潮热，汗出，谵语或烦躁，腹满，不大便，脉滑而疾等。潮热有如潮水之来，不失其时，日晡即发，一日一作，是因阳明腑有实热所致。阳明热结胃腑，病机主要向下向内，一般外热反不明显，但当阳明经气旺盛于申酉戌的时候，正邪相争剧烈，则必发潮热。因此，潮热为阳明胃实可下之征，所以（208）条说到"有潮热者，此外欲解，可攻里也""其热不潮，未可与承气汤"。若其热一日几度发作，或发非日晡申酉时，都不得称之为阳明潮热。阳明病多汗，但阳明经证汗出多透周身，阳明腑证汗出多限手足，有所不同。因为阳明经热熏蒸向外，故周身濈然汗出，阳明腑热结聚于内，故多身无汗，其所以手足濈然汗出者，是因四肢为诸阳之本而胃主四肢。谵语或烦躁解在上文，不再重复。腹满不大便，是因阳明胃腑邪实而气滞较甚所致。脉滑而疾，是因阳明腑有实热所致，阳明腑有实热，一般脉现滑数，甚则脉现沉实，前者多属调胃承气汤证和小承气汤证后者则必大承气汤证。小承气汤证和调胃承气汤证比较，此则气滞较甚，故方中大黄与枳、朴并用以泄热行气，彼则燥热较甚，故方中大黄与芒硝并用以泄热润燥。小承气汤证和大承气汤证比较，此属和缓下剂，彼属猛烈下剂。本论有用小承气汤为"药探"来测定大承气汤证是否成熟的例子，可见小承气汤实为大承气汤的先着。今就有关条文分释之：

（208）条所谓"若腹大满不通者，可与小承气汤微和胃气，弗令至大泄下"来看，可见小承气汤是一种和缓的下剂。由于本证气滞较甚，故现腹满、大便不通，这里所说的"腹大满"，必包含有疼痛拒按在内。正由于小承气汤是一种和缓下剂，所以（209）条因"不大便六七日，恐有燥屎"而用小承气汤来测定肠中燥屎是否结硬，如汤入腹中转矢气的（按："转矢气"宜从《玉函》改为"转矢气"为是，因"矢"汉书作"屎"，古"矢"与"屎"通，"矢气"即民间所谓"放屁"，"失"字恐系传写之误），此为燥屎已硬，可用大承气汤攻下。如汤入腹中不转矢气的，此但初头硬，后必溏，不可用大承气汤攻下。张兼善说："或问《伤寒论》中所言转矢气者，未审其气为何如，若非腹中雷鸣滚动转矢气也？予曰不然。凡泄泻之人不能泻气，惟腹中雷鸣滚动而已，然滚动者，水势奔流则声响，泄气者，矢气下趋而为鼓泻，空虚则声响，充实则气泄，故腹滚与泄气为不同耳。其转气先硬后溏者，而气犹不能转也，况大便不实者乎？"如果误用大承气汤，必伤中气，而致腹胀满不能食，其所以饮水则哕者，是因中气虚寒所致。这和本篇（194）条"阳明病，不能食，攻其热必哕，所以然者，胃中虚冷故也，以其人本虚，攻其热必哕"，以及（226）条"若胃中虚冷，不能食者，饮水则哕"等是一致的。在这里，必须指出，小承气汤虽较大承气汤为和缓，但如大便初硬后溏的，则不但不可用大承气汤，小承气汤也不可用。因为大便硬属阳明燥化，大便溏属太阴湿化，承气汤只宜用于阳明燥化的实证，而禁用于太阴湿化的虚证。曹颖甫说，"大便初硬后溏，虽外见阳明之燥，中实含太阴之湿"，故不可用。从本条阳明病大便初硬后溏攻之必胀满不能食，以及上述（187）条太阴病"至七八日，大便硬者，为阳明也"，可以看出太阴与阳明病互相转化之机。

（213）条阳明病多汗，多汗则体内津液外出，而胃中必干燥，胃中津液枯涸，则肠中干燥而大便必硬，大便硬则阳明燥化已成，胃热上扰心神，故谵语。但本条的汗出大便硬、谵语，为大小承气共有之症，而云"小承气汤主之"，不够明确，当参合有关各条来全面认识。

（214）条所谓"脉滑而疾"，是小承气汤的主脉。疾就是脉数甚的意思。脉象滑数有力，是因阳明腑有实热所致。但轻则脉现滑数，重则脉现沉实，小承气汤所主治的阳明腑证较之大承气汤所主治的为轻，所以小承气汤证的脉多滑数，而大承气汤证的脉多沉实。阳明腑证不大便如果脉现滑数或沉实等，是为脉症相符，可用承气汤攻下；如脉现微涩的，是为症实脉虚，欲攻其实必虚其虚，欲补其虚必实其实，故本条说："里虚也，为难治，不可更与承气汤也。"

（250）条太阳病经汗、吐、下后，传入阳明之腑，所谓"大便数，大便因硬者"，就是说大便硬则小便数（数即次数多的意思），小便数则津液偏渗于膀胱，而肠中干燥，所以大便硬。但因其症只现微烦，阳明燥热不甚，故"与小承气汤和之愈"。

（251）条得病二三日，既无太阳证，又无少阳证，而有烦躁、心下硬、能食、不大便等症，显属病在阳明之里，但因脉弱之故，只以小承气汤少少与微和之。章虚谷说："此条总因脉弱，恐元气不胜药气，故再四详审，左右回顾，必俟其邪气结实而后攻之，则病当其药，便通可愈。否则，邪不去而正先萎，病即危矣。"但本条的烦躁、心下硬、能食、不大便而脉弱，以及（214）条的谵语、发潮热、不大便而脉微涩，同属邪实正虚难治之证，似乎不应单纯使用下法，而应以攻补兼施为稳。

大承气汤证：

本篇（208）（209）（203）（212）（217）（218）（220）（238）（239）（240）（241）（242）（251）（252）（253）（254）（255）（256）条大承气汤证的主要证候是：潮热，汗出，谵语，腹胀满痛，不大便，脉沉实等。这是由于阳明腑中燥热结甚而气机滞甚所致。在这里，还须重申三承气的腹证问题。一般来说，由于阳明腑中热结气滞，大便不通，其腹大都是胀满疼痛拒按的。但因热结气滞有深浅，故其腹胀满痛有轻重。大承气汤证是因热结气滞两甚所致，多见腹胀硬满、疼痛拒按、不可近手。小承气汤证是因气滞较甚所致，多见腹满痛而拒按。调胃承气汤证是因热结较甚所致，多见腹胀满而按之始痛。这是因为，胀因热甚，气滞为满，气滞不通则痛，调胃承气热结较甚，故现腹胀，气滞不甚，故腹痛不显著，多按之始痛。小承气气滞较甚，故现腹满，而疼痛显著，按之尤甚。大承气热结气滞两甚，故腹胀满甚，而疼痛剧烈以至于不可近手。今就有关条文分释之：

（208）条所谓脉迟身重，有两种看法。一种认为仍是阳证，一般来说，迟脉虽多属寒，但也有属热的。如程郊倩说："迟脉亦有邪聚热结，腹满胃实，阻住经隧而成，又不可不知。"又阴主沉重，阳主轻浮，故阴证多现身重，而阳证其身多轻，所以狂证患者能窬墙上屋，大承气汤所主治的虽属阳证，但因气机滞甚，邪阻经隧，故反现身体沉重，这应与脉迟合看。另一种则认为是阴证，如张隐庵说："阳明病脉迟，病阳明而干太阴之气化也……故其身必重。"舒驰远说："阳明病脉迟者，其人里寒胜多阴也，虽见汗出不恶寒之实证，尚未可下……总为脉迟身重，未可遽行大下也。"《医宗金鉴》说："阳明病脉迟，虽汗出不恶寒，外证欲解而脉不实，尚未可攻也。"柯韵伯说："脉迟而未可攻者，恐为无阳，恐为在脏，故必表证悉罢，里证毕具，方为下证。"以上两种看法，都可作为参考，不必偏执。总之，谓脉迟身重不可攻者是言其常，谓脉迟身重可攻者是言其变，我们必须知常达变，临证细审，自无差误。此外，本条还说明了如下几个问题：①凡病入阳明必但热不寒，故本条说到潮热汗出、不恶寒，如太阳外邪已解，可用承气攻里，如果发热而非潮热，汗出而仍恶寒的，则属太阳外邪未解，不可用承气攻里。故本条说到："其热不潮，未可与承气汤""恶寒者，外未解也"。②阳明病必自汗出，但经证汗出多透周身，腑证汗出多限手足，有别。由于手足汗出为阳明热聚腑实之证，所以本条说到"手足濈然汗出者，此大便已硬也"。③阳明腑证有轻重，故方分大小，小承气汤属和缓下剂，主治阳明腑的轻证；大承气汤属猛烈下剂，主治阳明腑的重证。本条所谓"和胃气"，是指小承气汤而言。

（209）条说明凡用承气汤，必外见潮热而内见大便硬的始可用，否则就不能用。但潮热、大便硬为大小承气汤共有之症，必须细辨。本条为了慎重使用猛烈下剂大承气汤，当不大便六七日疑似大承气汤证的时候，采用和缓下剂小承气汤进行试探，如汤入腹中转矢气的可用大承气汤，否则就不可用。

（203）条说明凡病大便溏的小便多不利，大便硬的小便多利，这是因为津液偏渗于肠间或膀胱所致。阳明腑证燥屎结于肠间，而津液偏渗于膀胱，故多大便硬而小便利，如果小便不利的则其大便必尚未成硬。所以（242）条说到"病人小便不利，大便乍难乍易"，（251）条更明确地提出"若不大便六七日，小便少者，虽不受食，但初头硬，后必溏，未定成硬，攻之必溏，须小便利，屎定硬，乃可攻之，宜大承气汤"。但小便不利而少，既有因湿滞而成的，也有因津枯而成的，不可不辨。本条的小便少，是因津枯而成，所以有"亡津液，胃中干燥，故令大便硬"之说，这和（251）条中的小便少而大便初硬后溏是因阳明燥化未成而中含太阴之湿与必小便利而大便硬始可用大承气汤攻下者是有区别的。如尤在泾说："阳明病不大便，有热结与津竭两端，热结者可以寒下，可以咸软，津竭者必津回燥释而后便可行也。今已汗复汗，重亡津液，胃燥便难，是当求之津液，而不可复行攻逐矣。小便本多，而今数少，则肺中所有之水精，不直输于膀胱，而还入于胃腑，于是燥者得润，硬者得软，结者得通，故曰不久必大便出，而不可攻之意，隐然言外矣。"又汪苓友说："病家如欲用药，宜少与麻仁丸。"可供参考。

（212）条属阳明腑证中的重证，其中又分微、剧两种，微者潮热、不恶寒、谵语、不大便而脉弦，主生；剧者潮热、不恶寒、不识人、循衣摸床、惕而不安、微喘直视、不大便而脉涩，主死。成无己说："伤寒谵语，何以明之？谵语者谓呢喃而语也，又作谵，谓妄有所见而言也……伤寒胃中热盛，上乘于心，心为热冒，则神昏乱而语言多出，识昏不知所以然，遂言无伦次而成谵妄之语，轻则睡中呢喃，重者不睡亦言语差谬。有谵语者，有独语者，有狂语者，有语言不休者，有言乱者，此数者，见其热之轻重也。谵语与独语虽间有妄错之语，若与人言有次，是热未至于极者也。经曰：独语如见鬼状，若剧者，发则不识人，是病独语未为剧也。狂语者，热甚者也，由神昏而无所见觉，甚则至于叫喊而言语也。言语不休者，又其甚也。至有乱言者，谓妄言骂詈，不避亲疏，为神明已乱也。"故汪苓友注释本条说："独语者，即谵语也，乃阳明腑实而妄见妄闻，病剧则不识人，剧者甚也，热气甚大，昏冒正气，故不识人。"因此，本条微、剧两证，虽然同样具有潮热、不恶寒、不大便等，但微者只现独语，剧者则不识人。惟其死生之辨在于脉的弦或涩。如张隐庵说："弦乃春生之木象，得阴中生阳之脉，故主生；涩则无血，心气虚寒，故主死。"程郊倩也说："弦涩皆阴脉，弦脉犹带长养，涩则已成涸竭，生死以此断之。"又大承气汤属猛烈下剂，如用之过多，必致伤正生变，故本条谆谆告诫说："若一服利，则止后服。"（215）条所谓能食不能食似有错简。故曹颖甫说："阳明病而见谵语潮热，其大便必硬，断未有腑气不通而能食之理。"因此，未敢曲解，姑存阙疑。（217）条有的注家认为有误，如陆渊雷说"'此为'至'故也'二十八字，盖后人傍注，传写误入正文，当删。汗出不恶寒为阳明证，谵语为胃有燥屎之证，言阳明病，有燥屎下之则愈，宜大承气汤。经文本自明白晓畅。"但也有人认为，以上二十八字不必删，因为这一段是说明太阳中风表虚而阳明里实的表里同病，虽然阳明里实当下，但太阳表证未罢者不可下，必须遵守本论先表后里的定法，俟太阳证罢，完全转属阳明时，才可以用大承气汤攻下，不但实中兼虚者决不可用，即大便尚未成硬（如初硬后溏）者也不可用。如果误用于后者，必致发生如（209）条所说的胀满不能食的变证；如果误用于前者，必致发生如本条所说的语言必乱的变证。本条所说的语言必乱是虚证，应与禹余粮丸证的恍惚心乱参看。有的注家认为，本条语言必乱即是谵语，但谵语是实证，下后必止，本条语言必乱发生于下后，可见远于谵语而近于郑声。惟本条表虚里实证，似可采用桂枝加大黄汤的表里双解法，而不必等待"过经乃可下之"。

（218）条伤寒症现喘满，有表里之分，属表者是因太阳寒邪在表所致，故必喘而胸满脉紧，且必发热、恶寒、无汗，宜用麻黄汤发汗；属里者是因阳明热邪在里所致，故必喘而腹满、脉沉实，且必潮热、恶热、汗出、不恶寒，宜用承气汤攻下。本条所谓"伤寒四五日，脉沉而喘满"，属于后者，所以接着指出脉沉为病在里，不可发汗。但阳明里证，轻则只现心烦，重则必发谵语，本条所谓"久则谵语"，即是说，当病初入腑热轻时，尚不致谵语，及腑病已久热重时，则必发谵语。本证如果误汗，以致表虚里实的，似亦可以考虑采用桂枝加大黄汤主治。

（220）条本属太阳阳明并病，后来太阳证罢，而但现潮热、谵语、手足汗、大便难等阳明腑证的，轻则用小承气汤，重则用大承气汤。

（238）条说明阳明病有燥屎可攻，大便初硬后溏者不可攻。即阳明腑证大便硬者，可用承气汤攻下，但轻证只宜用小承气汤，必重证始可用大承气汤。若大便初硬后溏的，则大小承气汤都不可用。

（239）条说明凡用承气汤攻下，必审知阳明腑中已有燥屎的，才可使用，否则不可用。本条所谓病人不大便五六日而腹痛绕脐，明属燥屎坚结于大肠，肠间气滞不通所致，而其腹痛必硬满拒按可知。其所谓烦躁发作有时者，是因热聚阳明之腑，乃随潮热而发烦躁。

（240）条解在太阳篇"概述"中，不赘。但在这里应予指出的是脉实的问题，因为大承气以沉实为主脉而仅见于本条。

（241）条大下之后而又大便不通的，有虚实两证，属虚的是因津枯所致，其便秘必腹无所苦，宜用润下法；属实的是因燥结所致，其便秘必腹满硬痛拒按，宜用攻下法。本条大下后六七日不大便而心烦腹满痛，自属实证，所以说"此有燥屎也""宜大承气汤"。于此可见，阳明腑实证，有非一次攻下可愈，而须再次攻下者，故吴又可有"里而再里"之法。

（242）条宜分两段看，从"病人"至"乍易"为一段，是说大承气汤证本属大便硬而小便利，若小便不利的则其大便必乍难乍易，亦即大便初硬后溏之类，这就不能使用大承气汤。从"时有"至"宜大承气汤"为一段，即是说，若属阳明腑中燥热结实，而现时有微热（即潮热）喘冒不能卧者，必大便硬而小便利，这就可用大承气汤。

（245）条说明了两个问题，一个是脉微而汗少的，为阴阳自和；另一个是脉实而汗多的，为阳盛阴虚，所谓"太过者，为阳绝（可作阳热亢极解）于里，亡津液，大便因硬也"，即阳明腑中热极，津液耗伤，燥屎结硬之意，法当下之则愈，可用大承气汤。

（252）条所谓"目中不了了，睛不和"，即病人目光昏暗而视物不清的意思。故《医宗金鉴》说，此属热结神昏之恶候，宜急用大承气汤泻阳救阴。至于本条所谓"无表里证"，似应作无表证为是。因为本条所列举的目中不了了、睛不和、大便难、身微热等，明属阳明里有实热所致，决不能说无里证。但有人认为"无表里证"是指无太阳之表和三阴之里等症而言，可供参考。

（253）（254）（255）条阳明腑证的发热多属潮热，汗出多属手足漐然汗出，汗出而热不为减（阳明里证的发热是因内热向外蒸发所致，热从里生，故汗出不减，若太阳表证的发热是因寒邪郁遏卫阳所致，热从表郁，故汗出即解），其腹满是邪不退则满不减的，因为腹满不减属邪气内实，若腹时满减则非内实，故《金匮要略》有"腹满时减复如故，此为寒，当与温药"之说。这三条因阳明里有实热而现发热、汗多、腹满痛等症，故宜用承气汤法。

（256）条下利的大承气汤证，后世称之为"热结旁流"。这是因为阳明腑中热实，燥屎坚结，热极生风，木气疏泄太过所致。故《医宗金鉴》说："其下利之物，又必稠黏臭秽。"至其所谓"必下利，其脉不负者为顺也，负者失也"，则是从下利来观察病机的顺逆。此有两种看法，一种是从阳病见阳脉或阳病见阴脉来看，即其下利如果现滑数等阳脉的为脉不负，为阳病见阳脉，为顺，宜遵《内经》"通因通用"之法，用大承气汤主治。其下利如果现微涩等阴脉的为脉负，为阳病见阴脉，为逆，病属邪实正虚，攻补两难，所以说"负者失也"。另一种是从五行生克来看，因为本条阳明少阳合病，是互相克贼的，即阳明土金被少阳木火所克，而少阳之木又见克于阳明之金。但相形之下，以木克土占优势，此时如果出现弦脉，则为脉负，为逆，阳明虽有热结，不可用承气攻下。如果出现滑数的阳明病本脉，则为脉不负，为顺，虽因风木疏土而下利，但仍然可用大承气汤攻下邪热宿食。以上两种看法，都可作为参考，但似以后一种更符合本条文意。

（204）（205）（206）三条所谓"不可攻之"之证，都属禁下之例。今分释之：

（204）条所说的呕属胃气上逆所致，凡阳明腑证而见呕多的，不可攻下，因为呕多则正气有向上驱逐邪气的趋势，不可违反正气抗病的趋势以为治。所以说"伤寒呕多，虽有阳明证，不可攻之"。但曹颖甫认为，当先治其呕，后行攻下，否则无论何药，入咽即吐，虽欲攻之不可得，并说，"每遇此证，或先用一味吴茱萸汤，间亦有肝胆郁热而用黄连汤者，呕吐既止，然后以大承气汤继之，阳明实热乃得一下而尽"，可供参考。

（205）条所谓心下硬满证有虚寒和实热之分，属于虚寒的，必兼有舌苔白滑、脉象沉迟无力等症，例如太阴篇所说的胸下结硬证，必须用温补法，如理中汤等，如果误用下法，必致下利不止，而陷入阳气滑脱的险境。属于实热的心下硬满证，必兼有舌苔黄糙、脉象沉数有力等症，例如太阳篇所说的从心下至少腹硬满、疼痛不可近手的大结胸证，就必须用清泄法，如大陷胸汤等。由此不难理解，（205）条所说的"心下硬满者，不可攻之，攻之利遂不止者死，利止者愈"，实概括了上述两种情况在内。所谓"攻之利遂不止者死"，当是指属于虚寒的心下硬满证而言；所谓"利止者愈"，当时指属于实热的心下硬满证而言。

（206）条所谓面赤，本属阳明燥热偏亢应有之症，其所以不可攻之者，是因其面赤与发热、身黄、小便不利同时出现，乃热处湿热中之象，病非纯属燥热，故当禁用攻下法。

（210）（211）条主要是说明阳明病谵语的预后问题，谵语为阳明腑实现症之一，故（210）条说"实则谵语"。如上所述，谵语轻者睡中呢喃，重者不睡亦语言差谬，但与人言有次，其证必声高气粗，它和郑声比较，虚实悬殊，所以又说"虚则郑声"，并指出"郑声者，重语也"，所谓重语，就是郑重反复，自语时错乱，与人言有次，好似郑声轻怯的意思，其证必声低息短。谵语属实，必兼有实的脉症，如潮热、恶热、便秘、脉滑实等，宜急下以存阴；郑声属虚，必兼有虚的脉症，如无热、身寒、下利、脉微弱等，宜急温以回阳。但谵语虽然多属邪实，可下而愈，若邪实而正虚，既现有谵语，又现有直视喘满或下利或脉短的，就有生命危险了。所以（210）条说，"直视谵语，喘满者死"。因此，必须指出，谵语和郑声虽然同属自语时有差错，若与人言则有次，但虚实悬殊，必须明辨分治，如果误以治谵语之法治郑声，或误以治郑声之法治谵语，那就犯了"实实""虚虚"之戒了。而且，不仅郑声的虚证不可误下，即谵语之属邪实而正虚者也不可下。

## 大承气汤方

大黄四两酒洗　厚朴半斤炙去皮　枳实五枚炙　芒硝三合

以水一斗，先煮二物，取五升，去滓，内大黄，更煮取二升，去滓，内芒硝，更上微火一两沸，分温再服，得下，余勿服。

## 小承气汤方

大黄四两酒洗　厚朴二两炙去皮　枳实大者三枚炙

以水四升，煮取一升二合，去滓，分温二服，初服汤当更衣，不尔者尽饮之，若更衣者，勿服之。

## 调胃承气汤方

甘草二两炙　芒硝半斤　大黄四两清酒洗

以水三升，煮二物至一升，去滓，内芒硝，更上微火一二沸，温顿服之，以调胃气。

## 三、变证

伤寒化热传至阳明，邪气盛实，正气抗邪，往往可以一清一下而解，故为疾病获愈之良机。但这并不等于说阳明病没有传变，从本篇内容来看，阳明病的变证是遍涉诸经的。例如：兼涉太阳的，既有伤寒中风的麻黄汤证和桂枝汤证，又有蓄水的五苓散证和猪苓汤证等；兼涉少阳的，如小柴胡汤证等；兼涉太阴的如脾约证等；兼涉少阴的，如四逆汤证等；兼涉厥阴的，如吴茱萸汤证等。故柯韵伯说："阳明之病在胃实，当以下法为正法矣。然阳明居中，诸病咸臻，故治法悉具。"

（190）阳明病，若能食，名中风，不能食，名中寒。

（189）阳明中风，口苦咽干，腹满微喘，发热恶寒，脉浮而紧，若下之则腹满小便难也。

（192）阳明病，初欲食，小便反不利，大便自调，其人骨节疼，翕翕如有热状，奄然发狂，濈然汗出而解者，此水不胜谷气，与汗共并，脉紧则愈。

（196）阳明病，法多汗，反无汗，其身如虫行皮中状者，此以久虚故也。

（197）阳明病，反无汗，而小便利，二三日呕而咳，手足厥者，必苦头痛，若不咳不呕，手足不厥者，头不痛。

（198）阳明病，但头眩不恶寒，故能食而咳，其人咽必痛，若不咳者，咽不痛。

（201）阳明病，脉浮而紧者，必潮热发作有时，但浮者必盗汗出。

（223）若脉浮发热，渴欲饮水，小便不利者，猪苓汤主之。

（224）阳明病，汗出多而渴者，不可与猪苓汤，以汗多胃中燥，猪苓汤复利其小便故也。

（231）阳明中风，脉弦浮大，而短气，腹都满，胁下及心痛，久按之气不通，鼻干不得汗，嗜卧，一身及目悉黄，小便难，有潮热，时时哕，耳前后肿，刺之小差，外不解，病过十日，脉续浮者，与小柴胡汤。

（232）脉但浮，无余证者，与麻黄汤，若不尿，腹满加哕者，不治。

（234）阳明病，脉迟，汗出多，微恶寒者，表未解也，可发汗，宜桂枝汤。

（235）阳明病，脉浮，无汗而喘者，发汗则愈，宜麻黄汤。

（244）太阳病，寸缓关浮尺弱，其人发热汗出，复恶寒，不呕，但心下痞者，此以医下之也，如其不下者，病人不恶寒而渴者，此转属阳明也，小便数者，大便必硬，不更衣十日无所苦也，渴欲饮水，少少与之，但以法救之，渴者，宜五苓散。

这些条文所述的阳明病都和太阳表有风寒或里有蓄水有关。

阳明病而与太阳表有风寒有关者，如（190）（189）（192）（196）（197）（198）（201）（231）（232）（234）（235）条是。今分释之如下：

（190）条所谓中风能食与中寒不能食，是因风为阳邪，性主疏泄，阳明中风，其邪在表，不致妨碍中土的运化，故多能食；寒为阴邪，性主凝敛，阳明中寒，其邪在里，必致妨碍中土的运化，故多不能食（后世流行的"伤风能食，伤寒不能食"的谚语，亦即此意）。但这只是言其常，而不能概其变，因为胃热（邪热不杀谷）也有不能食的，如本篇上述的（215）条"阳明病，谵语有潮热，反不能食者，胃中必有燥屎五六枚也"是其例；胃寒（中阳欲亡而争）也有能食的，如厥阴篇（333）条今与黄芩汤，复除其热，腹中应冷，当不能食，今反能食，此名除中是其例。

（189）条属寒风郁热证，寒风在表（太阳），故现发热恶寒、脉浮紧等症；郁热在里（阳明）故现口苦咽干、腹满而喘等症。法当在解表中清里。此时不仅表证较重，而且里热尚未结实，若误下之，既陷表邪，又伤津液，本来腹满小便利的，乃一变而为腹满小便难了。

（192）条是说寒风在表（太阳）而胃热气盛（阳明）的，始因阴邪（寒风水湿）凝滞而现骨节疼、翕翕如有热状、小便不利、脉紧（可知初起是无汗的）等症，但因邪偏在表，故初仍欲食而大便自调，继因寒水不胜谷气，正气战胜了邪气，阳进则阴退，乃奄然发狂，濈然汗出而解。奄然即倏忽一过之意，发狂即躁动不宁，经过一度狂躁而汗出表解以自愈。故陆渊雷说："发狂而汗出，盖与战汗同理，而有阴阳静躁之异。"又如程郊倩说："初欲食者，胃气未尝为病夺也……缘胃中不冷，寒不能中，而只在经络间，故脉迟反紧，若其人骨节烦疼，翕翕如有热状，奄然发狂者，此则经络间之寒邪，将欲还表而作汗，故先见郁蒸之象也。"章虚谷认为，本证乃"外风内水相搏于肌肉经络间"。唐容川亦认为，"是太阳外闭，阳明内搏之象"。

尤在泾更和上条比较说："上条中寒不能食，所以虽有坚屎而病成固瘕，此条胃强能食，所以虽有水湿而忽从汗散，合而观之，可以知阴阳进退之机。"

（196）条的无汗，其身如虫行皮中状有两种看法。一种认为是表病里虚而偏重在表，即阳明表有风寒而里气久虚所致。如方中行说："无汗则寒胜而腠理秘密，所以身如虫行皮中状也。"魏荔彤说："阳明病法应多汗，今反无汗，但见身如虫行皮中状者，此邪热欲出表作汗，而正气虚弱不能达之也。"本证郭雍主张用桂麻各半汤，汪琥则主张用葛根汤。另一种认为表病里虚而偏重在里。如柯韵伯说："阳明气血俱多，故多汗，其人久虚，故反无汗，此又当益津液，和营卫，使阴阳自和而汗出也。"程郊倩："阳明病，阳气充盛之候也，故法多汗，今反无汗，胃阳不足……胃阳既虚，不能透出肌表，故怫郁皮中如虫行状。"本证常器之主张用桂枝加黄芪汤。以上都可供参考，不必偏执。

（197）条阳明病，因表有风寒而无汗，这点诸家少有异议。如章虚谷说："此辨阳明伤寒之变证也，阳明本自汗，故以无汗为反，因寒邪外闭，未曾化热故也。若小便不利而无汗，又为湿闭，今小便利，故为寒闭也。"但对二三日后呕咳、头痛、手足厥则见解不一，有的认为是寒邪入胃的寒厥，主张用吴茱萸汤。如《伤寒论译释》指出，本证是胃家虚寒，阳虚阴盛，阴邪上逆所致，可用吴茱萸汤温中化饮降逆。这和厥阴篇（378）条"干呕、吐涎沫、头痛者吴茱萸汤主之"是一致的。有的认为是热邪入胃，热深厥深的热厥，如喻嘉言等。这是因为伤寒化热入里，热郁阳明所致，当用白虎承气等法治之。以上两种见解，都可作为参考，究竟属寒属热，当全面参合脉症来决定，不可拘执。

（198）条的头眩、不恶寒、能食、咳而咽痛症，是因热在阳明之经而阳邪上逆所致。这和上条风寒在阳明之经而阴邪上逆者适相对峙。故程郊倩说："寒上攻能令咳，其咳兼呕，故不能食而手足厥；热上攻亦令咳，其咳不呕，故能食而咽痛。以胃气上通于肺，而咽为胃之门也。"黄竹斋也说："上节为寒聚于胃而上逆于肺之咳，此节为热聚于胃而上干于肺之咳。"由此也可看出，上条手足厥应属寒厥无疑。

（201）条是阳明里热而兼太阳表寒者。故《医宗金鉴》说："今脉浮紧，潮热有时者，是阳明病而见太阳伤寒脉也。"又说："自汗是阳明证，盗汗是少阳证，盗汗当是自汗，文义始属。"本证似是始则热为寒束而脉浮紧无汗，继则寒从热化而脉浮不紧而自汗出。如作盗汗解，终嫌牵强。

（231）与（232）条应作一条分段看，其义始易明。本条总体看来，显属三阳同病。但（231）条则偏重在阳明与少阳，本条应分两段看，从"阳明中风"到"刺之小差"为一段，是因阳明湿热兼少阳风火所致，故现潮热、腹满、哕而短气、鼻干、嗜卧、胁下及心痛、耳前后肿、脉浮弦大等症，并从身目发黄不得汗而小便难等可以看出有湿邪遏热为患。本证仲景只言"刺之小差"，并未出方。曹颖甫曾治毗陵蒋姓伤寒发黄证，不大便而呃，经用大承气汤加茵陈蒿下之，黄去而呃亦止。可供参考。从"外不解"到"与小柴胡汤"为一段，即是说前证经过治疗后，阳明病已解而少阳病未解，尚存在有胸胁满痛、耳前后肿、脉浮弦等症的，可再用小柴胡汤专解其少阳之邪。（232）条前段所谓"脉但浮无余证者，与麻黄汤"，则属阳明少阳证罢了，而太阳证仍在这，故可仍与麻黄汤。后段所谓"若不尿，腹满加哕者，不治"应和厥阴篇（381）条"伤寒哕而腹满，视其前后，知何部不利，利之则愈"互相参看。（381）条所谓"利之"之法，实概括通利二便而言，即是说阳明病哕而腹满，当视其前后二便的情况而定治法，如其大便不利的应利大便，如其小便不利的应利小便，大、小便得利，其病自愈。但从（232）条"若不尿，腹满加哕者，不治"来看，可见阳明病哕而腹满不大便者，再加小便不利，即属不治之证（似只能说难治，因为本证在临床上得救者不少）。前条属前后二便的一便不利，后条属前后二便都不利，轻重有别。一般来说，阳明实热里证必大便闭而小便利，宜用承气汤主治。其有因阳明热结水壅不行而致小便不利的，宜用猪苓汤主治。若阳明病至二便都不利，则有两种情况宜细辨，一种是实热壅极而无水竭木强现象的，如二便不通而脉沉实，虽有潮热谵语，而无循衣摸床、直视惊惕、瘛疭等，仍可用大承气汤取效。另一种是实热壅极而有水竭木强现象的，如二便不通而脉沉涩或弦细数甚，潮热谵语，循衣摸床，直视惊痫瘛疭等，多难救治。

（234）和（235）条都是属太阳与阳明同病而表急于里者，故用桂枝汤和麻黄汤先解其表。如程郊倩说："条中无阳明证，云阳明病者，胃已实而不更衣也。阳明之脉必大，今却兼迟兼浮，阳明之证不恶寒法多汗，今尚微恶寒无汗而喘，是腑中虽是阳明，而经中全是太阳，仍从解肌发汗剂，治以桂枝、麻黄二汤，经邪散而腑中之壅滞以通矣。"

以上各条阳明病都和太阳表有风寒有关，其中多数是表寒里热的，但也有少数是表里俱寒的（如196与197条），本论阳明病以热证为主，至于阳明寒证似应归入杂病中讨论，这点下文还要说到，不赘。

阳明病与太阳里有蓄水有关者，如（244）（223）条是。今分释之如下：

（244）条应与太阳篇"本证"中（71）条互看，因为它们都属太阳表有风寒而里有水热所致，本应温散渗利以表里双解，若单汗或单下，不但膀胱湿热难除，而且徒然伤津助热，造成正水不足而邪水有余的局面，以致涉及阳明，故（71）条汗后胃中干而现消渴烦躁不得眠，（244）条下后转属阳明而现不恶寒而渴小便数、大便硬。但因病机重心仍在太阳膀胱，胃家尚未成实，虽烦渴而无大热恶热、脉洪大，虽大便硬而不更衣十日无所苦，所以仍可用五苓散取效，因为本方在利水中兼能清热，一方面利水化气升津，一方面导阳明胃热下泄，再加上少少与饮水以滋胃燥，则不仅太阳膀胱湿热得解，即阳明胃家之热亦消。但既主以五苓散，则必然具有少腹满、小便不利等蓄水证，否则是不宜用的。

（223）条的猪苓汤证和（224）条的五苓散证相较，虽然都属太阳有水和阳明有热所致，但（244）条的五苓散证偏于太阳，而（223）条的猪苓汤证则偏于阳明。从临床证候上看，虽然它们都有发热、脉浮、小便不利、渴欲饮水等症，但五苓散证偏于太阳，其舌苔必白多黄少，或仍恶风寒，猪苓汤证偏于阳明，其舌苔黄多白少，必不恶风寒。可别。

　　阳明病白虎汤证和猪苓汤证都有发热不恶寒、烦渴、小便不利等症，必须明辨。白虎汤证是因阳明燥热偏亢，津液大伤所致，故现大热、大汗、大烦、大渴、脉洪大等症，其小便不利，是因大热大汗津液偏渗于皮肤，而膀胱水竭所致，故无少腹满等蓄水现症，而宜用功专清热生津的白虎汤主治。猪苓汤证是因阳明热结而太阳水壅不行所致，由于水壅于内，其热势必不及白虎汤证的炽盛，而现微热、微汗、微烦、微渴、脉只浮数而不洪大等症，其小便不利，是因膀胱水蓄所致，故多有少腹满等蓄水现症，而宜用猪苓汤以利水为主，清热滋阴为佐。（224）条所说的"阳明病，汗出多而渴者"，即是指白虎汤证而言，所以接着说，"不可与猪苓汤，以汗多胃中燥，猪苓汤复利其小便也"。

　　又（223）条应和上文（221）（222）条连贯起来读，才能全面地领会其精神，其中五个"若"字，实分五段，说明病机变化多端，有因误治而变的，如前三段，也有不因误治而自变的，如后二段，并说明病由太阳转属阳明的过程中，有的仍带太阳，有的则尽入阳明，本条猪苓汤证即属于前者。

## 猪苓汤方

　　猪苓去皮　茯苓　泽泻　阿胶　滑石碎各一两

　　以水四升，先煮四味，取二升，去滓，内阿胶烊消，温服七合，日三服。

　　（221）阳明病，脉浮而紧，咽燥口苦，腹满而喘，发热汗出，不恶寒反恶热，身重，若发汗则躁，心愦愦反谵语，若加温针，必怵惕烦躁不得眠，若下之，则胃中空虚，客气动膈，心中懊恼，舌上胎者，栀子豉汤主之。

（228）阳明病，下之，其外有热，手足温，不结胸，心中懊恼，饥不能食，但头汗出者，栀子豉汤主之。

栀子豉汤所主治的懊恼证，是因邪热郁于胸中所致，已详太阳篇"变证"中，由于胸中为太阳之里、阳明之表，故太阳或阳明病都有懊恼证，这两条就属于后者。阳明病邪在里宜下，若在表则不可下，如误下之，就可使表热郁遏向里，内扰胸中，而发生懊恼变证，必须用栀子豉汤宣而清之。从阳明表证多兼太阳来看，本篇栀子豉汤证和太阳篇栀子豉汤证的理法，基本上是一致的，但从栀子豉汤的方药清胜于宣来看，又似乎侧重在阳明方面，所以柯韵伯把太阳篇的栀子豉汤证纳入阳明篇中，并强调指出："要知本汤是胃家初受双解表里之方，不只为误下后立法。"后世温病学家很重视此法，尤其值得推崇的是，近代名医张骧云融会伤寒温病学说，结合自己的经验，不仅充分发挥了本法的妙用，而且有所扩充。他认为，属于伤寒范围的热病，不外乎新感外袭和伏气内发两端，新感虽有寒温之分，但外邪的侵犯，由表入里，治疗只宜表散。伏气因新感引动，由里出表，治疗宜透达，除了里结阳明的腑证可下外，新感与伏气的出路关键同在肌表，故"表"与"透"为伤寒（包括温热病）临证治疗的中心环节，新感务求表透，勿使内入，伏气务求透表，促其外达，并发现豆豉一味兼擅表和透的功效，为治新感与伏气的至当不易之品。在运用表与透的治疗法则时，主张在卫气荣血的病程传变不同阶段，采取不同的配伍，达到表或透的目的。如邪在卫分者，从葱豉汤加减，因为南方多湿，湿易化燥，故卫分之邪偏于寒的，不必借麻桂之辛温，辛温反助邪热，偏于温的，也不宜桑菊银翘的辛凉，辛凉恐遏邪湿，惟葱豉的微辛微温，恰到好处。邪留气分者，从栀豉汤加减。邪入荣分者或血分者，从黑膏（即豆豉与生地等同用）加减。三方都有豆豉，由于配伍的关系，葱豉着重于发汗解表，犹叶氏的在卫汗之；栀豉着重于轻清泄热，表里双解，犹叶氏的到气清气；黑膏着重于育阴达邪，犹叶氏的入荣透热转气。但邪未传入气分化热，决不轻予栀子的清泄，邪未传入荣分或血分，劫烁津液，决不轻予生地的育阴生津，进一境始转一法，界限森严，独豆豉的表与透贯彻于整个病程的始终。张氏这些珍贵的经验，是值得我们重视与参考的。因此，栀子豉汤一法，无论在伤寒或温病中都是不可缺少的良方，决不可等闲视之。

（236）阳明病，发热汗出者，此为热越，不能发黄也，但头汗出，身无汗，剂颈而还，小便不利，渴引水浆者，此为瘀热在里，身必发黄，茵陈蒿汤主之。

（260）伤寒七八日，身黄如橘子色，小便不利，腹微满者，茵陈蒿汤主之。

（261）伤寒身黄发热，栀子柏皮汤主之。

（262）伤寒瘀热在里，身必黄，麻黄连轺赤小豆汤主之。

（199）阳明病，无汗，小便不利，心中懊憹者，身必发黄。

（200）阳明病，被火，额上微汗出，而小便不利者，必发黄。

（195）阳明病，脉迟，食难用饱，饱则微烦头眩，必小便难，此欲作谷疸，虽下之腹满如故，所以然者，脉迟故也。

（259）伤寒发汗已，身目为黄，所以然者，以寒湿在里不解故也，以为不可下也，于寒湿中求之。

黄疸证是一身面目都发黄色，而以目黄为其特征，故《内经》指出"目黄者，曰黄疸"。其证是因湿热郁蒸而成，故《内经》又有"湿热相交，民当病疸"之说。黄疸多属阳明与太阴同病所致，假使其病纯属阳明而不涉及太阴的，则现阳明燥热证，如在经则现大热、大汗、大烦、大渴、脉洪大等症，在腑则现潮热谵语、便闭、腹胀满痛拒按、脉沉实等症，纯属太阴而不涉及阳明的，则只现太阴寒湿证，如吐利腹满、时痛喜按、脉沉迟等，都不致发生黄疸，其所以发生黄疸者，多因阳明太阴同病而湿热郁遏交蒸。但因患者脾胃有强弱，湿热有偏盛，因而黄疸有阳黄和阴黄的区别。阳黄属热胜于湿，主要症状必现皮肤色黄如同橘黄的鲜明，兼夹症状多现大便闭结、小便黄赤短少、发热口渴、脉数等，治法以清解为主。阴黄属湿胜于热，主要症状必现皮肤色黄如同熏黄的晦暗，兼夹症状多现大便溏泄、小便黄短混浊、多不发热或有微热、口不渴、脉迟等，治法以温化为主。以上八条，前六条属阳黄证，后两条属阴黄证，今分释如下：

属于阳黄的，如：

（236）条：上面已经说过，黄疸是因实热郁遏交蒸所致，如果湿热二因只有其一，热无湿遏，湿无热蒸，一般是不致发生黄疸的。阳明病发热汗出（当是通身汗出），证明热无湿遏，能够发越于外，所以说"不能发黄"，如果阳明热为湿遏必发热身无汗，而小便不利，其所以但头汗出，剂颈而还者，以头为诸阳之会，湿较难遏的缘故。其渴引水浆（必不能多饮）者，是因热胜于湿所致。由于热为湿遏，所以说"瘀热在里，身必发黄"。茵陈蒿汤具有清下兼透的作用，故能主治本证。

（260）条："身黄如橘子色"为热胜于湿，是阳黄主证。其"腹微满"者，是因阳明湿热郁遏而胃肠气滞所致，故阳黄证大便多秘结，而茵陈蒿汤中用大黄以通便泄满。

（261）条：阳明热胜于湿的发热身黄，既不兼有太阳的恶寒无汗、头身痛等，又不兼有阳明的腹满便秘等，宜用栀子柏皮汤主治，因为本方具有清热燥湿作用。

（262）条：一般认为，阳黄而兼有太阳表实的恶寒无汗、头身痛等症的，宜用麻黄连翘赤小豆汤主治，因为本方既能清解阳明湿热，又能发散太阳表寒。但本方发汗利湿清热，为治疗阳黄的良法，因为湿热发黄大都是汗不透而尿不利的，并不一定要兼有太阳之表才可用。

（199）条：阳明病，本来多汗，若热被湿遏则无汗，无汗则其热不得发越于外。凡湿遏之病，小便必不利，如果小便利，则湿邪有出路，自不致于为患。懊侬是因热郁心胸所致。正由于湿热郁遏，所以说"身必发黄"。

（200）条：阳明病被火，如果病属燥热偏亢，必现大汗出而烦渴引饮或谵语、腹满、便闭等症，甚至引动内风而现惊痫瘛疭等，今仅额上微汗出而小便不利，明属湿遏，所以说"必发黄"。

此外，（206）条的发黄亦属阳黄证，宜参看。

属于阴黄的，如：

（195）条：谷疸证有二：一属脾胃热胜于湿的阳证，一属脾胃湿胜于热的阴证。本条症现脉迟、腹满、食难用饱、饱则微烦头眩、小便难等，是属脾胃湿胜于热的阴证。故曹颖甫主张用茵陈蒿汤加术附。至于脾胃热胜于湿的阳证，仍宜茵陈蒿汤主治。

（259）条：明言身目发黄属寒湿不可下，必属阴黄证。

此外，本篇上述的（187）条和太阴篇的（278）条所谓太阴发黄，亦属阴黄证，宜参看。这两条的主要症状，都是身黄、小便不利、脉浮而缓、手足自温，从目黄而手足自温来看，可见热微，从身黄而脉浮缓来看，可见湿甚，湿甚热微，所以说"系在太阴"，这应该属于阴黄证。但本篇（187）条，末段所谓"至七八日，大便硬者，为阳明病也"，是病机由阴转阳的意思。即是说，本属湿化的太阴证，后来转变为燥化的阳明证。阴黄证大便必溏，阳黄证大便必硬，阴黄证系在太阴，阳黄证系在阳明。太阴篇（278）条，末段所谓"至七八日，虽暴烦下利日十余行，必自止，以脾家实，腐秽当去故也"，是属阴证回阳，正胜邪退的象征。这和（187）条的病机由阴转阳者，又有所不同。从这里可以看出，阳明病与太阴病是可以互相转化的。

本论对黄疸的记述，详于阳黄而略于阴黄。在阳黄方面有三法，即：①茵陈蒿汤为清下兼透法，主治阳黄兼有腹满便闭等阳明里实的。②栀子柏皮汤法专清解，主治阳黄既不兼有恶寒无汗头身痛等太阳表实证，又不兼有腹满便秘等阳明里实证的。③麻黄连轺赤小豆汤为清兼汗法，主治阳黄兼有恶寒无汗、头身痛等太阳表实证的。在阴黄方面，不但举证不够完备，而且未出一方，当从《金匮要略》及后世方书中寻求治法。大致阴黄证现皮肤色黄而晦暗，身重，便溏，腹满，小便不利的，多用茵陈五苓散（即五苓散加茵陈蒿）；甚则小便自利而身寒脉迟的，多用茵陈附子汤（茵陈蒿、附子、干姜）；更甚而肢厥呕逆的，多用茵陈吴茱萸汤（茵陈蒿、吴茱萸、附子、干姜、木通、当归）等。

## 茵陈蒿汤方

茵陈蒿六两　栀子十四枚擘　大黄二两去皮

以水一斗二升，先煮茵陈，减六升，内二味，煮取三升，去滓，分三服，小便当利，尿如皂荚汁状，色正赤，一宿腹减，黄从小便去也。

## 栀子柏皮汤方

肥栀子十五个擘　甘草一两炙　黄柏二两

以水四升，煮取一升半，去滓，分温再服。

## 麻黄连轺赤小豆汤方

麻黄二两去节　连轺二两　杏仁四十个去皮尖　赤小豆一升　大枣十二枚擘　生梓白皮切一升　生姜二两切　甘草二两炙

以潦水一斗，先煮麻黄再沸，去上沫，内诸药，煮取三升，去滓，分温三服，半日服尽。

（202）阳明病，口燥但欲漱水，不欲咽者，此必衄。

（216）阳明病，下血谵语者，此为热入血室。但头汗出者，刺期门，随其实而泻之，濈然汗出则愈。

（227）脉浮发热，口干鼻燥，能食者则衄。

（237）阳明证，其人喜忘者，必有蓄血，所以然者，本有久瘀血，故令喜忘，屎虽硬，大便反易，其色必黑者，宜抵当汤下之。

（257）病人无表里证，发热七八日，虽脉浮数者，可下之，假令已下，脉数不解，合热则消谷喜饥，至六七日，不大便者，有瘀血，宜抵当汤。

（258）若脉数不解，而下不止，必协热便脓血也。

这几条都属阳明病由气分进入血分的变证。其中有的仍在本经，如（202）（227）（237）（257）（258）条是；有的涉及厥阴，如（216）条是。仍在本经的，又有热伤阳络和热伤阴络之分，热伤阳络者如（202）（216）条，热伤阴络者如（237）（257）（258）条。凡热邪上干，伤及阳络的，则多现吐血、衄血；若热邪下迫，伤及阴络的，则多现便血、尿血。故有热伤阳络令人吐衄，热伤阴络令人便血之说。（202）（227）两条的衄血证，是因热邪上干伤及阳络所致，故兼有发热、脉浮、口鼻干燥、能食等症。至于但欲漱水不欲咽者，多数注家认为是因热邪已入血分所致。凡热在气分的，必口舌干燥而大渴引饮；若热在血分的，则多口舌干燥、但欲漱水不欲咽。这应和温病学说中的热在荣中反不渴合看。（258）条的便脓血证，是热邪下迫伤及阴络所致。这应与上文（257）条合参。这就是说，阳明病由气分进入血分，热伤阴络，血溢肠间，如果下利的必便脓血，如果不便的必蓄瘀血。阳明病蓄血在肠间，有两条条文，（237）条所谓"喜忘"就是善忘，钱天来说："喜忘者，言语动静随过随忘也。"这应与太阳篇"本证"中（106）（125）条如狂和（124）条发狂合看，喜忘也是因为热邪结于血分，瘀浊上干心神所致。至于大便硬反易出而色黑者，是因热结肠间故便硬，瘀血渍粪故便黑易出。如尤在泾说："蓄血之证，其大便必硬，然虽硬其出反易者，热结在血而不在粪也，其色必黑者，血瘀久而色变黑也。"王宇泰更从便黑细辨其属燥结，抑属瘀血，他说："邪热燥结色未尝不黑，但瘀血则溏而黑黏如漆，燥结则硬而黑晦如煤，此为明辨也。"（257）条与（237）条不同处是：前条血蓄肠间大便硬而反易出，本条血蓄肠间不大便。但本条并未明言蓄血证候，其所以断为"有瘀血"，正示人以辨证的精妙，当细玩之。如尤在泾说："无表里证，无头痛恶寒，而又无腹满谵语等症也。发热七八日而无太阳表证，知其热盛于内，而气蒸于外也，脉虽浮数亦可下之，以除其热，令身热去，脉数解则愈。假令已下，脉浮去而数不解，知其热不在气而在血也，热在血则必病于血，其变亦有二……言热气并于胃为消谷善饥，至六七日不大便者，其血必蓄于中；若不并于胃而下利不止者，其血必走于下。蓄于中者为有瘀血，宜抵当汤结者散之，亦留者攻之也；走于下者为协热而便脓血，则但宜入血清热而已。"

（229）阳明病，发潮热，大便溏，小便自可，胸胁满不去者，与小柴胡汤。

（230）阳明病，胁下硬满，不大便，而呕，舌上白胎者，可与小柴胡汤，上焦得通，津液得下，胃气因和，身濈然汗出而解。

这两条都属阳明病涉少阳者。（229）条阳明病从潮热上见，（230）条阳明病从不大便上见。由于两条都现有胸胁苦满甚至胁下硬满的少阳主证，而无腹胀满痛的阳明主证，足见少阳证重于阳明，故用小柴胡汤主治。如成无己说："阳明病潮热为胃实，大便硬而小便数，今大便溏小便自可，则胃热未实而水谷不别。大便溏者，应气降而胸胁满去，今反不去者，邪气犹在半表半里之间，与小柴胡汤以去表里之邪。"又说："阳明病腹满不大便，舌上苔黄者，为邪热入腑可下；若胁下硬满，虽不大便而呕，舌上白苔者，为邪未入腑，在表里之间，与小柴胡汤以和解之。"程郊倩也说："舌上白苔，犹带表寒故也。若苔不滑而涩……热已耗及津液，此汤不可主矣。"钱天来也说："若热邪实于胃，则舌苔非黄即黑，或干硬，或芒刺矣。"可见这两条阳明病的胃家未实，是从大便溏和舌苔白上看出的。

至于（230）条所谓"上焦得通，津液得下，胃气因和，身濈然汗出而解"，程郊倩注得比较明确，他说："不大便与胁下硬满之症兼见，是为上焦不通，上焦不通则气不下降，故不但满而且呕，上焦既窒，则津液为热抟结，徒熏蒸于膈上，不得下滋于胃腑，故舌上白苔者而不大便……推其原，只因上焦不通，夫不通属下焦者从导，不通属上焦者从升，小柴胡汤主之，达土中之木而顺其性，使上焦得通，则津液得下，胃气因和，诸证皆愈矣……身濈然汗出者，阳明病多汗，窒则汗不得越，一通之则津液不窒，自能四布矣。"又本条服小柴胡汤后"身濈然汗出而解"应与（101）条服小柴胡汤后的"蒸蒸而振，却复发热汗出而解"对照，彼因其人本元较虚，故必战汗而解；此因其人本元不虚，故不战汗而解。

又这两条阳明病涉少阳，究属由阳明而传少阳，抑属由少阳而传阳明，注家意见不一。有的认为是由阳明而传少阳，如喻嘉言说："潮热本胃实之候，若大便溏小便自可，则胃全不实，更加胸胁满不去，则证已转少阳矣。"有的认为是由少阳而传阳明，如张云岐说："此是邪从少阳而入阳明者，何以见之？潮热者，阳明证也，然阳明犹未实也，又何以见之？曰大便溏小便自可，岂有胃已实而二便如此者乎？胸胁苦满而用小柴胡和之，使邪热仍自少阳而解，可不复入阳明也。"以上两种见解，都可作为参考，不必偏执。因为在临床实际中，病由少阳传阳明或由阳明传少阳的情况都是有的。

（247）趺阳脉浮而涩，浮则胃气强，涩则小便数，浮涩相搏，大便则硬，其脾为约，麻子仁丸主之。

（233）阳明病，自汗出，若发汗，小便自利者，此为津液内竭，虽硬不可攻之，当须自欲大便，宜蜜煎导而通之，若土瓜根及大猪胆汁，皆可为导。

麻子仁丸和蜜煎等都属润下法，能补三承气汤攻下法的不足。今分释如下：

麻子仁丸证：（247）条所说的"趺阳脉"在脚背上动脉处，去陷谷三寸，又名冲阳，属于足阳明胃的经脉。古法切脉取人迎、寸口、趺阳三部，寸口在手为寸，人迎在颈为关，趺阳在足为尺，这是一种遍身切诊法。到了汉代渐渐由遍身切诊法演变为独取寸口法。当时张仲景认为，独取寸口法不如遍身切诊法全面，所以他在本论自序中指出："按寸不及尺，握手不及足，人迎跌阳，三部不参……所谓管窥而已。"但张仲景虽然以此批评当时一般的医生，可是后世从他所著的《伤寒论》中又很少看到分别寸口、人迎、跌阳三部来谈脉的例子，即此一点，我们不难看出，仲景遗文是有残缺的。凡阳明腑中有热而太阴阴液不足，因脾土枯燥而约束大便不行的，叫"脾约证"。如麻子仁丸所主治的大便硬、小便数而跌阳脉浮涩等便是，所以（247）条说到"其脾为约"。而在《千金》所载本条中，并有"有脾约者，其人大便坚，小便利而不渴"之说。但脾约证的大便硬而小便数和承气证的大便硬而小便利究竟应该怎样来鉴别呢？脾约证是因实中兼虚所致，其大便硬而小便数，多跌阳脉浮涩，且必无潮热谵语等症；承气证是因纯实不虚所致，其大便硬而小便利，多寸口脉沉实滑数，且必有潮热谵语等症。正由脾约证是因阳明腑中有热而太阴阴液不足实中兼虚所致，所以麻子仁丸方中一方面用小承气以泻下阳明实热，另一方面用麻杏芍蜜以滋养太阴阴液，以润下为法，从而达到便通病愈的目的。

本论麻子仁丸的润下法，不但在当时弥补了三承气汤的不足，而且启发了后世温病学家由此悟出了不少法外之法和方外之方。例如，吴鞠通在他所著的《温病条辨》中焦篇的下法当中，就如数家珍地指出：

阳明温病，无上焦证，数日不大便，当下之，若其人阴素虚，不可行承气者，增液汤（方用玄参一两，麦冬八钱，细生地八钱。水八杯，煮取三杯，口干则与饮，令尽，不便，再作服）主之。

服增液汤已，周十二时观之，若大便不下者，合调胃承气汤微和之。

下后数日，热不退，或退不尽，口燥咽干，舌苔干黑，或金黄色，脉沉而有力者，护胃承气汤（方用生大黄三钱，玄参三钱，细生地三钱，丹皮二钱，知母二钱，麦冬三钱。水五杯，煮取二杯，先服一杯，得结粪，止后服，不便再服）微和之。脉沉而弱者，增液汤主之。

阳明温病，下后二三日，下证复现，脉不甚沉，或沉而无力，止可与增液，不可与承气。

阳明温病，下之不通，其证有五：应下失下，正虚不能运药，不运药者死，新加黄龙汤（方用细生地五钱，玄参五钱，麦冬五钱，生大黄三钱，芒硝一钱，生甘草二钱，人参一钱五分，当归一钱五分，海参二条，姜汁六匙。水八杯，煮取三杯，先用一杯，冲参汁五分，姜二匙，顿服之，如腹中有响声，或转矢气者，为欲便也，候一二时不便，再如前法服一杯，候二十四刻，不便，再服第三杯。如服一杯即便，止后服，酌服益胃汤——方用细生地五钱，麦冬五钱，沙参三钱，玉竹一钱五分，冰糖一钱。水五杯，煮取二杯，分两次服，渣再煮一杯服——一剂，余参或可加入）主之。喘促不宁，痰涎壅滞，右寸实大，肺气不降者，宣白承气汤（方用生石膏五钱，生大黄三钱，杏仁粉二钱，瓜蒌皮一钱五分。水三杯，煮取二杯，先服一杯，不知再服）主之。左尺牢坚，小便赤痛，时烦渴甚，导赤承气汤（方用赤芍三钱，细生地五钱，黄连二钱，黄柏二钱，生大黄三钱，芒硝一钱。水五杯，煮取二杯，先服一杯，不下再服）主之。邪闭心包，神昏舌短，内窍不通，饮不解渴者，牛黄承气汤（方用安宫牛黄丸二丸，化开，调生大黄末三钱，先服一半，不知再服）主之。津液不足，无水舟停者，间服增液，再不下者，增液承气汤（方用增液汤加大黄三钱，芒硝一钱五分。水八杯，煮取三杯，先服一杯，不知再服）主之。

这些宝贵的经验方法，大大地补充了本论的不足，从而使下法渐臻完善。

蜜煎证：（233）条所说的大便硬、小便利而无潮热谵语，是属纯虚证，所以明文指出"此为津液内竭，虽硬不可攻之，当须自欲大便，宜蜜煎导而通之"。虚至不可用药内攻，而宜用蜜煎从肛门外导，可见本证较之麻子仁丸证实中兼虚者，其虚的程度又进了一步。导法除用蜜煎外，还可用土瓜根汁及大猪胆汁。后世推而广之，更见完备。如王宇泰说："凡多汗伤津，或屡汗不解，或尺中脉迟弱，元气素虚人，便欲下而不能出者，并宜导法。但须分：津液枯者用蜜导；热邪盛者用胆导；湿热痰饮固结者用姜汁麻油浸瓜蒌根导。惟下旁流水者导之无益，非诸承气汤攻之不效，以实结在内而不在下也。至于阴结便秘者，宜于蜜煎中，加姜汁生附子末，或削陈酱姜导之。凡此皆善于推广仲景之法者也。"

## 麻子仁丸方

麻子仁二升　芍药半斤　杏仁一升去皮尖别作脂　枳实半斤炙　大黄一斤去皮　厚朴一尺炙去皮

蜜和丸，如梧桐子大，饮服十丸，日三服，渐加，以知为度。

## 蜜煎方

食蜜七合

于铜器内，微火煎，当须凝如饴状，搅之勿令焦著，欲可丸，并手捻作挺，令头锐，大如指，长二寸许，当热时急作，冷则硬，以内谷道中，以手急抱，欲大便时乃去之。

## 猪胆汁方

大猪胆一枚

泻汁，和少许法醋，以灌谷道内，如一食顷，当大便出宿食恶物，甚效。

## 土瓜根方

缺。但据张隐庵说："土瓜即王瓜。"《医宗金鉴》说："土瓜即俗名赤雹也。《肘后方》治大便不通，采根捣汁，用筒吹入肛门内。"黄坤载说："土瓜根汁入少水，筒吹入肛门，大便立通。"可供参考。

（191）阳明病，若中寒者，不能食，小便不利，手足濈然汗出，此欲作固瘕，必大便初硬后溏，所以然者，以胃中冷，水谷不别故也。

（194）阳明病，不能食，攻其热必哕，所以然者，胃中虚冷故也，以其人本虚，攻其热必哕。

（225）脉浮而迟，表热里寒，下利清谷者，四逆汤主之。

（226）若胃中虚冷，不能食者，饮水则哕。

（243）食谷欲呕，属阳明也，吴茱萸汤主之，得汤反剧者，属上焦也。

这几条都属阳明中寒证，有的病在阳明本经而从太阴湿化，如（191）（194）（226）条；有的病在阳明而涉及少阴，如（225）条的四逆汤证；有的病在阳明而涉及厥阴，如（243）条的吴茱萸汤证。今分释之如下：

病在阳明本经而从太阴湿化者，如：

（191）条所说的中寒不能食已解在上文（190）条中，这里应补充解释的是：阳明腑证本应大便硬而小便利，本条说大便初硬后溏而小便不利，可见阳明有燥从湿化转属太阴的趋势。所谓"固瘕"，有些注家认为，即久泄顽固不已之候，如喻嘉言说："所谓固为坚固，瘕为积聚，大谬。盖大便初硬后溏，因成瘕泄，瘕泄即溏泄，久而不止，则曰固瘕也。"但曹颖甫说："固瘕即俗名白痢，黏腻凝结如胶痰状，设令外见潮热、渴饮、阙上痛、夜不安寐，不大便诸症，亦当以大承气汤下之，然所下之物，有时初不见粪，但见黏腻之白物，甚有下至二三次而始见粪者，予尝治四明胡姓亲见之。若但见腹痛下重而时出白物一滴，直四逆汤证耳。"惟本条是欲作固瘕，并非已成固瘕，故曹氏接着说："但以上二证，皆已成固瘕之候，若欲作固瘕而未成者，大便必初硬后溏，大肠禀阳明之燥，中脘受太阴之湿，设攻其下燥，中脘之湿，必且随之俱下，不急温之，恐寝成寒湿下利矣。"这些都可供参考。至于本条所谓"手足濈然汗出"，是因土气外虚而水气外溢所致。手足濈然汗出有虚实之别，当从兼证以辨之，土实者，热结在里，逼津外泄，土虚者，气难固摄，津亦外泄，而均与胃主四肢有关。

（194）条是说阳明中寒不能食者不可攻，误下必哕作，它和阳明燥结不能食者可攻，下之必哕止者相反，必须注意。如林澜说："阳明谵语潮热、不能食者可攻，由燥屎在内也。乃亦有胃中虚冷不能食之证，须详辨之，未可便以不能食为实证也，若误攻之，热去哕作矣。然则安得以阳明概为宜下哉？"

（226）条与上述（194）条意义相同，宜合看。汪琥说："若胃中虚冷不能食，饮水则水寒相抟，气逆为哕矣。法当大温。"故《医宗金鉴》认为本证"宜理中汤加丁香吴茱萸温而降之"。

综上以观，阳明中寒，必因阳明阳气本虚，中有伏寒，外寒始能直中入里，而阳明胃阳依赖于太阴脾阳，故阳明中寒证必涉及太阴，而与太阴虚寒证同治，故《医宗金鉴》主张用理中汤。

病在阳明而涉及少阴或厥阴者，如：

（225）条所谓"表热里寒"，有两种看法。一种认为是阳明病涉少阴，表热指阳明，里寒指少阴。如张隐庵说："此论阳明之有虚寒也……乃下焦生气不上合于阳明，故表有阳明之热，而里有少阴之寒，生气不升，故下利清谷，宜四逆汤启少阴之生阳，助阳明之土气。"另一种认为是少阴内真寒而假见阳明外热。如《伤寒辑义》说："此其实少阴病，而假现汗出恶热等阳明外证者，故特揭出斯篇。"以上两种看法，似以前者较优，因为本条列在阳明篇。但仍当全面参合脉症来决定，不必过于拘执。

（243）条说明阳明呕吐有寒热之分，寒证可用吴茱萸汤，热证则不可用，误用必使呕吐增剧。尤在泾说："食谷欲呕，有中焦与上焦之别，盖中焦多虚寒，而上焦多火逆也。阳明中虚，客寒乘之，食谷则呕，故宜吴茱萸汤以益虚而温胃。若得汤反剧，则仍是上焦火逆之病，宜清降而不宜温养者矣。"汪苓友说："呕为气逆，气逆者必散之，吴茱萸辛苦味重下泄，治呕为最，兼以生姜，又治呕圣药，非若四逆中之干姜守而不走也。武陵陈氏云其所以致呕之故，因胃中虚生寒，使温而不补，呕终不愈，故用人参补中，合大枣以为和脾之剂焉。"但阳明胃寒呕吐，有胃家自病和由肝及胃之分别，吴茱萸所主治的胃寒呕吐，应属之于由肝及胃者。近人黄竹斋说："吴茱萸汤证与小柴胡汤证之呕，当以口味之苦酸辨之，亦诊胃家寒热之一法。"这就是说，吴茱萸汤的呕吐是因厥阴肝寒犯胃所致，木郁作酸，故呕吐而味酸；小柴胡汤的呕吐是少阳胆火犯胃所致，火炎作苦，故呕吐而味苦。

综上以观，可见阳明中寒，既有涉及少阴的，也有涉及厥阴的，这是因为阳明土中之阳气，既依赖于太阴，又根源于少阴，且土气虚寒，往往招致木克。

总体来说，本论阳明病以热证为主，这是因为伤寒多由太阳之表郁阳化热而传入阳明之里。但如果寒邪直中阳明之里，则可出现寒证，而且也可遍涉诸经，即初期可以兼现阳经证，而后期可以兼现阴经证。有人认为"实则阳明，虚则太阴"，凡是肠胃实热的都属阳明病，凡是肠胃虚寒的都属太阴病。这种看法是值得商讨的。因为六经病都各有其虚实，断不能固定地说哪经病只是实证或只是虚证。由于阳明与太阴相表里，阳明寒证固然容易涉及太阴，但决不能因此而认为阳明本身无有寒证。又有人认为，阳明中寒证多由内伤饮食生冷所引起，应属杂病范围，不仅阳明中寒证应该这样看，即寒邪直中他经之里的中寒证（也就是说，寒邪直中入里，只现寒证而不发热的）也应该这样看，所以汪琥有《中寒论》之作。这种看法固然有对的一面，但外感伤寒和内伤杂病，实属可分而又难分者，仲景合而论之，颇具卓见，后人强分为二，未免捉襟见肘。关于这一点，已在"绪论"中详述过，不多重复，可以参看。

## 四、小结

伤寒郁阳化热由表入里的热证，以阳明病表现得最为突出，故古人推之为热病的渊薮，例如陆九芝著《阳明病释》，就充分说明了这个问题。

阳明病以"胃家实"三字为提纲，胃家实的涵义是：①"胃家"二字概括了胃和肠，并非专指胃。②"实"字是指阳邪盛实而正气抗邪力强。胃家实的来由是：①由本经自病燥实的，叫正阳阳明。②由太阳病化燥而成的，叫太阳阳明。③由少阳化燥而成的，叫少阳阳明。④三阴病由阴出阳的，也可以化燥转属阳明。胃家实的主要脉症是：①症：身热，汗自出，不恶寒，反恶热。②脉：浮大或沉实。

阳明病本证有经证和腑证的区别。阳明经证以大热、大汗、大烦、大渴、脉洪大为主要症状，这是因为燥热亢盛于阳明之经，津液耗伤，而病机主要向上向外所致，故宜用清热的白虎汤主治；若进一步伤及手太阴肺的津气而脉浮芤的，则宜用白虎加人参汤以清补之。阳明腑证以潮热汗出、谵语、腹胀满痛拒按、不大便、脉沉实为主要症状，这是因为燥热结实于阳明之腑而病机主要向下向内所致，故宜用三承气汤等泄热。若进一步伤及足太阴脾的阴液而成为脾约证的，则宜用麻子仁丸以润下之。

伤寒郁阳化热传入阳明，寒邪已不复存在，只是热邪亢盛，故本论指出阳明外证为"身热，汗自出，不恶寒，反恶热"。由于阳明热炽，必致灼伤津液，阳明津液枯涸，所以在经则大渴引饮，在腑则燥屎坚结，呈现一片燥化之象，而治法自应采用清热以生津，或者泄热以存阴，热邪既去，燥者自润。

至于阳明病的变证，除阳明本经的懊侬、发黄、血证等外，从兼涉他经来看，有阳明太阳的麻黄汤证、桂枝汤证、五苓散证、猪苓汤证等；有阳明少阳的小柴胡证等；有阳明太阴的脾约证等；有阳明少阴的四逆汤证等；有阳明厥阴的吴茱萸汤证和热入血室证等。关于阳明中寒诸证，是因阳明阳气素虚，寒邪直中入里所致。这和伤寒郁阳化热传经入阳明的热证是相对的。有人认为，阳明中寒证是因内伤饮食生冷所引起，应属杂病范围。但外感伤寒和内伤杂病是可分而又难分的，仲景合而论之，实具卓见，我们不应拘执。

有人认为"病入阳明，无所复传""阳明无死证"，这是值得分析的。

先从"病入阳明，无所复传。"来讲。本论说："阳明居中，主土也，万物所归，无所复传。"这几句话，姑无论是否衍文（不少注家谓此并非仲景原文，而系后人附注），它只是解释阳明"恶寒何故自罢"，并不是说阳明病不再传经，如果说病入阳明不再传经，则阳明篇中所述的他经证候，又将置之何地呢?

再从"阳明无死证"来讲，伤寒郁阳化热传入阳明，阳邪盛实而正气抗邪有力，往往容易一清一下而解，这是为医家所熟知的，但这并不等于说阳明无死证。试问像这样剧烈的阳明病证，如果失治或误治，能够保证它没有危险吗? 何况本论阳明篇曾明言有死证。至于有人认为阳明无死证是指阳明病辨治得当容易治愈而言，并不包括失治或误治的阳明病在内。这种认识仍然是欠妥的，试问辨治得当，何病不愈，岂独阳明病无死证吗?

因此，伤寒病入阳明，热盛燥实，虽然寒已化热，而其寒已无所复传，但其热邪是可以传经的，因为热极化火，不仅可以伤及脾阴心血肾水，而且可以引动肝风。如阳明篇所谓"直视谵语喘满者死""若剧者，发则不识人，循衣摸床，惕而不安，微喘直视，脉弦者生，涩者死"等，即其例证。所以阳明病并不一定是无所复传的，也不能说它是没有死证的。

### 复习思考题

①怎样理解阳明病提纲?

②阳明病经证是怎样形成的? 为什么要用白虎汤主治? 白虎汤和白虎加人参汤证有何异同，为什么?

③阳明病腑证是怎样形成的? 为什么要用承气汤主治? 三承气汤证有何异同，为什么?

④燥屎是不是阳明腑证的病根? 承气汤是否以攻下燥屎为

主要目的？为什么？

⑤为什么《伤寒论》阳明病以热证为主？

⑥怎样理解阳明病的中寒证？

⑦阳明病变证主要有哪些？如何辨治？

# 少阳病

## 一、概述

少阳外主腠理，内属胆与三焦，为相火所寄之处，而三焦腠理又为人身水道，少阳阳气冲和，则胆中所涵阴液灵动不凝，三焦水道亦自畅利，以成其上焦如雾，中焦如沤，下焦如渎之功。又因足少阳胆与肝相表里，同属木而主风，手少阳三焦为肾之火腑，乃命火游行之地（《金匮要略》谓腠理乃三焦通会元真之处）。所以伤寒郁阳化热，传至少阳，多现风火阳证，或现寒郁热的阴阳错杂证，且因腠理外通肌肉皮肤，胆又内通胃肠，三焦司全身水道和各脏腑关系也很密切，故少阳受病，其牵涉面也是很广的。因此，少阳病约可分为：①本证：少阳病本证有经腑之分，经证如小柴胡汤证，腑证如黄芩汤证等。②变证：少阳病变证可以遍及诸经，如柴胡桂枝汤证、大柴胡汤证、柴胡加龙骨牡蛎汤证等。至于少阳主半表半里的位置问题，颇多争论，有的认为是介于太阳阳明之间，有的认为是介于三阳三阴之间（即阳明太阴之间），各是其是，尚无定论。其实这个问题不能机械地对待，因为：①从太阳主皮肤，阳明主肌肉，少阳主腠理（这里的腠理作网膜解）的浅深层次来看，则少阳应在阳明太阴之间。②从太阳主皮肤属表，阳明主胃肠属里，少阳主腠理属半表半里来看，则少阳应在太阳阳明之间。③从疾病传经的机制来看，则更难固定，由于内外因的复杂和失治误治的不同，少阳病既可由太阳传来，也可由阳明传来，且可由阴经转出。因此，这个问题是必须灵活对待的。

（263）少阳之为病，口苦咽干目眩也。

少阳胆与三焦为相火所寄之处，而胆又属木主风。故伤寒郁阳化热传至少阳，多现风火上炎证。本条所谓"口苦咽干目眩"，就是少阳风火上炎的主要症状。如方中行说："口苦咽干，热聚于胆也，眩，目旋转而昏运也，少阳属木，木生火而主风，风火扇摇而燔灼，所以然也。"但柯韵伯说："口咽目三者，不可谓之表，又不可谓之里，是表之入里，里之出表处，所谓半表半里也。"以口咽目属之半表半里，似嫌牵强，不如程郊倩所说的："少阳在六经中典开合之枢机，出则阳，入则阴，凡客邪侵到其界，里气辄从而中起，故云半表半里之邪。半表者，指经中所到之风寒而言，所云往来寒热、胸胁苦满等是也；半里者，指胆腑而言，所云口苦咽干目眩是也。表为寒，里为热，寒热互拒，所以有和解一法，观其首条所揭口苦咽干目眩之症，终篇总不一露，要知终篇无一条不具有首条之症也，有此条之症，而兼一二表症，小柴胡汤方可用。"如果有此条证而无风寒表证者，似宜用黄芩汤主治，因为本方实得小柴胡汤和里之半。

（264）少阳中风，两耳无所闻，目赤，胸中满而烦者，不可吐下，吐下则悸而惊。

本条应与（263）条合看，因为本条也属少阳风火证，本条的耳聋、目赤、胸满、心烦和（263）条的口苦、咽干、目眩都是因为风火上炎而动摇所致。风邪外中少阳，而少阳伏火内应，故起病即见耳聋、目赤、胸满、心烦。少阳病在半表半里，只宜和解，不可汗、吐、下。但胸满证属有形痰饮内结的则可吐，如（166）条所谓"胸中痞硬"，（324）条所谓"胸中实"，（355）条所谓"邪结在胸中，心下满而烦"等，都可用瓜蒂散涌吐。本条的胸满证是因无形热邪内壅而成，宜用清法，而不宜用吐法，病在上焦，更不可用下法，如果用误吐下法，必致津液受伤，而使风火愈炽，少阳与厥阴相为表里，少阳病甚，势必侵涉厥阴，厥阴风木内动，肝魂不宁，多现惊悸等。此时选方，如果兼有少阳证未解的，似可用柴胡加龙牡汤。如果少阳证罢而但现厥阴证的，则从厥阴病论治。

（265）伤寒，脉弦细，头痛发热者，属少阳，少阳不可发汗，发汗则谵语，此属胃，胃和则愈，胃不和，烦而悸。

头痛发热属表证，当分三阳辨治。病在太阳的头痛发热多脉浮紧，病在阳明的头痛发热多脉浮大，病在少阳的头痛发热多脉浮弦。本条属少阳表证，故现头痛发热而脉弦（必是浮弦），其所以弦而细者，是因初病寒邪束表所致，不可作血虚解。少阳病在半表半里，宜用和解法，不可用发汗法，如果误用发汗法，必致津液受伤，风火愈炽，而使病机恶化，或传阳明，或入厥阴，如（264）条所说的即属于后者，本条所说的即属于前者。正由于本条的谵语烦悸等症，是因误汗而病由少阳传入阳明所致，所以说"此属胃"。其病既属阳明胃不和，自宜和胃，此时选方，如果兼有少阳证未解的，似可用大柴胡汤或柴胡加芒硝汤，如果少阳证罢而但见阳明证的，则从阳明病论治。

（269）伤寒六七日，无大热，其人躁烦者，此为阳去入阴故也。

（270）伤寒三日，三阳为尽，三阴当受邪，其人反能食而不呕，此为三阴不受邪也。

（271）伤寒三日，少阳脉小者，欲已也。

（272）少阳病欲解时，从寅至辰上。

病在少阳，有正胜邪负而病退的，如（271）条所说"伤寒三日，少阳脉小者，欲已也"，（270）条所说的"伤寒三日，三阳为尽，三阴当受邪，其人反能食而不呕者，此为三阴不受邪也"便是；有邪胜正负而病进的，如（269）条所说的"伤寒六七日，无大热，其人躁烦者，此为阳去入阴故也"便是。今分释如下：

（271）条：伤寒病在太阳脉多浮紧或浮缓，病传阳明脉多浮大或沉实，病传少阳脉多浮弦。本条所谓"伤寒三日"，正当正传少阳的时候，此时如果脉现浮弦而症现往来寒热、胸胁苦满等，则是邪随正传到少阳，为病进；如果脉不现弦而现小，既无往来寒热、胸胁苦满等少阳证，又无发热恶寒、头项强痛等太阳证，也无三阴现症的，则属正胜邪负，为病退，所以说"欲已"。这和太阳篇（5）条所说"伤寒二三日，阳明少阳证不见者，为不传也"，（4）条所说的"脉若静者，为不传也"，是一致的。脉小和脉静既属邪退正安，其脉必虚软和缓而决不数急。

（269）条：伤寒病至六七日之久，身热已见轻微，如属外邪渐解，必然热减而神情舒适。今热减而躁烦不安，可见本条所谓"无大热"，非外邪渐解，而是外邪内侵，这和太阳篇（4）条所说的"脉若静者，为不传，颇欲吐，若躁烦，脉数急者，为传也"，基本上是一致的。如舒驰远说："少阳病六七日加烦躁，邪乃渐入阳明之里，法宜小柴胡合白虎而兼解之。"《伤寒论译释》认为，无热是因邪已入里，故外表反觉热势稍轻，与太阳篇（63）（162）条麻杏甘石汤证无大热同一机转。但也有人认为，本条所谓"阳去入阴"，是指阴经之里。而非指阳经之里。如唐容川说："此节言少阳从半里而入阴经也……少阳三焦是人通身之网膜，或从半表而出阳，或从半里而入阴。"张隐庵也说："此病少阳而入于少阴也……去太阳，故无大热，入于少阴故躁烦也。"此外，还有人认为"阳去入阴"是由表传入六经之里的。如柯韵伯说："阴者指里而言，非指三阴也。或入太阳之本而热结膀胱，或入阳明之本而胃中干燥，或入少阳之本而胁下硬满，或入太阴而暴烦下利，或入少阴而口干咽燥，或入厥阴而心中疼热，皆入阴之谓。"以上各种见解，都可作为参考，临床时，必须全面参合脉症来决定。例如，躁烦而舌苔黄、脉洪实的，自属传入阳明之里；躁烦而舌淡白、脉微细的，自属传入少阴之里等。但从本条无大热来看，似以渐入阳明为是，因邪入少阴多无热。不过，阳证转阴，也有热势由高渐低以至于无热的，只要脉沉微细，虽身有微热，亦当考虑到邪渐陷入少阴。因此，仍然不可拘执。

（270）条：伤寒病至三日，正传三阳经尽，即当进入三阴，此时三阴是否受邪，以胃气强弱为转移。故柯韵伯说"三阴受邪，病为在里，故邪入太阴腹满而吐食不下，邪入少阴欲吐不吐，邪入厥阴饥而不欲食，食则吐蛔……若胃阳有余则能食不呕，可预知三阴之不受邪矣。盖三阳皆看阳明之转旋，三阴之不受邪者，借胃为之蔽其外也。则胃不特为六经出路，而实为三阴外蔽矣。胃阳盛则寒邪自解，胃阳虚则寒邪深入阴经而为患，胃阳亡则水浆不入而死，要知三阴受邪，关系不在太阳而全在阳明矣。"因此，能食不呕为胃气强，则三阴不受邪；若不能食而吐为胃气弱，则三阴易受邪。

有人据本条而认为少阳是介于三阳三阴之间的，即少阳为三阳之尽，过此便是三阴。如唐容川说："三阳为尽，三阴当受邪，此二句，又将少阳面目全行托出，见少阳三焦之膜网，外通阳明太阳之表，内通太阴少阴厥阴之里。三阳为尽，谓从太阳之皮毛，入阳明之肌肉，至少阳之膜网，是三阳之界限已尽矣……上节言烦躁是入厥阴、少阴，此节言不呕能食是不入太阴，则凡出阳入阴，全从膜网中往来，而少阳三焦之义明矣。"此可供参考。

（272）条：尚待研究，未敢曲解，姑存阙疑。

（267）若已吐下发汗温针，谵语，柴胡证罢，此为坏病，知犯何逆，以法治之。

少阳病在半表半里，宜用小柴胡汤和解，禁用汗、吐、下法，已如上述。假使误用汗、吐、下等法，以致变成坏病的，必须辨明原因所在，随证立法选方。本条所谓"若已吐下发汗温针，谵语，柴胡证罢"者，如其谵语是因病传阳明或厥阴所致，当从阳明或厥阴病论治，如属传入他经而现他证的，当从该经病论治，即所谓"知犯何逆，以法治之"。

## 二、本证

少阳病本证有经证和腑证的区别，经证是因伤寒郁热于少阳之经（寒郁在经而腑热内应）所致，多现有寒热往来、胸胁苦满喜呕等症，宜用小柴胡汤主治；腑证是因伤寒化热入少阳之腑（经中寒已化尽而腑中木火独炽）所致，多现有口苦咽干目眩等症，宜用黄芩汤主治。但在这里必须说明的是：腑证纯属少阳里证，经证则属少阳表里同病而侧重于在表之经。因此，少阳病以口苦咽干目眩为提纲，也和阳明病以胃家实为提纲一样，虽然可以概括经腑两证在内，但以腑证为主。且经证在表，近于太阳，故少阳病小柴胡汤证也和阳明病白虎汤证一样，多数列在太阳篇。本讲义为了加强其系统性，并保持其联系性，故将太阳篇中的白虎、柴胡证分别复出阳明、少阳篇中详加讨论，而在太阳篇中则仅约略提示以存其本来面目。

（266）本太阳病不解，转入少阳者，胁下硬满，干呕不能食，往来寒热，尚未吐下，脉沉紧者，与小柴胡汤。

（96）伤寒五六日中风，往来寒热，胸胁苦满，嘿嘿不欲饮食，心烦喜呕，或胸中烦而不呕，或渴，或腹中痛，或胁下痞硬，或心下悸，小便不利，或不渴、身有微热，或咳者，小柴胡汤主之。（移自太阳篇，复出）

（97）血弱气尽，腠理开，邪气因入，与正气相搏，结于胁下，正邪分争，往来寒热，休作有时，嘿嘿不欲食，脏腑相连，其痛必下，邪高痛下，故使呕也，小柴胡汤主之，服柴胡汤已，

渴者属阳明，以法治之。（移自太阳篇，复出）

（98）得病六七日，脉迟浮弱，恶风寒，手足温，医二三下之，不能食，而胁下满痛，面目及身黄，颈项强，小便难者，与柴胡汤，后必下重，本渴饮水而呕者，柴胡汤不中与也，食谷者哕。（移自太阳篇，复出）

（99）伤寒四五日，身热恶风，颈项强，胁下满，手足温而渴者，小柴胡汤主之。（移自太阳篇，复出）

（148）伤寒五六日，头汗出，微恶寒，手足冷，心下满，口不欲食，大便硬，脉细者，此有表，复有里也，脉沉亦在里也，汗出为阳微，假令纯阴结，不得复有外证，悉入在里，此为半在里半在外也，脉虽沉紧，不得为少阴病，所以然者，阴不得有汗，今头汗出，故知非少阴也，可与小柴胡汤，设不了了者，得屎而解（移自太阳篇，复出）

（101）伤寒中风，有柴胡证，但见一证便是，不必悉具，凡柴胡汤病证而下之，若柴胡证不罢者，复与柴胡汤，必蒸蒸而振，却复发热汗出而解。（移自太阳篇，复出）

（143）妇人中风，发热恶寒，经水适来，得之七八日，热除而脉迟身凉，胸胁下满，如结胸状，谵语者，此为热入血室也，当刺期门，随其实而泻之。（移自太阳篇，复出）

（144）妇人中风，七八日续得寒热，发作有时，经水适断者，此为热入血室，其血必结，故使如疟状，发作有时，小柴胡汤主之。（移自太阳篇，复出）

（145）妇人伤寒，发热，经水适来，昼日明了，暮则谵语，如见鬼状者，此为热入血室，无犯胃气，及上二焦，必自愈。（移

自太阳篇，复出）

少阳病经证，以往来寒热、胸胁苦满为主症，并多现有心烦、喜呕、不欲食、脉浮弦等兼症，宜用小柴胡汤和解。今就以上条文分释如下：

（96）和（97）条可以说是少阳病经证的主文，而（97）条又可以说是（96）条的自注，因此合并讨论。（96）条所记述的少阳病经证最为完备，既有往来寒热、胸胁苦满的主症，又有心烦、喜呕、嘿嘿（或作默默，即静默不言之意）不欲食等兼症，足为临床应用小柴胡汤的标准。往来寒热是因邪在半表半里，介于阴阳之间，邪正相争，时而正进邪退出与阳争则发热，时而邪进正退入与阴争则恶寒，邪正时进时退，故现往来寒热。所以（97）条说到"血弱气尽，腠理开，邪气因入，与正气相搏，结于胁下，正邪分争，往来寒热，休作有时"。这里所说的"血弱气尽，腠理开，邪气因入"，即《内经》所谓"邪之所凑，其气必虚"的意思，也就是说，外邪所以能够伤人致病，必因其人正气虚弱，不能抗拒外邪。更具体地说，外邪所以能够侵入少阳，必因少阳素虚，宿有邪伏腠理，当外感新寒时，其旧邪即内应，于是出现往来寒热的少阳经主症。关于往来寒热的病机问题，注家见解尚不一致，有的认为是出与阳争则寒，入与阴争则热，如成无己说："邪在表里之间，谓之半表半里……邪在表则寒，在里则热。今在半表半里之间，未有定处，故往来寒热也。"其意显然是说邪在半表半里，外与阳争而为寒，内与阴争则为热，或出或入，由是而寒热且往且来。唐容川也说："邪在腠理，出与阳争则寒，入与阴争则热，

故往来寒热。"尤在泾也说:"少阳者,阴阳之交也,邪气居之,
阴出而与邪争则寒,阳入而与邪争则热,阴阳出入,各有其时,
故寒热往来,休作有时也。"有的人则认为,是出与阳争则热,
入与阴争则寒,如徐忠可说:"伤寒论寒热往来为少阳,邪在
半表半里故也,疟邪亦在半表半里,故入而与阴争则寒,出而
与阳争则热,此少阳之象也。"方中行也说:"往来寒热者,
邪入躯壳之里,脏腑之外,两夹界之隙地,所谓半表半里,少
阳所主之部位。故入而并于阴则寒,出而并于阳则热,出入无
常,所以寒热间作业。"黄坤载也说:"少阳经在太阳阳明之里,
三阴之表,表则二阳,故为半表,里则三阴,故为半里,半表者,
居二阳之下,从阳化气而为热,半里者,居三阴之上,从阴化
气而为寒。"以上两种见解,似以后者较妥。因为所谓出入,
应该包括邪正两方面而言,阴阳是指人身阴分、阳分的表里部
位而言,邪在少阳半表半里,处于人身阳分与阴分之间,正驱
邪出(阳胜)而争于阳分则但发热而不恶寒,邪遏正入(阴胜)
而争于阴分则但恶寒而不发热。所谓出,应该是指人身正气驱
邪外出,所谓入,应该是指外邪抑遏人身正气而内入。从而可知,
少阳病寒已而热时是正胜,其热已而寒时是邪胜。故陈修园说:
"邪正不两立,则分争,正胜则热,邪胜则寒。"至于所谓"休
作有时",是说少阳病有时寒而不热,有时热而不寒,并非说
寒热定时发作与疟疾一样,虽然疟疾不离少阳,但疟疾寒热往
来是有定时的发作,少阳病寒热往来是无定时的休作,是同中
有异的。胸胁苦满是因邪壅少阳之经,而少阳经脉行身之侧而
主胁,所以(97)条说"邪气因入,与正气相搏,结于胁下",

外邪侵犯少阳,壅遏于胸胁之间,故现胸苦满。至于心烦、喜呕、嘿嘿不欲饮食等,则是因为少阳风木夹火上炎,扰胃乘心所致。正由于少阳病属邪在半表半里,寒热虚实夹杂所致,所以非用和解的方法不能取效。而小柴胡汤就是和法的主方。从本方内容来看,柴胡为和解少阳半表半里的主药,而姜枣相配可以和表里,姜夏草苓相配可以和寒热,参草枣姜夏柴苓相配可以和虚实,面面周到,故能主治本证。但(96)条除完备地记述了少阳病的主症和兼症外,并提出了一些可能出现的或然症,这是因为少阳病有兼涉所致。如所谓"或不渴、身有微热,或咳"和"或心下悸,小便不利"等,就是因为少阳病兼有太阳表寒或里水所致。所谓"或渴""或腹中痛"等,就是因为少阳病兼涉阳明或太阴所致。因此,必须按照本证小柴胡汤方后加减法进行如下加减:①因兼涉太阳,而症现身有微热,或咳或不渴者,宜去人参、姜、枣,加桂枝、干姜、五味子;或症现心下悸,小便不利者,宜去黄芩,加茯苓。②因兼涉阳明而症现口渴者,宜去半夏加瓜蒌根。③因兼涉太阴,而现腹中痛者,宜去黄芩,加芍药(参看小建中汤证条)。又从(97)条所说的"服柴胡汤已,渴者属阳明,以法治之"来看,可见伤寒传经的邪传是无分次第的。即是说,病固有由太阳依次传入阳明以至少阳的,但也有由太阳径传少阳的,还有由少阳传到阳明的,不可偏执。如本属少阳病,但在服柴胡汤后,少阳证罢而阳明证起,现有口渴引饮等症(如大热、大烦、脉洪大等),即其病已转属阳明,当以清法取效,如白虎汤等。

(266)条病由太阳传入少阳,而现有往来寒热、胁下硬满、干呕、不能食等症的，宜用小柴胡汤主治。但小柴胡汤证一般是胁下满而不硬，脉浮弦而不沉紧，本条说胁下硬而脉沉紧，则非常例而属变例，其理详见（148）条解释中，这里姑且从略。又太阳篇"概述"中（37）条所说的"太阳病，十日已去……设胸满胁痛者，与小柴胡汤"，也是病由太阳传入少阳的例证。但少阳病，一般是胸胁苦满而不痛，如果胸胁满而且痛的，则属邪壅较甚所致。

（148）条论阳微结与纯阴结证。少阳经脉行身之侧而主胁，故邪壅少阳之经，必现胁下满证。但在这里必须指出，少阳邪壅于胁而不夹痰饮内结的，则只现胁下满，其脉多浮弦；如果兼夹痰饮内结的，则必现胁下硬满，其脉多沉紧。故（266）条症现胁下硬满而脉沉紧。由此可以推知，（148）条既有脉沉紧，就很可能胁下硬满。凡因少阳无形寒热与有形痰咳内结，以致胁下硬满，甚至阻遏阳气不得通达四肢，而现手足冷，且因上焦不通，津液不下而使大便硬的，就可以说是（148）条的"阳微结"证。

本条所谓"阳微结"与"纯阴结"，应和"阳结"与"阴结"对照。

先谈"阳结"与"阴结"证：

辨脉法篇说："其脉浮而数，能食，不大便者，此为实，名曰阳结也……其脉沉而不迟，不能食，身体重，大便反硬，名曰阴结也。"成无己注："结者气偏结固，阴阳之气不得而杂之，阴中有阳，阳中有阴，阴阳相杂以为和，不相杂以为结。浮数，阳脉也，能食而不大便，里实也，为阳气结固，阴不得而杂之，是名阳结；沉迟，阴脉也，不能食、身体重，阴病也，阴病见阴脉，则当下利，今大便硬者，为阴气结固，阳不得而杂之，是名阴结。"由此可见，阳结病在阳明，法当清泄；阴结病在太阴，法当温通。

再谈"阳微结"与"纯阴结"证：

本条所说的宜用小柴胡汤主治的"头汗出，微恶寒，手足冷，心下满，口不欲食，大便硬，脉细……沉紧"的"阳微结"证，应与上述（266）条所说的胁下硬满而脉沉紧，以及阳明篇"变证"中（230）条所说的胁下硬满而不大便互看，因为三条现症都属邪壅少阳，兼夹痰饮内结而成。阳微结和阳结不同，阳结病在阳明，宜用承气法清泄；阳微结病在少阳，宜用柴胡法和解。又本条所说的"纯阴结"证，虽然不够具体明确，但已指明属少阴病。故柯韵伯说："此为少阴少阳之疑似证。""纯阴结"既属少阴病，自和上述病在太阴的"阴结"不同。"阴结"似与"寒实结胸"相近，治法应以攻邪为主，即温与下并用。"纯阴结"似与"脏结"相近，治法应以扶正为主，即温与补兼施。因此，少阴病的"阳微结"的主症似是心下硬满连及胁下，身热汗出恶寒，手足冷，不大便，脉沉紧，舌苔白黄相兼而不滑。少阴病的"纯阴结"主症似只是心下硬满，身寒无汗，手足冷，不大便，脉沉微，舌苔白滑。前者宜用小柴胡汤和解（或按小柴胡汤方后加减法去大枣加牡蛎），后者宜用四逆汤等温化。

至于本条所说的"设不了了者，得屎而解"，则是因为少阳病的"阳微结"发展成为阳明病的"阳结"，病邪已入阳明之腑，热蒸于上故不了了（即神志不清的意思），燥结于下故不大便，从所谓得屎而解来体会，似应考虑采用大柴胡汤，或柴胡加芒硝汤，甚至承气汤。

（101）条应分成两段看，从"伤寒中风"至"不必悉具"为一段，说明在临床上认识小柴胡汤证，"但见一证便是，不必悉具"。汪苓友说："伤寒中风者，谓或伤寒，或中风，不必拘也。柴胡证者，谓邪入少阳，在半表半里之间也。但见一证，谓或口苦，或咽干目眩，或耳聋无闻，或胁硬满，或呕不能食，往来寒热等，便宜与柴胡汤……不必待其证候全具也。"但这里所说的"但见一证便是"，应该是指小柴胡汤所主治的往来寒热或胸胁苦满的主要症状而言，若但见心烦喜呕、嘿嘿不欲饮食、口苦咽干目眩等症中的一个症状，而便与小柴胡汤，必不能免于差谬。从"凡柴胡汤病证"至"发热汗出而解"为一段，这里所说的"必蒸蒸而振，却复发热汗出而解"，就是战汗的意思。这和太阳篇"变证"中（149）条前段内容相同，这两条说明了少阳病居半表半里之间，法当用小柴胡汤和解而愈，如果误用承气汤等下法（即使少阳病兼有阳明里证，也只宜大柴胡汤等和解兼下法），就有邪气内陷而变成为结胸或痞满证者，也有少阳病证仍在，得小柴胡汤而邪气出表，战汗而解者。章虚谷说："少阳病误下则元气伤而邪不解，幸其无他变，而柴胡证不罢者，复与柴胡汤和解，盖以人参助元气，余皆通调升降之药，故能使阳气旋复，蒸蒸而振，发热汗出而解也。"此解和辨脉法篇所谓"此为本虚，故当战而汗出也"，是一致的。

（143）（144）（145）条和阳明篇"变证"中（216）条，又见《金匮要略》妇人杂病篇，都属热入血室证。一般认为，血室即妇人子宫，如《程氏医彀》指出，子宫即血室，亦即《内经》所谓女子胞和《巢氏病源》《产宝方》所谓胞门子户。但有的注家则认为血室是指冲脉（因冲为血海）或肝脏（因肝藏血）。其实三说是可以相通的。因为妇女经水虽然由子宫下行，但和冲脉、肝脏有密切关系。故《医门棒喝》说："冲脉为血海，故昔人指血室为冲脉。然肝为脏血之地，故血海为肝所生，而仲景有刺期门之法，期门肝之募也，妇人经水由冲脉而下。"这里所谓热入血室即指妇人在月事期间染患伤寒、中风，邪热由表入里由气及血而言。今分释如下：

（143）条妇人当中风发热恶寒的时候，而经水适来，经过七八日，如其经净热除、脉迟身凉，而诸恙悉平的，为自愈；如其经水未净热除、脉迟身凉，而胸胁下满如结胸状谵语的，为热入血室，当刺期门以泻血中实热。

（144）条紧接上条而言，即是说，妇人当中风发热恶寒的时候，而经水适来，经过七八日，经水断而续发寒热休作有时，如疟状的，亦为热入血室，宜用小柴胡汤主治。但小柴胡汤只能主治寒热如疟，不能主治血结，因本条明言"其血必结"，故多数注家认为必须加味。如钱天来认为可加牛膝、桃仁、丹皮之类；许叔微、张璧、杨士瀛则主张加生地黄、牡丹皮、五灵脂等。其实小柴胡汤中应否加血药，当以有无血证为标准，如其经断而少腹有所苦（如硬满胀痛等）的，当加血药，否则不应加用。

（145）条妇人当伤寒发热的时候，而经水适来，昼日明了，暮则谵语如见鬼状的，亦为热入血室。但其所谓"治之无犯胃气及上二焦必自愈"，并不一定是说可以不药而愈，也可以说其病不在太阳、上焦和阳明、中焦，必不可因其发热而误发太阳之表，或因其谵语而误攻阳明之里，如果不犯上、中二焦之禁，而依法采用小柴胡汤或刺期门，自可药到病除。

以上三条原列太阳篇，明言热入血室，是因妇人伤寒中风而经水适来或适断所致。但阳明篇"变证"中（216）条的热入血室则未明言妇人病，因此有人认为太阳三条的热入血室属妇人病，而阳明一条的热入血室则属男女均有之病，可供参考。阳明谵语本宜用承气法，但热入血室的谵语则不能用，只宜刺期门，以泻血中实热。阳明病本多汗，但热邪结聚于腑，则其汗多局限手足，而难以透彻周身。本条所谓"但头汗出"者，是因热入血室所致。热入血室的但头汗出和阳明腑热的手足汗出，虽然部位不同，但都不能透彻周身，这是因为热已由表入里。热邪在表固多自汗，热邪入里则多无汗，其所以阳明腑热而手足汗出者，由于胃主四肢，热入血室而但头出汗者，由于肝脉上头，而四肢为诸阳之本，头为诸阳之会。本条热入血室的但头汗出，经刺期门后，则里热解而阴阳和，故周身濈然汗出而愈。

综观上述热入血室证，有来自太阳或阳明之别和陷入少阳或厥阴之分。（143）（144）（145）条的热入血室证是来自太阳者；（216）条的热入血室证是来自阳明者；（144）条是由太阳陷入少阳者；（145）（216）条是由太阳或阳明陷入厥阴者；（143）条是由太阳陷入少阳与厥阴者。陷入少阳的，必现有寒热如疟状或胸胁下满如结胸状证，宜用小柴胡汤和解；陷入厥阴的，必现有谵语（昼日明了，暮则谵语，如见鬼状）证，这是因为热入血室而肝魂为之不宁所致，宜刺期门以泻热宁魂。如属少阳与厥阴同病，则宜在外刺期门的同时，内服小柴胡汤。因此，（143）条既现有胸胁下满的少阳证，又现有谵语的厥阴证，恐非但刺期门能收全效，似应兼服小柴胡汤为妥。

## 小柴胡汤方

柴胡半斤　黄芩三两　半夏半升洗　人参三两　甘草炙　生姜切各三两　大枣十二枚擘

以水一斗二升，煮取六升，去滓，再煎取三升，温服一升，日三服。若胸中烦而不呕者，去半夏人参，加瓜蒌实一枚。若渴，去半夏，加人参，合前成四两半，瓜蒌根四两。若腹中痛者，去黄芩，加芍药三两。若胁下痞硬，去大枣，加牡蛎四两。若心下悸、小便不利者，去黄芩，加茯苓四两。若不渴，外有微热者，去人参，加桂枝三两，温覆微汗愈。若咳者，去人参大枣生姜，加五味子半升，干姜二两。

（172）太阳与少阳合病，自下利者，与黄芩汤，若呕者，黄芩加半夏生姜汤主之。

本条只现有呕利证，而云太阳与少阳合病，又云与黄芩汤，显然不相符合，必有错简或脱简。故朱肱补充说："下利而头疼胸满，或口苦咽干，或往来寒热而呕，其脉浮大而弦者，是其证也。"朱氏虽有凑合之处，但其补出口苦咽干脉弦等症，则是值得参考的。因为口苦咽干目眩为少阳腑证的主要症状，而黄芩汤即少阳腑证的主方。人所共知，主治少阳病的小柴胡汤为和解半表半里的主方，方中主药为柴胡、黄芩两味，柴胡散经中半表之寒，黄芩清腑中半里之热。如《医宗金鉴》说："邪正在两界之间……故立和解一法，既以柴胡解少阳在经之表寒，黄芩解少阳在腑之里热，犹恐在里之太阴正气一虚，在经之少阳邪气乘之，故以姜枣人参和中而预壮里气，使里不受邪，还表以作解也。"因此，黄芩汤在小柴胡汤的基础上，减去柴胡、半夏、生姜、人参的升散温补，加上芍药的酸寒收敛，既用黄芩以清胆火，又用芍药以平风木，且配甘草大枣以培木克之土，这样，就把一个和解少阳半表半里的主方，变成了一个清和少阳半里的主方了。所以《医宗金鉴》又说："今里热甚而自下利，则当与黄芩汤清之，以和其里也。若呕者更加姜夏，是清和之中兼降法也。"且黄芩汤在清和中兼有益阴作用。如汪苓友说："太少合病而至下利，则在表之寒邪，悉郁而为里热矣，里热不实，故与黄芩汤以清热养阴，使里热清而阴气得复。"它与小柴胡汤在和解中兼益气者大不相同，这是因为小柴胡汤证是寒邪郁于半表之经，故须人参姜枣预壮里气，以防阴邪伤阳而内陷；而黄芩汤证是热邪炽于半里之腑，故须芍药甘枣预养里阴，以防阳邪伤阴而内陷。又从汪苓友所谓"太少合病而至下利，则在表之寒邪，悉郁而为里热"来体会，似亦可以理解为始则太阳少阳合病而现表寒里热证，终则表寒郁阳化热尽行归并于里，太阳证罢而少阳证剧，既属少阳病，自必有口苦咽干目眩，如果这样体会不错的话，则本条始由太少合病而终成少阳独病的腑证，当是在口苦咽干目眩的主证下，兼见下利之证，从可知其炽盛于腑的木火，不仅上炎清窍，而且下迫浊道，斯时治以黄芩汤，可谓恰到好处。如属太少合病的下利，显非黄芩汤所宜，故张盖仙说："太少二阳合病，法当合用桂枝柴胡……此至当不易之法也，黄芩汤渺不相涉矣，断不可用。"有人认为，这里所谓太阳是指膀胱内蕴湿热而言，凡木郁土中的湿热下利，少阳木火下迫，而同时太阳膀胱又有湿热而小便不利的，就可与黄芩汤，因为黄芩和芍药，不仅能清火平木，而且能利小便。这种认识仍然是有些牵强的，即使太阳膀胱有湿热，也应合用五苓或猪苓法，似非单用黄芩汤所能收效。

至于黄芩汤加半夏、生姜之义，有的认为是和胃降逆，但从本证属少阳来看，似乎不够深切；有的认为是和半表，即是说，黄芩汤主治少阳半里证，若兼呕，则半表尚有邪郁，当加姜夏以温散之，但从柴胡主半表来看，似亦不很恰当。其实，黄芩汤主治寒化热的少阳半里证，而黄芩加半夏生姜汤则主治寒郁热的少阳半里证（如果寒郁热于少阳半表之经，必用柴胡，决非半夏、生姜所能胜任）。辨证要点在于：寒化热的黄芩汤证，舌苔黄而不白，不兼呕吐痰水，寒郁热的黄芩加半夏生姜汤证，舌苔白黄相间，多兼呕吐痰水。

基于上述，少阳病经腑两大主证，寒热往来、胸胁苦满属寒郁热所致，宜用小柴胡汤调和寒热，其法散中有清；口苦咽干目眩属寒化热所致，宜用黄芩汤清和其热，其法只清不散。虽然两方都属和法，但小柴胡汤和而能散，适宜于少阳病偏经之半表者；黄芩汤和而能清，适宜于少阳病在腑之半里者。但此义在本论中是隐而未发的，我们必须重视后世注家的发挥，使之明确起来，更好地为临床服务。

## 黄芩汤方

黄芩三两　芍药二两　甘草二两炙　大枣十二枚擘

以水一斗，煮取三升，去滓，温服一升，日再夜一服。

### 黄芩加半夏生姜汤

即黄芩汤中加半夏半升，洗，生姜一两半，切。

煎服法同黄芩汤。

## 三、变证

少阳位居半表半里，处于阴阳之间，外邻二阳，内贴三阴，故少阳病变证可以逼涉诸经。但少阳原篇条文简略，不够详备，当全面参照他篇，尤其是太阳篇。例如：太阳病兼少阳的，如（98）（99）（142）（146）（147）（171）条的头项强痛而胸胁苦满往来寒热等；少阳病兼阳明的，如（103）（104）（136）（165）条的大柴胡汤证和柴胡加芒硝汤证等；少阳病兼太阴的，如（100）条的小柴胡汤证等；少阳病传少阴、厥阴的，如（264）（107）条的烦谵惊悸等。

（98）得病六七日，脉迟浮弱，恶风寒，手足温，医二三下之，不能食，而胁下满痛，面目及身黄，颈项强，小便难者，与柴胡汤，后必下重，本渴饮水而呕者，柴胡汤不中与也，食谷者哕。（移自太阳篇，复出）

（99）伤寒四五日，身热恶风，颈项强，胁下满，手足温

而渴者，小柴胡汤主之。（移自太阳篇，复出）

（142）太阳与少阳并病，头项强痛，或眩冒，时如结胸，心下痞硬者，当刺大椎第一间，肺俞肝俞，慎不可发汗，发汗则谵语脉弦，五日谵语不止，当刺期门。（移自太阳篇，复出）

（150）太阳少阳并病，而反下之，成结胸，心下硬，下利不止，水浆不下，其人心烦。（移自太阳篇，复出）

（171）太阳少阳并病，心下硬，颈项强而眩者，当刺大椎肺俞肝俞，慎勿下之。（移自太阳篇，复出）

（146）伤寒六七日，发热微恶寒，支节烦痛，微呕，心下支结，外证未去者，柴胡桂枝汤主之。（移自太阳篇，复出）

（147）伤寒五六日，已发汗而复下之，胸胁满微结，小便不利，渴而不呕，但头汗出，往来寒热，心烦者，此为未解也，柴胡桂枝干姜汤主之。（移自太阳篇，复出）

这几条都属太阳病兼少阳病。今分释如下：

（98）（99）（142）（150）（171）条可以合并讨论，因为它们的主要证候基本相同，即在太阳证方面有发热恶风寒、头项强痛、支节痛、脉浮等，在少阳证方面有胁下或心下痞硬满痛、头眩等。其同中稍异的是：（98）条属病在太阳因误治而涉及少阳与阳明者，故既现有脉迟浮弱、恶风寒、颈项强、小便难等太阳证，又现有胁下硬满不欲食等少阳证和面目及身黄手足温等阳明证。本证复杂如此，自非小柴胡汤所能胜任，所以说"柴胡汤不中与也"，如果与小柴胡汤病不为减，反加下利后重，口渴而饮食则呕哕者，是因湿热内盛而木郁土中所致。本证究应如何处理，当视病机重心何在，如能抓住重点，自可药到病除。（99）条属病在太阳未经误治而涉及少阳与阳明者。故既现有身热恶风颈项强等太阳证，又现有胁下满等少阳证和口渴等阳明证。本条如其病机重心在少阳，自可用小柴胡汤主治，否则就不中与之了。（142）（150）（171）三条所说的太阳与少阳并病，实即偏表的少阳病，应与（146）条的柴胡桂枝汤合看。（142）（171）条所说的"头项强痛"和（146）条所说的"发热微恶寒，支节烦痛"证同属邪束太阳所致，（142）条所说的"时如结胸，心下痞硬"和（146）条所说的"心下支结"证同属邪壅少阳所致（邪壅少阳的胸胁苦满证有时和邪结胸胃的结胸证相似而实非），其病既属太阳与少阳同病，治法自应和、汗兼施，如用柴胡桂枝汤等。但这里所采用的针刺大椎、肺俞、肝俞三穴，也可以收到解表和里的效果。本证如果误治，必致发生变证，如（150）条所说的"而反下之，成结胸，心下硬，下利不止，水浆不下，其人心烦"，就是因为误治所致。但结胸证多大便秘结，（150）条因误下成结胸而下利不止，必须分清虚实论治。如其下利暴注下迫，稠黏臭秽，兼有苔黄脉数有力的，是属实热；下利澄澈清稀不臭，而兼舌淡脉迟无力的，则属虚寒。前者仍当以攻邪为主，后者则应以扶正为主。从大柴胡汤证条所列举的心下痞硬、烦呕下利等来看，基本与（150）条所列举的心下硬、下利不止、水浆不入、心烦等相同，似可同治。但薛步云说："此不可用陷胸汤，即小柴胡亦未甚妥，半夏泻心汤庶几近之。"这是从邪实来看。若从正虚来看，多数注家认为不治，因为下利不止，关闸已坏，水浆不下，胃气已竭。

（146）条伤寒病至六七日，仍现发热恶寒、支节烦痛，可知太阳表证未解,同时又现微呕心下支结证,可知病已涉及少阳。故章虚谷说:"标伤寒者,虽经六七日必仍无汗脉紧也。发热微恶寒,支节烦痛,则太阳未解,微呕,心下支结,则少阳证见也。少阳禁汗,故虽伤寒不能从麻黄例,主以柴胡桂枝从少阳以达太阳,盖少阳为枢,太阳为开,转其机枢而使开泄外邪也。"心下支结的"支"字要注意,心下部位分支向两旁就是胁肋部位,心下支结,实概括胸胁满而言。故程郊倩说:"结,即结胸之结,支者,偏也,撑也,若有物撑搁在胸胁间,较之痞满实为有形,较之结胸逊其沉硬,即下条之微结也,微言其势,支言其状,《素问·六元正纪大论》厥阴所至为支痛,王注支,柱妨也。"微呕与心下支结同时并现,可知属少阳喜呕之兆。柴胡桂枝汤为小柴胡汤与桂枝汤两方所合成,具有双解太阳与少阳的作用,故能主治本证。

（147）条伤寒病至五六日,已经汗下过,而病不为解,从其症现胸胁满微结、往来寒热而心烦来看,可见病在少阳,其微结应与上条心下支结互看,其往来寒热当是寒多热少（参看《金匮要略》附方外台柴胡桂姜汤治疟寒多微有热,或但寒不热,服一剂如神）。从其症现但头汗出而身无汗来看,可见太阳表有风寒未散。章虚谷说:"经络闭故身无汗,但头汗出邪热上蒸也。"汪苓友也说:"但头汗出者,此热郁于经不得外越,故但升于头而汗出。"所谓"经络闭""热郁于经不得外越",正是由于邪束太阳之表。从其胸胁满结而口渴小便不利来看,可见太阳里有水饮停蓄。本方所以用牡蛎、瓜蒌根者,乃取其软坚消痞、化痰利水之功,不可作固涩滋润解。牡蛎、瓜蒌根能利水，在差后劳复篇腰以下有水气的牡蛎泽泻散中尤为明显，当合参之。有人认为，本条的渴而小便不利，是属误治亡津液所致，但如果是亡津液，岂能再干姜桂枝柴胡？可知非是。因此，本条实属少阳与太阳同病的寒郁热证而兼水饮内结者。本方既用柴胡、黄芩、甘草以和解少阳，又用桂枝以汗解太阳之表寒，干姜、牡蛎、瓜蒌根以温散（干姜散水）清利（牡蛎、瓜蒌根利水）太阳之里水，故能主治本证。

## 柴胡桂枝汤方

桂枝去皮　黄芩　人参各一两半　甘草一两炙　半夏二合半洗　芍药一两半　大枣六枚擘　生姜一两半切　柴胡四两

以水七升，煮取三升，去滓，温服一升。

## 柴胡桂枝干姜汤方

柴胡半斤　桂枝三两去皮　干姜二两　瓜蒌根四两　黄芩三两　牡蛎二两熬　甘草二两炙

以水一斗二升，煮取六升，去滓，再煎取三升，温服一升，日三服。初服微烦，复服汗出便愈。

（103）太阳病，经过十余日，反二三下之，后四五日，柴胡证仍在者，先与小柴胡，呕不止，心下急，郁郁微烦者，为未解也，与大柴胡汤下之则愈。（移自太阳篇，复出）

（136）伤寒十余日，热结在里，复往来寒热者，与大柴胡汤……（移自太阳篇，复出）

（165）伤寒发热，汗出不解，心中痞硬，呕吐而下利者，

大柴胡汤主之。（移自太阳篇，复出）

（104）伤寒十三日不解，胸胁满而呕，日晡所发热潮热，已而微利，此本柴胡证，下之以不得利，今反利者，知医以丸药下之，此非其治也，潮热者实也，先宜服小柴胡汤以解外，后以柴胡加芒硝汤主之。（移自太阳篇，复出）

这几条都属少阳病兼阳明者，文虽四条，实只两证。从条文内容来看，大柴胡汤证主要是：往来寒热，心中痞硬，烦呕下利等。柴胡加芒硝汤证主要是：胸胁满，潮热呕利等。它们除了有往来寒热或胸胁苦满的少阳主证外，还都兼有阳明病的呕吐下利证。今分释如下：

（103）条太阳病经过十余日，在误治之后，并未陷入阴经，而仍在阳经，现有往来寒热或胸胁苦满、心烦喜呕等少阳柴胡证的，应先与小柴胡汤和解。若服小柴胡汤而病不为解，不但呕不止，烦未除，而且心下急的，可知其病已兼阳明，实属少阳与阳明同病，法当和下兼施，以双解两阳之邪，大柴胡汤法兼和下，故能主治本证。如汪苓友说："此条系太阳病传入少阳复入于胃之证。"汪切庵也说："此乃少阳阳明，故加减小柴胡小承气而为一方，少阳固不可下，然兼阳明腑证则当下，宜大柴胡汤。"徐灵胎也说："小柴胡去人参、甘草，加枳实、芍药、大黄，乃少阳阳明合治之方也。"又本条大柴胡汤证除烦呕心下急外，还可能兼有身热不恶寒、舌苔黄不大便等。因为大柴胡汤中必有大黄，这可从本条"与大柴胡汤下之则愈"句上看出来，若不加大黄，恐不成为大柴胡汤。有的注家认为，大柴胡汤中本无大黄，是值得怀疑的。

（136）条伤寒十余日，不但热结阳明，而且邪郁少阳，故宜大柴胡汤。如舒驰远说："热结在里，必大便闭结，舌苔干燥，渴欲饮冷也，而复往来寒热，大柴胡汤可用。"

（165）条所谓下利，是指"下利还须利"的热利而言，其下利必稠黏臭秽而苔黄脉数，这和寒利的澄澈清冷、舌白脉迟者不同，故可用有大黄的大柴胡汤。有的注家将下利改作不利，或者认为此证宜用大柴胡汤之无大黄者，是不够正确的。

（104）条伤寒病经过十三日不解，症现胸胁满而呕，日晡所发潮热，显属少阳与阳明同病，法当和下兼施。故程郊倩说："本证经而兼腑，自是大柴胡，能以大柴胡下之，本证自罢，何有于已而下利。乃医不以柴胡之辛寒下，而以丸药之毒热下，虽有所去而热益热，遂复留中而为实，所以下利自下利，而潮热仍潮热，盖邪热不杀谷，而逼液下利，谓协热利是也。潮热者实也，恐人疑攻后之下利为虚，故复指潮热以证之，此实得之攻后，究竟非胃实，不过邪热搏结而成，只须于小柴胡解外后，但加芒硝一洗涤之，以从前已有所去，大黄并可不用，盖节制之兵也。"所谓以丸药之毒热下，当系指含有巴豆之类的丸药而言。故汪苓友说："医用丸药，此是许学士所云巴豆小丸子药，强迫溏粪而下。夫巴豆辛烈大伤胃气，若仍用大柴胡，则枳实大黄之峻，胃中之气已不堪受其削矣。故易以小柴胡加芒硝汤，用人参、甘草以扶胃气，且微利之后，溏者已去，燥者自留，加芒硝者能胜热攻坚，又其性速下而无阻胃气，乃一举而两得也。"从这里可以看出，大柴胡汤和小柴胡加芒硝汤证的主要区别是：大柴胡汤所主治的是纯实证，故在小柴胡汤中去人参而加苦寒峻下的大黄；柴胡加芒硝汤所主治的属虚实相兼证，故在小柴胡汤中留人参而加咸寒润下的芒硝。

## 大柴胡汤方

柴胡半斤　黄芩三两　芍药三两　半夏半升洗　生姜五两切　枳实四枚炙　大枣十二枚擘　大黄二两

以水一斗二升，煮取六升，去滓再煎，温服一升，日三服。

## 柴胡加芒硝汤方

柴胡二两十六铢　黄芩一两　人参一两　甘草一两炙　生姜一两切　半夏二十铢　大枣四枚擘　芒硝二两

以水四升，煮取二升，去滓，内芒硝，更煮微沸，分温再服，不解更作。

（100）伤寒阳脉涩，阴脉弦，法当腹中急痛，先与小建中汤，不差者，小柴胡汤主之。（移自太阳篇，复出）

本条腹中急痛而脉弦，是因木克土所致，如喻嘉言说："弦为少阳之本脉……腹痛乃邪传太阴也。"木克土的腹中急痛，如因土虚招致木克者，治法当以培土为主兼抑木，宜用小建中汤；如因木郁以致克土者，治法当以疏木为主兼和土，宜用小柴胡汤。因此，本条宜用小柴胡汤主治的腹中急痛，可以说是少阳病涉太阴者，并可与（96）条小柴胡汤证兼腹中痛者，宜在小柴胡汤中去黄芩加芍药互相参照。

（107）伤寒八九日，下之，胸满烦惊，小便不利，谵语，一身尽重，不可转侧者，柴胡加龙骨牡蛎汤主之。（移自太阳篇，

复出）

本条属少阳病涉厥阴与少阴者。伤寒经过八九日不解，病入少阳，少阳病是禁用汗、吐、下法的，故本篇（265）条说到"少阳不可发汗，发汗则谵语"，（264）条又说到"不可吐下，吐下则悸而惊"。假使医者不用和解而误投攻下，徒然伤耗阴液，助长少阳阳邪，少阳与厥阴相表里，少阳阳邪猖獗，引动厥阴风木，不仅内扰肝魂，而且上扰心神，故现烦惊谵语、小便不利等。其胸满必是旁连胁满，还可能兼有疼痛，这似乎可从胸满与一身尽重不可转侧同时出现看出来。柴胡加龙骨牡蛎汤具有和解少阳与镇定厥阴的作用，故能主治本证。如张路玉说："此系少阳之里证，诸家注作心经病误也。盖少阳有三禁不可妄犯，虽八九日过经下之，尚且邪气内犯，胃土受伤，胆木失荣，痰聚膈上，故胸满烦惊者，胆不宁，非心虚也。小便不利谵语者，胃中津液竭也。一身尽重者，邪气结聚痰饮于胁中，故令不可转侧。主以小柴胡汤和解内外，逐饮通津，加龙骨牡蛎以镇肝胆之惊。"徐灵胎说："此方能治肝胆之惊痰，以之治癫痫必效。"但本证虽以少阳兼厥阴为主，似不能说与少阴心神无关。

## 柴胡加龙骨牡蛎汤方

柴胡四两　龙骨　黄芩　生姜切　铅丹　人参　桂枝去皮茯苓各一两半　半夏二合半洗　大黄二两　牡蛎一两半熬　大枣六枚擘

以水八升，煮取四升，内大黄，切如棋子，更煮一两沸，去滓，温服一升。（按：本方又似是小柴胡汤加龙骨、牡蛎，观上张

路玉注可知）

## 四、小结

少阳病以"口苦咽干目眩"为提纲，这是因为手少阳三焦属火，足少阳胆属木，伤寒郁阳化热传入少阳，少阳木火内应，以致风火上炎所致。但此为寒化热的少阳腑证，其证只有热邪，而无寒邪，《伤寒论》虽未出方，后世注家大都主张用黄芩汤清解。若伤寒郁阳化热传入少阳，外寒未解，而内热已生，则成为寒郁热证，寒郁热于少阳，多致经腑同病，因寒在外而郁于经，热在内而郁于腑，又因邪正相争于少阳半表半里之地，致现往来寒热，胸胁苦满，心烦，喜呕，嘿嘿不欲食等，故宜用小柴胡汤和解。一方面用柴胡以疏散少阳经的寒邪，另一方面用黄芩以清解少阳腑的热邪，这既非太阳之表的汗法，又非阳明之里的下法，而属少阳半表半里的和法。因此，有些注家认为，往来寒热、胸胁苦满为少阳经的主症，而小柴胡汤即其主方；口苦咽干目眩为少阳腑的主症，而黄芩汤即其主方。以上是就少阳病本证而言。但由于本论少阳病以里证为主，故在少阳病本证中，应以黄芩汤主治的口苦咽干目眩为主症。又由于少阳外邻二阳，内贴三阴，故少阳病变证可以遍涉诸经。例如：太阳病兼少阳的，如柴胡桂枝汤证等；少阳病兼阳明的，如大柴胡汤证和柴胡加芒硝汤证等；少阳病涉太阴的，如小柴胡汤所主治的腹中急痛证等；少阳病涉厥阴与少阴的，如柴胡加龙牡汤证等。

## 复 习 思 考 题

①怎样理解少阳病提纲?

②少阳病经证是怎样形成的? 为什么要用小柴胡汤主治?

③少阳病腑证是怎样形成的? 为什么要用黄芩汤主治?

④少阳病变证主要有那些? 怎样辨治?

⑤如何对待少阳的位置问题?

# 太阴病

## 一、概述

太阴经分手足，足太阴经属脾而络于足阳明胃，手太阴经属肺而络于手阳明大肠。脾和肺都属阴脏，是体阴而用阳的，脾为湿土，肺为清金，其所以湿而不寒，清而不冷者，实有赖于脾阳和肺气的健行不息。如果脾肺阳气不足，失其温煦运行之职，必致阳衰阴盛而病寒湿；反之，如果脾肺阴液不足，失其濡润清肃之职，必致阳盛阴衰而病燥热。且因太阴与阳明相表里，关系密切，阳明病可以影响太阴，太阴病更能影响阳明，故太阴病寒湿，必致胃肠水谷停滞而呕吐下利；太阴病燥热，必致胃肠津液枯涸而口渴便秘。因此，太阴伤寒的本证，以吐利、腹满时痛的寒湿里证为主。但由于太阴脾合胃而同主肌肉与四肢，肺合大肠并与太阳同主皮肤，太阴土虚常常招致少阳与厥阴木克，尤其脾肺阳气根源于少阴肾中命火，故太阴病变证可以遍涉诸经，如本篇的桂枝汤证、桂枝加大黄汤证、桂枝加芍药汤证等。

（273）太阴之为病，腹满而吐，食不下，自利益甚，时腹自痛，若下之，必胸下结硬。

太阴脾肺阳气不足，不能健运，其人多有伏湿，所以太阴伤寒，多现寒湿证。如寒湿上泛则吐而食不下，寒湿壅中则腹满时痛甚至胸下结硬，寒湿下趋则下利等。本论太阴病和阳明病都有腹满疼痛、呕吐下利等，但太阴病的腹满疼痛必喜按，阳明病的腹满疼痛必拒按；太阴病的吐利必澄澈清稀而脉沉迟无力，阳明病的呕利必稠黏臭秽而脉沉数有力。且太阴病多不发热，而阳明病则必发热，显然可别。《伤寒蕴要》说："大抵泻利小便清白不涩，完谷不化，其色不变，有如鹜溏，或吐利腥秽，小便澄澈清冷，口无燥渴，其脉多沉或细，或迟，或微而无力……或恶寒蜷卧，此皆属寒也。凡热证则口中燥渴，小便或赤或黄，或涩而不利，且所下之物皆如垢腻之状，或黄或赤，所去皆热臭气，其脉多数，或浮，或滑，或弦，或洪也。亦有邪热不杀谷，其物不消化者，但脉数而热，口燥渴，小便赤黄，以此别之矣。"其所谓寒证下利，多属太阴病；其所谓热证下利，多属阳明病。至于"若下之，必胸下结硬"者，则属重伤其阳，阴邪内结所致，又与结胸痞满证不同。故程郊倩说："曰胸下，阴邪结于阴分，异于结胸之在胸而且按之痛矣。曰结硬，无阳以化气则为坚阴，异于痞满之濡而且软矣。彼皆阳从上陷而阻留，此独阴从下逆而不归，寒热大别。"朱肱且说："近人多不识阴证，才见胸膈不快，便投食药，非其治也。大抵阴证者，由冷物伤脾胃，阴经受之也，主胸填满，面色及唇皆无色泽，手足冷，脉沉细，少情绪，亦不因嗜欲，但内伤冷物，或损动胃气，遂成阴证，复投巴豆之类，胸膈愈不快，或吐或利，经一二日遂致不救，盖不知寒中太阴也。近世此证颇多，余与增损理中丸，救活颇伙。"

又张兼善说："或谓凡伤寒初受者皆在太阳，然后传于阳明、少阳也。病有自阴经而入者，未审何经先受也？夫病自阳经发者，为外感风寒，邪从表入，故太阳先受之也；病自阴经起者，为内伤生冷，饮食过多，故从太阴入也。太阴者脾也，以饮食生冷则伤脾，故腹满而吐，食不下，自利不渴……等证也。"一般来说，三阳伤寒，始于太阳，多因外感风寒而起，三阴伤寒，始于太阴，多由内伤生冷而发（当然，外感风寒也可直中入太阴之里）。因此，有人认为，太阴病应归入内伤杂病范围，汪琥且另立《中寒论》与《伤寒论》对峙。其实，仲景本来就是把伤寒和杂病合论，王叔和强分为二，汪苓友中伤对立，都是有违仲景本意的。

（278）伤寒脉浮而缓，手足自温者，系在太阴，太阴当发身黄，若小便自利者，不能发黄，至七八日，虽暴烦下利日十余行，必自止，以脾家实，腐秽当去故也。

本条应与阳明篇（187）条合看，因为这两条内容基本相同（前段完全一样，后段略有差异）。

本条所谓"伤寒脉浮而缓，手足自温者，系在太阴"，实属太阴病兼太阳的太阴表证，这和上述（273）条吐利腹满时痛的太阴里证（脉多沉缓而手足冷）是相对的。如程郊倩说："伤寒脉浮而缓，非阴脉也，手足自温，非阴证也，据脉与症，似贴太阳表边居多。"《医宗金鉴》也说："伤寒脉浮而缓，手足热者，太阳也。今手足自温……是为系在太阴也。然太阴脉当沉缓，今脉浮缓，乃太阳脉也，证太阴而脉太阳，是邪由太阳传太阴也，故曰系在太阴也。"柯韵伯且认为，手足自温只是"陪对不发热者言耳，然太明伤寒必手足温也，夫病在三阳尚有手足冷者，何况太阴（按：柯氏之意是说手足温属太阴伤寒表证，若太阴伤寒里证则必手足冷）"这些充分说明了本条"脉浮而缓，手足自温"是因寒伤太阴之经而兼太阳之表所致。寒伤在表，脉当浮紧，其所以不现紧而现缓者，以太阴主湿，寒与湿合，湿性濡缓之故；其所以不现沉缓而现浮缓者，以寒湿在表尚未入里之故。伤寒在表，多有发热，其所以不发热者，以病偏太阴，阳气较虚之故；太阴脏寒，多手足冷（脾主四肢，脾阳衰微，不能充达四末），其所以手足自温者，以伤寒在经而尚未及脏之故。"手足自温"四字十分巧妙地表明了太阴经伤寒表证兼涉太阳而尚未及脏的病情。但有人认为，"手足自温"即手足热，包括了身热在内，并说太阴湿遏多有温温发热证。但太阴湿遏的温温发热证（如湿温病），必兼有阳明内热，是因太阴湿遏而阳明热蒸所致。如果纯有太阴之湿，而无阳明之热，一般是不会发热的。不过，从本条发黄证来看，又似太阴湿中有热之候，则其说又似非无理；但发黄有阴阳之分，阳黄固属湿遏热蒸（如阳明篇187条的发黄证，就可以说是由于太阴阳明同病湿遏热蒸所致），阴黄则多有湿无热（如阳明篇259条所谓"伤寒发汗已，身目为黄，所以然者，以寒湿在里不解故也，以为不可下也，于寒湿中求之"等），又似乎不一定是湿中有热所致的发黄。因此，此说仅能供作参考，还不能因此而遽认为"手足自温"即手足热，把它们不加区别地等同起来。又本条太阴伤寒表证还可与（276）条"太阴病，脉浮者，可发汗，宜桂枝汤"合看。本条所谓发黄，究系阳黄，抑系阴黄，注家意见尚不一致，其实当全面参合脉症来决定，不必拘执。但如把本条的发黄和阳明篇（187）条的发黄来对比，则在太阴篇者应属阴黄，而在阳明篇者应属阳黄，不能因为两条内容基本相同，而肯定其发黄都属阳黄。至其所谓暴烦下利，是属阴证回阳，正胜邪退之候。如钱天来说："至七八日虽发暴烦，乃阳气流动，肠胃通行之证也，下利虽一日十余行，必下利尽而自止，脾家之正气实，故肠胃中有形的秽腐去，秽腐去则脾家无形之湿热亦去故也。"成无己也说："太阴病至七八日大便硬者，为太阴入腑传于阳明也（按：指阳明篇187条言）。今至七八日暴烦下利十余行者，脾家实，腐秽去故也，下利烦躁者死，此以脾气和，逐邪下泄，故虽暴烦下利日十余行而利必自止。"汪苓友更补充成注说："成注云下利烦躁者死，此为先利而后烦，是正气脱而邪气扰也。兹则先烦后利，是脾家之正气实，故不受邪而与之争，因暴发烦热也，下利日十余行者，邪气随腐而去，利必自止而病亦愈。"

（274）太阴中风，四肢烦疼，阳微阴涩而长者，为欲愈。

本条亦属太阴病兼太阳的太阴表证，当与太阳篇（174）条风湿证合看。一般认为，太阴中风，四肢烦疼，是因脾主四肢而风摇末疾所致，这点诸家无异辞。惟对"阳微阴涩而长者，为欲愈"的认识尚不一致，比较正确的认识是：太阴湿邪夹风在表，症现四肢烦疼，初期由于太阴湿盛阻滞气机，脉多呈现微、涩，如太阳篇（174）条所谓"风湿相搏，身体烦疼，不能自转侧，脉浮虚而涩者"，亦其例证。假使病至后期，脉由微涩而转长者，则为阴证回阳，正胜邪退的现象，所以说"为欲愈"。

（275）太阴病，欲解时，从亥至丑上。

本条尚待研究，未敢曲解，姑存阙疑。

## 二、本证

太阴病本证有经证和脏证的区别，经证是因风寒外犯太阴之经所致，多现四肢烦疼、手足自温、脉浮而缓等症，宜用桂枝汤等主治；脏证是因寒邪直中太阴之脏所致，多现吐利不渴、腹满时痛、脉沉而弱等症，宜用理中汤等主治。但太阴病本证应以脏证为主，因为经证病兼太阳，还只能说是本证中的变证。

（276）太阴病，脉浮者，可发汗，宜桂枝汤。

本条应与上述（274）（278）条合看，因为它们都属风寒外犯太阴之经的表证。如柯韵伯说："太阴主里，故提纲皆属里证。然太阴主开，不全主里也……尺寸俱沉者，太阴受病也，沉为在里，当见腹痛吐利等症，此浮为在表，当见四肢烦疼等症，里有寒邪，当温之，宜四逆辈，表有风邪，可发汗，宜桂枝汤……太阴是里之表证，桂枝是表之里药也。"程郊倩说："此太阴中之太阳也。虽有里病，仍从太阳表治，方不引邪入脏。"王肯堂说："病在太阳，脉浮无汗，宜麻黄汤。此脉浮当亦无汗，而不言者，谓阴不得有汗，不必言已。不用麻黄汤而用桂枝汤，盖以三阴兼表病者，俱不当大发汗也，须识无汗亦有用桂枝也。"陈修园说："时说以桂枝汤为太阳专方，而不知亦阴经之通方也。

又以为治自汗之定法，而不知亦治无汗之变法也。"由此可见，本条是属太阴病兼太阳而太阴里虚未甚者，故宜用桂枝汤的表中里药、攻中补药发汗，以散在经之邪，兼养在脏之正。本条还可与太阳篇（174）条桂枝附子汤证互参，因为都属风寒湿邪在表。本证如果太阴里虚较甚的，则非桂枝汤所能胜任，就有考虑小建中汤或桂枝人参汤的必要了。

（277）自利不渴者，属太阴，以其脏有寒故也，当温之，宜服四逆辈。

本条应与上述（273）条太阴病提纲合看，并可与霍乱篇（386）条理中汤证互参，因为它们都属太阴脏寒。本条所谓自利不渴，为太阴脏寒的主症，故当治以温法。如尤在泾说："自利不渴者，太阴本自有寒，而阴邪又中之也。曰属太阴，其脏有寒，明非阳经下利及传经热病之比，法当温脏祛寒，如四逆汤之类。"方中行说："自利不渴，湿胜也，太阴湿土，故曰有寒，四逆之辈，皆能煨土燥湿，故曰温之也。"《此事难知》说："此条虽不言脉，当知沉迟而弱。"但四逆汤实为少阴脏寒的主方，本条含糊地说宜服四逆辈，似欠明确，疑有错脱，后世注家几乎一致认为，理中汤为太阴脏寒的主方，而理中汤方仅见于霍乱病篇，因此有必要互相参照以坐实之。考本论霍乱病以呕吐而利为主症，并以温为主法，足见病属太阴脏寒所致，这和《内经》所谓"太阴所至为中满霍乱吐下"的精神也是相符的。尤其是（386）条所谓霍乱寒多不用水者理中汤主之，更与本条所谓自利不渴属太阴脏寒者契合，注家意见也多一致。如魏念庭说："风寒外邪何以遽入胃腑，则平日中气虚歉，暴感风寒透表入里，为病于内。"章虚谷说："霍乱吐利，病属脾胃。"《此事难知》说："其人病上吐下泻不止，当渴而反不渴，其脉微细而弱，理中汤主之。"《伤寒论译释》更明确地说："本方为太阴病主剂，仲景在前（159）条曾说过，理中者，理中焦，中焦是脾胃所司，脾主升，胃主降，中气失守，升降无权，清浊混乱，故吐利并作。方中以人参补中益气，干姜温中散寒，白术健运中土，甘草坐镇中州，中气既立，则清自升，浊自降，而吐泻自平。"基于上述，太阴脏寒，应以吐利不渴、腹满时痛、手足冷、脉沉迟弱为主症，并应以理中汤为主方。当然，本条既明言宜服四逆辈，自然也可用四逆汤，只是略嫌药过病所而已。必须指出，太阴脏寒用四逆，固然力有余裕；少阴脏寒用理中，则其力必不足。因此，太阴脏寒一般应以理中汤为主方，但重证亦可用四逆汤，因为命火生脾土，脾肾关系极为密切，四逆温肾，更能温脾。

## 三、变证

太阴病变证可以遍涉诸经。例如：本篇太阴病脉浮的桂枝汤证，即属太阴兼涉太阳者；太阳篇桂枝人参汤所主治的表未解而心下痞硬、下利不止证，即属太阳兼涉太阴者；本篇桂枝加大黄汤所主治的太阴病的大实痛证，即属太阴兼涉阳明者；太阳篇小建中汤和小柴胡汤所主治的伤寒脉弦、腹中急痛证和本篇桂枝加芍药汤所主治的腹满时痛证，就可以说是太阴兼涉少阳或厥阴者；少阴篇的真武汤证，也可以说是少阴兼涉太阴者。

（276）太阴病，脉浮者，可发汗，宜桂枝汤。（复出）

本条虽属太阴病经证，实为太阴与太阳同病，故亦可归入太阴病变证中。本证虽属太阳太阴表里同病，但因里虚未甚，故可用桂枝汤发汗。桂枝汤为攻中带补的缓汗剂，而且方中甘味药多，寓有较强的培土作用，很适合于本证。

（163）太阳病，外证未除，而数下之，遂协热而利，利下不止，心下痞硬，表里不解者，桂枝人参汤主之。（移自太阳篇，复出）

本条属太阳病涉太阴者。是因太阳病误下损伤中气，不仅太阳风寒表证未解，而且太阴虚寒里证复起，以致心下痞硬、下利不止，宜用桂枝人参汤在温理中焦太阴的理中汤基础上，加桂枝以解散太阳表邪。详见太阳篇"变证"中，宜参看。

（100）伤寒阳脉涩，阴脉弦，法当腹中急痛，先与小建中汤，不差者，小柴胡汤主之。（移自太阳篇，复出）

本条属太阳与太阴同病，而兼有木克土者。从所谓"伤寒"来看，自属太阳外感，从所谓"腹中急痛"来看，则属太阴内伤，从腹中急痛而脉阳涩阴弦来看，可见是因少阳和厥阴的木气不和而乘太阴之虚以克土所致。如其病机重心在太阴之土，因土虚而招致木克，自可用小建中汤培土抑木；若其病机重心在厥阴少阳肝胆之木，则宜用小柴胡汤疏木和土。详见太阳篇"变证"中，宜参看。

（29）伤寒……反与桂枝汤欲攻其表，此误也，得之便厥，咽中干，烦躁吐逆者，作甘草干姜汤与之，以复其阳……（移自太阳篇，复出）

甘草干姜汤所主治的肢厥、烦躁、吐逆、咽干等症，是由如桂枝加附子汤所主治的阴阳两虚证误攻其表而形成的。凡属阴阳两虚的病证，治法虽然应当以扶阳为主，但还须兼顾其阴。而本方就包含着扶阳顾阴的深意在内，因为本方甘草分量倍于干姜，而且干姜是炮黑用，干姜炮黑则变辛温为苦温，它和加倍分量的甘草相配合，甘胜于温，既能温以回阳，又能甘守津还，本证服本方后，必能收到厥回吐止而神安咽润的效果。故陈古愚说："此方以甘草为主，取大甘以化姜桂之辛热，干姜为佐，妙在炮黑变辛为苦，合甘草又能守中以复阳也。论中干姜俱生，而惟此一方用炮，须当切记……仲景又以此汤治肺痿，更为神妙，后贤取治吐血，盖学古而大有所得也。"

本方干姜如不炮黑用，则只能扶阳而难以顾阴。如吴遵程说："甘草干姜汤即四逆汤去附子也（按：也可以说是理中汤去参术），辛甘合用，专复脾中之阳气，其夹食夹阴，面赤足冷，发热喘咳，腹痛便滑，外内合邪，难于发散，或寒药伤胃，合用理中不便参术者，并宜服之，真胃虚夹寒之圣剂也。"因此，本方用于脾胃虚寒证，干姜当以生用为是。

## 甘草干姜汤方

甘草四两炙　干姜二两炮

以水三升，煮取一升五合，去滓，分温再服。

（66）发汗后，腹胀满者，厚朴生姜半夏甘草人参汤主之。（移自太阳篇，复出）

腹胀满证有寒热虚实之别，一般来说，属寒的腹胀满必按之濡软，弹之声浊，并多兼有小便清，大便泄泻，舌苔白，脉沉迟无力等症；属热的腹胀满必腹皮绷急，弹之声清，并多兼有小便赤，大便秘结，舌苔黄，脉沉数有力等症；属实的腹胀满必拒按而脉实，邪不去则腹满不稍减；属虚的腹胀满必喜按而脉虚，多劳多思多食则胀满加甚，少劳少思少食则胀满减轻。本论阳明病的腹胀满证属热属实，治宜承气汤等攻下法；太阴病的腹胀满证属寒属虚，治宜理中汤等温补法。本条厚朴生姜半夏甘草人参汤所主治的发汗后腹胀满是属太阴虚寒所致，因为本方和理中汤同属太阴温补法，但本方攻中带补（人参一两，厚朴半斤），它和补中带攻的理中汤同中有异，凡太阴病虚多邪少的，宜用理中汤主治，邪多虚少的，宜用本方主治。由此不难推知，本方所主治的腹胀满证，必邪不去而胀满不减，理中汤所主治的腹胀满证，必有时轻减，可别。

　　本条可与厥阴篇（372）条参看，因为两条的腹胀满证同属虚寒所致，治法都宜温里。但（372）条属表里同病而里证较急，故先温其里而后解其表；本条属表解正虚邪滞，故专治其里。而且（372）条的阳虚较甚于本条，故温里主以四逆汤。

### 厚朴生半姜夏甘草人参汤方

　　厚朴半斤炙去皮　　生姜半斤切　　半夏半升洗　　甘草二两人参一两

　　以水一斗，煮取三升，去滓，温服一升，日三服。

　　（279）本太阳病，医反下之，因尔腹满时痛者，属太阴也，桂枝加芍药汤主之，大实痛者，桂枝加大黄汤主之。

（280）太阴为病，脉弱，其人续自便利，设当行大黄芍药者，宜减之，以其人胃气弱易动故也。

太阴脾虚，胃气必弱，治宜温补，如理中汤之类，忌用清下。故（280）条有"太阴为病，脉弱，其人续自便利……以其人胃气弱"之说。至于（279）条的桂枝加芍药汤和桂枝加大黄汤所主治的太阴病而兼用具有清下作用的芍药、大黄者，则是因为病属阴阳虚实夹杂而非纯属太阴阴证。桂枝加芍药汤证是因太阳病误下邪陷太阴而阴阳两虚木来克土所致，其腹满时痛和小建中汤证的腹中急痛同理，其脉也可能是或弦或涩的，只是腹满时痛较之腹中急痛为轻而已。桂枝加芍药汤和小建中汤比较，只少饴糖一味，他药完全相同。因此，桂枝加芍药汤虽无建中之名，而有建中之实。故张隐庵说："此即小建中汤治腹中急痛之义也。"桂枝加大黄汤证有两说，即"表里同病"和"虚实夹杂"。其关键在于桂枝汤中的芍药，其芍药和桂枝等量（芍药三两、桂枝三两）而加大黄的属表里双解法；其芍药倍桂枝（芍药六两、桂枝三两）而加大黄的属攻补兼施法。由于（279）条的桂枝加大黄汤是芍药倍于桂枝而加大黄，所以桂枝加大黄汤证是因太阳病误下，外邪内陷，太阴与阳明同病，虚实夹杂所致。由于太阴虚（阴阳两虚，木来克土），故在桂枝汤中倍芍药以培土抑木，由于阳明实，故又加用大黄以荡涤胃肠，这是攻补兼施法。但有些注家则认为，它属表里双解法，如柯韵伯说："妄下后，外不解而腹满时痛是太阳太阴并病，若大实痛是太阳阳明并病，此因表证未罢而阳邪已陷入太阴，故倍芍药以滋脾阴而除满痛，此用阴和阳法也。若表邪未解而阳邪陷入于阳明，则加大黄以润胃燥而除其大实痛，此双解表里法也。满而时痛是下利之兆，大实而痛是燥屎之征，桂枝加芍药小变建中之剂，桂枝加大黄微示调胃之方也。"以上两说，都可作为参考，不必拘执。但桂枝加芍药汤证的腹满时痛必喜按，桂枝加大黄汤证的腹大实痛必拒按，前者属虚证，多证虚脉亦虚，后者属虚实夹杂证，多证实而脉虚，可别。

（280）条紧接（279）条指出"设当行大黄芍药者，宜减之"者，因为一般太阴伤寒属阴证、虚证，多脉弱自利，宜用扶阳补虚药，忌用养阴攻实药，芍药能养阴，大黄能攻实，本来都不适用于太阴病，其所以（279）条用之者，是因病情夹杂太阴阴阳两虚，而或兼木来克土，或兼阳明腑实。但因太阴既虚，则其人必胃气弱而易动，即使当用大黄、芍药，也应酌减其量。

### 桂枝加芍药汤方

桂枝三两去皮　芍药六两　甘草二两炙　大枣十二枚擘
生姜三两切

以水七升，煮取三升，去滓，温分三服。

### 桂枝加大黄汤方

桂枝三两去皮　大黄二两　芍药六两　生姜三两切　甘草二两炙　大枣十二枚擘

以水七升，煮取三升，去滓，温服一升，日三服。

## 四、小结

太阳为三阳之始，凡外感风寒，邪从皮毛而入，必首犯太阳，而现表寒证；太阴为三阴之始，凡内伤生冷，邪从口入，必首犯太阴，而现里寒证。但太阴里寒证也可由外感风寒而发生（即太阴直中伤寒证），不必尽从内伤生冷引起。因为太阴阳气素虚之人，胃肠运化力弱，内伤生冷固易引起里寒证，而外感风寒亦多邪乘虚入而发生里寒证。太阴脏寒本证是无热、恶寒、吐利、不渴、食不下、腹满时痛而脉沉缓弱的。这是因为太阴脾肺阳虚，胃肠失其温煦，寒邪入侵，水谷不化，逆于上则吐而食不下，壅于中则腹满时痛，趋于下则下利，太阴阳虚，寒湿内盛，故口不渴而脉沉缓弱。此为太阴脏寒证，所以太阴篇说："自利不渴者，属太阴，此为脏有寒也，当温之，宜服四逆辈。"所谓"四逆辈"，并不一定是指四逆汤，后世注家一致认为，太阴本证当用理中汤主治，这是完全正确的，也是符合仲景原意的。因为"理中者，理中焦"，太阴本证属中焦虚寒所致，而理中汤则具有温中祛寒作用。至于太阴经寒证，则多与太阳有关，如太阴篇说："伤寒脉浮而缓，手足自温者，系在太阴""太阴中风，四肢烦疼""太阴病，脉浮者，可发汗，宜桂枝汤"等，这些条文应与太阳篇桂枝附子汤和甘草附子汤所主治的风湿证等条文互看，因为它们都属太阳太阴同病的风寒湿表证，故宜用桂枝汤以解散风寒，并加术附等以驱除寒湿。在这里，有必要提出讨论的是太阴病手足自温问题。手足自温是不是太阴病的主症之一：如果是它的主症之一，究应属之于太阴经证方面，抑应属之于太阴脏证方面？手足自温与身热有无区别？从全部《伤寒论》来看，手足冷、手足温、手足热，都有明文分别提出，显然是有区别的。必须指出，身发热的三阳病，多手足热；身不发热的三阴病，多手足不热而或温或冷，即三阴病阳虚未甚的手足多温而不冷，阳虚已甚的则手足必冷而不温。本论三阴寒证以少阴为最，伤寒病在少阴，阳虚已极，手足必冷，这是毫无疑问的。伤寒病在太阴，当其邪尚在经时，太阴里阳虽虚未甚，手足多温而不冷。故太阴篇说："伤寒脉浮而缓，手足自温者，系在太阴。"从手足自温与脉浮而缓同时出现来看，可见病在太阴之经，而不在太阴之脏，若病入太阴之脏，其阳虚已甚，则手足必冷而不温，因为脾主四肢，脾阳虚甚，不能充达四肢。故太阴篇说："自利不渴者，属太阴，此为脏有寒也，当温之，宜服四逆辈。"从宜服四逆辈来看，则四肢冷而不温，自可不言而喻。因此，手足自温似乎只能认为是辨别太阴病在经或在脏的一个佐证而已。

至于太阴病的变证可以遍涉诸经。例如：太阴病涉太阳的，如本篇的桂枝汤证，太阳篇的桂枝人参汤证；太阴病涉阳明的，如本篇的桂枝加大黄汤证；太阴病涉少阳或厥阴的，如本篇的桂枝加芍药汤证，以及太阳篇的小建中汤与小柴胡汤所主治的脉弦腹中急痛；太阴病涉少阴的，如少阴的真武汤证等。此外，太阴病阴证转阳，燥化成实，还可以转属阳明，如阳明篇"概述"中（187）条"伤寒脉浮而缓，手足自温者，是为系在太阴……至七八日，大便硬者，为阳明病也"，即其例证。

## 复习思考题

①怎样理解太阴病提纲？

②太阴伤寒有经、脏之分，如何辨证论治？

③太阴病有哪些变证？怎样辨治？

## 附：霍乱病

本论所谓霍乱病，多属宜用姜附等温热药治疗的阴寒证，并不包括后世所谓宜用芩连等寒凉药治疗的霍乱阳热证在内，这是必须首先明确的。从本篇 10 条条文来看，约可分为四法，即：

①理中法：如霍乱吐利寒多不用水者。②五苓法：如霍乱吐利热多欲饮水者。③四逆法：如霍乱吐利肢厥脉微者。④桂枝法：如霍乱吐利止而身痛不休者。这四法，不仅理中、四逆、桂枝纯属温热法，即五苓亦属利水剂中的温渗法，可见本论霍乱，是属阴寒性质的。

（382）问曰：病有霍乱者何？答曰：呕吐而利，此名霍乱。

（383）问曰：病发热头痛，身疼恶寒吐利者，此属何病？答曰：此名霍乱，霍乱自吐下，又利止，复更发热也。

（384）伤寒，其脉微涩者，本是霍乱，今是伤寒，却四五日，至阴经上，转入阴必利，本呕下利者，不可治也，欲似大便，而反矢气，仍不利者，此属阳明也，便必硬，十三日愈，所以然者，经尽故也，下利后当便硬，硬则能食者愈，今反不能食，到后经中，颇能食，复过一经能食，过之一日当愈，不愈者，不属阳明也。

（385）恶寒脉微而复利，利止，亡血也，四逆加人参汤主之。

（386）霍乱，头痛发热，身疼痛，热多欲饮水者，五苓散主之，寒多不用水者，理中丸主之。

（387）吐利止，而身痛不休者，当消息和解其外，宜桂枝汤小和之。

（388）吐利汗出，发热恶寒，四肢拘急，手足厥冷者，四逆汤主之。

（389）既吐且利，小便复利，而大汗出，下利清谷，内寒外热，脉微欲绝者，四逆汤主之。

（390）吐已下断，汗出而厥，四肢拘急不解，脉微欲绝者，通脉四逆加猪胆汤主之。

（391）吐利发汗，脉平，小烦者，以新虚不胜谷气故也。

霍乱病后世一般分寒热两证，寒霍乱（又名阴霍乱）是因寒湿内扰肠胃所致，即《内经》所谓"太阴所至，为中满霍乱吐下"和"足太阴厥气上逆则霍乱"。热霍乱（又名阳霍乱）是因暑热内扰胃肠所致，即《内经》所谓"不远热则热至，热至则身热吐下霍乱"。霍乱虽分寒热，但以湿为主因，只是偏阴则湿从寒化而成为寒霍乱，偏阳则湿从热化而成为热霍乱而已。一般来说，寒霍乱多不发热而脉沉迟，初起必不口渴，病在太阴，治宜温化，如姜附之类，热霍乱必有发热而脉数，一起即渴泻并见，病在阳明，治宜清解，如芩连之类，以此为别。从本论霍乱病篇所列举的五苓散证、理中丸证、四逆汤证、四逆加人参汤证、通脉四逆加猪胆汁汤证等条来看，显属阴寒霍乱。因为各条既现有呕吐下利、汗出肢冷、四肢拘急、脉微涩甚至微而欲绝等虚寒证，而理中四逆等方，又都属温法。这和本篇（273）（277）条所列举的证治是基本相同的。所不同的主要是腹痛的有无，即彼有腹痛，而此无腹痛，这点必须加以说明。一般来说，腹痛主要属太阴、阳明共有之症，当分寒热虚实论治。大致腹痛属寒的，多现舌苔白而脉沉迟无力等；腹痛属热的，多现舌苔黄而脉沉数有力等；腹痛属虚的，多时痛时止而喜按，其脉必无力等；腹痛属实的，多疼痛拒按，邪不解则痛终不除，其脉必有力等。其属热属实的腹痛，多属阳明病承气汤证；其属寒属虚的腹痛，多属太阴病理中汤证。腹痛主要是因为邪气壅滞于肠胃之间，正气为了驱邪外出而与之搏斗，正邪相搏，气机欲通不通而发生。故腹痛不仅表明了邪气壅滞胃肠之间，而且显示了正气尚能和邪气搏斗。由此可知，病在阳明属热属实的腹痛，因为正气抗邪力量强，邪正搏斗剧烈，所以腹痛也就比较剧烈；病在太阴属寒属虚的腹痛，因为正气抗邪力量已弱，邪正搏斗不大剧烈，所以腹痛时作时止；甚至邪胜正负，正气无力与邪气搏斗，则必无腹痛。这或许就是太阴病篇载有腹痛而霍乱病篇不载腹痛的主要理由吧。从这里可以看出，阴寒霍乱为太阴病中的重证，并多涉及少阴。因为一般太阴病只呈现吐利腹痛、脉沉无力等症，而阴寒霍乱病则多呈现吐利不腹痛而肢厥脉微等症。又霍乱吐利而四肢拘急的，即后世所谓霍乱转筋证。一般来说，转筋证分两种，一种是属于阳虚的，是因阳虚气不布津，以致筋脉失养而成，其转筋必势缓而摩擦得温则稍减，治宜扶阳布津；另一种是属于阴虚的，是因阳盛阴衰津液枯竭以致筋脉失养而成，其转筋必势急而摩擦得温则稍减，治宜养阴柔筋。前者多见于阴寒霍乱，后者多见于阳热霍乱，必须细辨。此外，霍乱还有现头痛身疼、发热恶寒等症的，如本篇（383）条所谓"病发热头痛，身疼恶寒"，（386）条所谓"头痛发热，身疼痛"，（387）条所谓"身痛不休"，（388）条所谓"发热恶寒"等，都属太阳表证。霍乱病初起属表里同病的，必既现有呕吐而利的里证，又现有发热恶寒、头痛身疼等表证；嗣后多由表入里而表证逐渐减除，但现吐利等里证；最后也有由里出表而里证逐渐减除，但现发热身痛等表证者。

从《伤寒论》霍乱病篇10条条文来看，约可分为四法，即：

理中法：如（386）条所谓霍乱寒多不用水者理中丸主之，即属此法。也就是说，霍乱吐利不渴，病属太阴虚寒（本条应与277条自利不渴者属太阴互看），宜用理中汤温之。

四逆法：如（388）（389）条的四逆汤证和（385）条的四逆加人参汤证，以及（390）条的通脉四逆加猪胆汤证等，即属此法。也就是说，霍乱吐利而手足厥冷，四肢拘急，大汗，脉微的，其病已由太阴发展到少阴，少阴阳衰阴盛，气血伤亡，这就非理中法所能胜任，而宜用四逆汤温化少阴肾寒，甚则用四逆加人参汤益气生血，更甚则用通脉四逆加猪胆汤峻温回阳。

五苓法：如（386）条所谓霍乱头痛发热、身疼痛、热多欲饮水者，五苓散主之，即属此法。也就是说，霍乱吐利而头痛发热、身疼痛、渴欲饮水的，是属表里同病，亦即既有太阴之里，而又有太阳之表，必须表里兼治，五苓散既用桂枝发散太阳之表，又用术苓猪泽燥利太阴之里，故能主治霍乱的表里同病证。在这里，应该指出，五苓散适用的霍乱表里同病证，必须是里证不重的，即是说，吐利不很剧烈而手足自温者。如果吐利剧烈，太阴里证急重，甚至陷入少阴而现肢厥脉微的，那就决非五苓法所能胜任，而必须应用理中或四逆了。有人认为，霍乱病多小便不利，五苓散能利小便，实为霍乱病的良方，此说虽有可取之处，但仍当全面辨证，随宜采用，决不能执轻方以应重病。

桂枝法：如（387）条所谓吐利止而身痛不休者，宜桂枝汤和解其外，即属此法。但这只是霍乱病愈后余邪未净的一种善后调理方法，并非霍乱病的正治。

此外，还须加以阐释的是：

（382）条为霍乱病的主证。如成无己说："三焦者水谷之道路，邪在上焦则吐而不利，邪在下焦则利而不吐，邪在中焦则既吐且利，以饮食不节，寒热不调，清浊相干，阴阳乖隔，遂成霍乱，轻者止曰吐利，重者挥霍撩乱，名曰霍乱。"于此可见，阴寒霍乱为太阴病的重证。

（383）条是说霍乱有表里同病证。如《医宗金鉴》说："头痛身疼、发热恶寒在表之风寒暑热为病也，呕吐泻利在里之饮食生冷为病也，具此证者，名曰霍乱。若自呕吐已又泻利止，仍有头痛身疼、恶寒更复发热，是里解而表不解也。"沈明宗说："吐利已止复更发热，乃里气和而表邪未解，当从解表之法，或无表证，但有腹痛吐利，此为里邪未解，当以和里为主。"

（384）条是说霍乱病机的阴阳转变。如章虚谷说："微涩非伤寒之脉，本是霍乱，先伤中气故也。今又是伤寒，却四五

日已到阴经期上，其邪转入于阴，不能化热而必利者，因本有
霍乱之呕利，今又表寒入里而下利，则上下交征，表里俱困，
其脉微涩，正不胜邪，则为不可治之病也。若当表邪入阴，欲
似大便而反矢气仍不利者，是脾家实，其邪已转属阳明，阳动
而得转矢气也，阴病转阳，故不利而便必硬矣……转属阳明后，
必当便硬，硬则能食者愈……若不愈者，其病不属于阳明，又
传于他经也。盖阴病变阳，其人元气胜而邪必解，若不愈者，
其邪非转属阳明可知矣。"

（391）条所谓"吐利发汗，脉平"，是霍乱病已瘥，所谓"小
烦者，以新虚不胜谷气故也"，是霍乱病瘥后又伤了食。因为
霍乱病新瘥，胃气虚弱，易于伤食，伤食则往往因胃中不和而
烦闷不舒，这应与差后劳复篇（398）条所谓"病人脉已解，而
日暮微烦，以病新差，人强与谷，脾胃气尚弱，不能消谷，故
令微烦，损谷则愈"互看，两条都属病后伤食，一则症现小烦，
一则症现微烦，虽伤食而病情轻微，故可不必服药，只须损谷
自愈，如果伤食而病情较重的，又当考虑选用如枳实栀子豉汤
等以清膈利滞。因此，霍乱病瘥后，也和其他大病瘥后一样，
必须注意饮食起居，以防复发。如《千金方》说："霍乱务在
温和将息，若冷，即遍体转筋，凡此病定，一日不食为佳。"

### 理中丸方

人参　干姜　甘草炙　白术各三两

捣筛，蜜和为丸，如鸡子黄许大，以沸汤数合，和一丸，研碎，
温服之，日三服，夜二服，腹中未热，益至三四丸，然不及汤。

汤法：以四物依两数切，用水八升，煮取三升，去滓，温服一升，日三服。若脐上筑者，肾气动也，去术，加桂四两；吐多者，去术加生姜三两；下多者还用术；悸者，加茯苓二两；渴欲饮水者，加术，足前成四两半；腹中痛者，加人参，足前成四两半；寒者，加干姜，足前成四两半；腹满者，去术，加附子一枚。服汤后，如食顷，饮热粥一升许，微自温，勿发揭衣被。

## 复 习 思 考 题

①本论所谓霍乱病与后世所谓霍乱病有何异同？

②本论太阴病和霍乱病都以吐利为主症，病机都是中焦虚寒，有何异同？

# 少阴病

## 一、概述

少阴经分手足，足少阴经属肾而络于足太阳膀胱，手少阴经属心而络于手太阳小肠。肾属坎水，外阴而内阳，中含命火，为人身元阳元阴之所在；心属离火，外阳而内阴，中含血液，以奉养生身。且心火为命火之焰，命火为心火之根，故少阴以肾为主，并为人身生命之所系。平时心肾相交，水火既济，既不觉其水之寒，亦不觉其火之热。病时则或阴盛阳衰火从水化而现寒证，或阳盛阴衰水从火化而现热证。因此，少阴病本证有二，一为寒邪直中少阴，少阴阴盛阳衰，多现身寒肢厥、蜷卧欲寐、舌淡苔白、脉沉微而迟等寒证，宜用四逆汤等温之；一为伤寒郁阳化热传入少阴，少阴阳盛阴衰，多现身热心烦不寐、舌绛苔黄、脉沉细而数等热证，宜用黄连阿胶汤等清之。又因少阴与太阳相表里，且母病可以及子，故少阴病变证可遍涉诸经，如麻黄细辛附子汤证，三急下证，四逆散证，真武汤证，吴茱萸汤证等。正由于少阴为人身阴阳水火之根本，乃生命之所系，病入少阴，生命堪虞，故有"少阴病是生死关"之说。

（281）少阴之为病，脉微细，但欲寐也。

少阴病从其性质来说，约有三种，即阳虚、阴虚和阴阳两虚。从其来路而言，约有两条，即传经和直中。大致伤寒直中少阴，必现阴盛阳衰的寒证；伤寒郁阳化热传入少阴，必现阳盛阴衰的热证。但因阴阳互根，密切联系，寒证经久必损及阴血，热证经久必伤及阳气，故病入少阴，往往造成阴阳气血两伤的结果。本条为少阴病提纲，如唐容川说："微是肾之精气虚，细是心之血虚……须知血属心生，而流行于脉中，心病则阴血少而脉细；气属肾所生，而发出则为卫阳，卫阳不出则但欲寐，只此四字，已将心肾水火之理，全盘托出，仲景提纲语，真包括无余义矣。"这说明病入少阴是阴阳气血两虚的。但此脉症，究系伤寒直中少阴所致，抑系伤寒郁阳化热传入少阴而成，注家看法尚不一致。如程郊倩说："少阴病六七日前，多与人以不觉，但起病喜厚衣近火，善瞌睡，凡后面亡阳发躁诸剧证便伏于此处矣，最要提防。"《伤寒论译释》认为：本证欲寐并非真的熟睡，而是阴盛阳虚，神衰不振，其状似睡非睡，似醒非醒，它既不同于太阳病邪退正安的神恬熟睡，也不同于阳明热盛神昏的嗜卧。他们都是从伤寒直中少阴阴盛阳衰的寒证着眼来看本条脉症的。但也有从伤寒郁阳化热传入少阴阳盛阴衰的热证着眼来看本条脉症的。如张路玉说："少阴属水主静，即使热邪传至其经，在先之脉虽浮大，此时亦必变为沉细，在先之证虽烦热不宁，此时亦必变为昏沉嗜卧。"不过，多数注家都没有忽视这样一点，即从全面辨证来决定寒热。如张路玉就说过："但须辨出脉细沉数、口中燥为热证，脉沉微细、口中和为寒证，以此明辨。万无差误矣。"《精神病广义》也指出：
"此证日夜昏沉欲寐，甚则神志不清，脉来微细欲绝，此乃心脏衰弱，血压低落之故，治宜强心兴奋之剂；若因于温热内陷，痰迷心窍者，亦有此种病状，惟其脉必见沉细滑数，按之有力，治法以清热开闭为主。"据此，则本条似可包括少阴寒热两证在内，这就是说，本条既可是少阴阴盛阳衰火从水化的寒证，也可是少阴阳盛阴衰水从火化的热证。少阴寒证多现脉微欲寐，其脉微是因阳气不足以鼓动血行，血行无力，故脉的跳动轻微；其欲寐是因阴盛阳衰，阳气不足以充养头脑，故神疲欲睡（如本篇所谓恶寒蜷卧等）。少阴热证多现脉细欲寐，其脉细是因阴血不足以充盈血脉，脉中血少，故脉形为之细小；其欲寐是因阳盛阴衰，阳热上熏头脑，故神志昏沉欲睡（如太阳篇 61 条所谓风温多眠睡等）。但从脉的微或细来辨别少阴寒热两证还比较容易，若从欲寐来辨别少阴寒热两证就不太简单了。大抵少阴寒证的欲寐是一种神疲的欲寐，必寐而安静，其神志尚清楚，并多兼现有无热身寒甚至肢厥、小便白、舌淡脉微等症；少阴热证的欲寐是一种神昏的欲寐，必寐而烦扰不宁，多神志不清甚至神昏谵语，并多兼现有身热小便赤、舌绛脉细等症。但从本论以寒病为主来看，似以属之少阴阳虚伤寒的寒证更为合适。何况少阴阴虚热入的热证，一般脉多细数有力，若非病久由阴虚渐致阳虚，一般是不会出现脉细且微的。

（282）少阴病，欲吐不吐，心烦但欲寐，五六日自利而渴者，属少阴也，虚故引水自救，若小便色白者，少阴病形悉具，小便白者，以下焦虚有寒，不能制水，故令色白也。

一般认为，本条可分为两段看，"若"字以上为一段，所记述的属少阴热证，如所谓但欲寐而心烦欲吐不吐、自利口渴等，就是因为少阴阳盛阴衰水从火化所致。三阴吐利固多属寒，但属寒的吐利多不心烦口渴，本条吐利而心烦口渴，则属热无疑。"若"字以下为一段，所记述的属少阴寒证，如所谓小便色白，就是因为少阴阴盛阳衰火从水化所致。故本条自注说："小便白者，以下焦虚有寒，不能制水，故令色白也。"不难想见，既属少阴虚寒，则除小便白外，必尚有肢厥脉微、恶寒蜷卧等症伴随存在。并可推知，既然小便白属少阴寒证，那么小便赤就属少阴热证了。但有的注家则认为，本条是上假热而下真寒。如程郊倩说："人身阴阳中分，下半身属阴，上半身属阳，阴盛于下则阳扰于上……下寒甚则闭脏撤矣，故下利，上热甚则津液亡矣，故渴，虚故引水自救，非徒释渴字，指出一虚字来，明其别于三阳证之实邪作渴也。然则此证也，自利为本病，溺白正以征其寒，故不但烦与渴以寒断，即从烦渴而悉及少阴之热证，非戴阳即格阳，无不可以寒断，而从温治。烦证不尽属少阴，故指出但欲寐来，渴证不尽属少阴，故指出小便白来，结以下焦虚有寒，教人上病在下也。"虽都可供参考，惟本条属寒属热，当从临床上全面参合脉症来决定，如其症现欲吐不吐、心烦、但欲寐、自利口渴、小便赤而舌绛干、脉沉细数等，属少阴热证，法当养阴清热。如其症现欲吐不吐、心烦、但欲寐、自利口渴、小便白而舌淡润、脉沉微迟等，属少阴寒证，法当扶阳祛寒。至于戴阳或格阳证，必既现有面赤身热、干呕心烦等热象，而同时又现有手足厥冷、下利清谷、脉沉微欲绝或浮大无力而按之虚空等寒象,是因阴盛于内而格阳于上与外所致,法当大剂温补回阳。各有不同, 必须细辨。

(283)病人脉阴阳俱紧,反汗出者,亡阳也,此属少阴,法当咽痛而复吐利。

(286)少阴病,脉微,不可发汗,亡阳故也,阳已虚,尺脉弱涩者,复不可下之。

(325)少阴病,下利,脉微涩,呕而汗出,必数更衣,反少者,当温其上,灸之。

这三条都是属少阴寒证。所谓呕吐下利、汗出咽痛而脉紧或微弱涩等,主要是因少阴阴盛阳衰而火从水化所致,法宜温补,忌投汗、下。今分释如下:

(283)条所谓"脉阴阳俱紧",应与太阳篇(3)条所谓"脉阴阳俱紧"互看,彼为太阳病,其脉紧必无汗,此属少阴病,故脉紧反汗出。因为寒邪外束太阳之表,少阴阳气未虚,故腠理闭塞而无汗;寒邪内侵少阴之里,少阴阳气已虚,腠理不固故汗出。如周禹载说:"脉至阴阳俱紧,阴寒极矣,寒邪入里,岂能有汗,乃反汗出者,则是真阳素亏,无阳以固其外,遂致腠理疏泄,不发热而汗自出也,此属少阴,正用四逆急温之时。"少阴咽痛有寒热之分, 热证咽痛如猪肤汤证,寒证咽痛如半夏散及汤证,详见下文。本条所谓咽痛,与吐利汗出脉紧同时出现,可见是因寒邪直中少阴而阴盛阳衰于内所致。但脉紧表明寒邪收引,似不可能汗出,而亡阳汗出又多见脉微,极少见有亡阳而脉紧者。因此, 有人认为本条所谓"脉阴阳俱紧"仍属太阳病脉,太阳病脉紧本来是无汗的,只是当病由太阳传入少阴后,寒邪内侵，阳虚不固，才由无汗而转为汗出，所以下文接着指出此属少阴亡阳，亦即其病已由太阳转入少阴之意。此说亦可供参考。

（286）条少阴病脉微弱涩的，不但阳已虚，而且阴亦虚，其不可汗下似不待言，其所以提示者，如章虚谷说："少阴病有麻附细辛汤发汗者，又有承气汤下之者，如其脉微为亡阳，尺又弱涩者，则阴阳两虚矣，虽有汗下之证，要当以脉为凭，不可用汗下之法，必须权宜施治也。"

（325）条少阴病下利而脉微涩，且呕而汗出，显然是属少阴寒证，治法当温，如理中、四逆等。所谓"必数更衣，反少者"，即方中行所注"勤努责而多空坐也"。又舒驰远说："此证阳虚气坠，防弱津衰，故数更衣而出弓反少也。曾医一妇人，腹中急痛，恶寒厥逆，呕而下利，脉见微涩，予以四逆汤投之无效，其夫告曰：昨夜依然作泄无度，然多空坐，榨胀异常，大可奇者，前阴榨出一物大如柚子，想是尿脬……予即商之仲远，仲远蹰躇曰：是证不可温其下以逼迫其阴，当用灸法温其上以升其阳，而病启愈。予然其言，而依其法，用生姜一片贴头顶百会穴上，灸艾火三壮，其脬即收，仍服四逆汤加芪术一剂而愈。"此颇有参考价值。

（284）少阴病，咳而下利谵语者，被火气劫故也，小便必难，以强责少阴汗也。

（285）少阴病，脉细沉数，病为在里，不可发汗。

这两条都属少阴热证。所谓身热谵语、咳而下利、小便难、脉沉细数等，主要是因少阴阳盛阴衰而水从火化所致，法当滋阴清热，切戒发汗。今分释如下：

（284）条属少阴病误火伤阴的热证。如柯韵伯说："少阴发热，不得已用麻黄发汗，而用附子以固里，岂可以火气劫之而强发汗也。"如果误用火攻取汗灼伤少阴阴液，以致心火上炎扰乱神明则谵语，肾水下竭则小便难，火邪上迫及肺则咳嗽，下迫及肠则下利，总由水亏火旺所致，法当清热养阴。

（285）条所谓少阴病脉沉细数，显属里热证，故不可汗。少阴里热其脉多沉细而数，但以沉细数而有力者属热，若沉细数无力者则仍属寒。如薛慎庵说："人知数为热，不知沉细中见数为寒甚。真阴寒证，脉常有一息七八至者，尽概此一数字中，但按之无力而散耳，宜深察也。"

（287）少阴病，脉紧，至七八日，自下利，脉暴微，手足反温，脉紧反去者，为欲解也，虽烦下利，必自愈。

（288）少阴病下利，若利自止，恶寒而蜷卧，手足温者，可治。

（289）少阴病恶寒而蜷，时自烦，欲去衣被者，可治。

（290）少阴中风，脉阳微阴浮者，为欲愈。

（292）少阴病，吐利，手足不逆冷，反发热者，不死，脉不至者，灸少阴七壮。

（294）少阴病，但厥无汗，而强发之，必动其血，未知从何道出，或从口鼻，或从目出者，是名下厥上竭，为难治。

（295）少阴病，恶寒身蜷而利，手足逆冷者，不治。

（296）少阴病，吐利躁烦，四逆者，死。

（297）少阴病，下利止，而头眩，时时自冒者，死。

（298）少阴病，四逆恶寒而身蜷，脉不至，不烦而躁者，死。

（299）少阴病，六七日，息高者，死。

（300）少阴病，脉微细沉，但欲卧，汗出不烦，自欲吐，至五六日，自利，复烦躁不得卧寐者，死。

这些条文都是有关少阴病预后问题的。本论少阴伤寒的预后良否，以有无阳气为断，有阳者生，无阳者死。

先就有关预后佳良的条文来着：

（287）条所谓"脉紧"，当是少阴里寒的脉沉紧，而决非太阳表寒的脉浮紧。既属少阴里寒的脉沉紧，而病至八九日自下利的时候，其脉由紧而转变为微，好像其病为进，但从手足反温来看则其病为退。因为少阴病进而至下利脉微，必现四肢厥冷，今反手足温和，并感心烦，可见少阴阳气已回，其下利必能自止，其脉微必是虚软和缓，所尽说"为欲解""必自愈"。钱天来说："脉紧见于太阳则发热恶寒而为寒邪在表，见于少阴则无热恶寒而为寒邪在里，至七八日……虽至下利，而以绞索之紧忽变而为轻细软弱之微脉……则紧峭化而为宽缓矣，乃寒邪弛解之兆也。曰手足反温，则知脉紧下利之时手足已寒，若寒邪不解，则手足不当温，脉紧不当去，因脉本不微而忽见暴微，故手足得温脉紧得去，是以谓之反也，反温反去，寒气已弛，故为欲解也，虽其人心烦，然烦属阳，而为暖气已回，故阴寒之利必自愈也。"尤在泾说："虽烦下利必自止者，邪气转从下出，与太阴之秽腐当去而下利者同意，设邪气尽则烦与利亦必自止耳。"这些都可供参考。

（288）条所谓少阴病下利，本来是手足厥冷的，如其下利自止，肢厥回温，则属阴证回阳，虽然还现有恶寒蜷卧的虚寒证，但并不难治。如钱天来说："大凡热者偃卧而手足弛散，寒而蜷卧而手足敛缩，下文恶寒蜷卧而手足逆冷者，即为真阳败绝而成不治矣。若手足温则知阳气未败，尚能温暖四肢，故曰可治。"

（289）条少阴病无热恶寒而蜷卧，是属阳气衰微所致，如其时时自觉心烦而欲去衣被的，则属阳气回复，所以说"可治"。故黄坤载说："自烦而去衣被，阳气之复也，是以可治。"

（290）条少阴中风脉阳微阴浮而诸证悉除的，是属病机由阴出阳之象，所以说"为欲愈"。

（292）条少阴病吐利，本来是手足逆冷的，如其手足不冷，而反发热的，为有阳气，所以说"不死"。《医门法律》说："《内经》曰，下利发热者死，此论其常也。仲景曰，下利手足不逆冷反发热者不死，此论其暴也，盖暴病有阳则生，无阳则死，故虚寒下利手足不逆冷反发热者，或其人脏中真阳未漓，或得温补药后其阳随返，皆是美征，此但可收拾其阳，协和其阴，若虑其发热，反如常法行清解之药，鲜有不杀人者矣。"至其所谓"脉不至者"，陶节庵注："伤寒直中阴经，真寒证甚重而无脉，或吐泻脱然而无脉，将好酒、姜汁各半盏与病人服之，其脉来者可治。尤当问病人，若平素原无正取脉，须用复手取之，脉必见也，此反关脉，诊法与正取法同。若平素正取有脉，后因病诊之无脉者，亦当复手取之，取之而脉出者，阴阳错乱也，宜合阴阳。如复取正取俱无脉者，必死矣，此为良法。"但柯韵伯、庞安常等认为是"脉不至足"，指出灸少阴即两足内踝骨上二寸动脉陷中的少阴之原的太溪穴，并说药力尚缓，惟急灸其原以温其脏，犹可挽其危。

以上五条，都属少阴病由阴出阳而预后佳良者。但当与阴盛格阳证区别开来，因为阴盛格阳也有发热心烦脉浮等症，易与阴阳的发热肢温、心烦脉浮相混淆。大致前者必脉浮数大而无力，按之虚空，患者多神情慌乱，发热躁扰，意欲裸体而不裸，意欲饮冷而不饮；后者必脉浮而虚软和缓有神，患者多神情清爽，发热心烦而无意欲裸体饮冷等病情。此可资鉴别。

再就有关预后不良的条文来看：

（294）条所谓厥证有寒热之分，寒厥是因亡阳所致，多汗出身凉，舌淡苔白，脉沉微而迟；热厥是因郁阳所致，多无汗身热，舌赤苔黄甚至焦黑，脉沉滑而数。虽然寒厥也有无汗和热厥也有汗出者，但细察脉舌，仍易分辨。

本条所谓"但厥无汗"是属寒还是属热，固然应该全面参合脉症来决定，但从强汗动血或从口鼻或从目出来看，应属热厥误汗所致，因为热厥本属阳邪郁遏，阳郁则血热而易动，误汗必使阳邪勃升而上伤阳络。如属寒厥误汗，多致汗漏不止而发生虚脱，必不致清窍出血，因为阳虚则血寒而易凝，误汗只能亡其阳而不能动其血。但有的注家认为，本条"但厥无汗"，是因少阴阴阳两虚所致，如陆渊雷说："少阴病汗出肤冷者为亡阳急证，但厥无汗者，阳亡而津不继，血燥无以作汗也，其势虽较缓，其病为尤重。少阴本无汗法，篇中麻附二汤，皆兼太阳者，非纯少阴也。今于阴阳两竭之证强发其汗，必激动血行而出血。"此说可供参考。总之，无论本条是属热厥变证或属阴阳两竭坏病，其预后都不良，所以说"为难治"。

（295）条恶寒蜷卧下利而手足逆冷，是为纯阴无阳，故不治。但舒驰远说："此证尚未至汗出息高，犹为可治，急投四逆汤加人参，或者不死。"此可供参考。

（296）条"吐利躁烦，四逆者"和本篇吴茱萸汤证条"吐利，手足逆冷，烦躁欲死者"完全相同，而前者主死，后者可用吴茱萸汤，故舒驰远疑本条有阙文。有人认为，本条"烦躁"是因阴盛格阳所致，而吴茱萸汤证条"烦躁欲死"是因木郁土中所致，故前者多主死，而后者尚可治。但阴盛格阳证本篇立有白通、通脉等法，并非必死之证，因此，本条仍以阙疑为是。

（297）条少阴病，如属阳回利止必神清气爽，是为向愈。若利无可利而利止，并现头眩时时自冒者，是属阴竭于下而阳脱于上所致，故主死。舒驰远说："下利止而阳回者，自必精神爽慧，饮食有味，手足温和，病真愈也，所谓阳回利止则生；若利虽止，依然食不下，烦躁不安，四肢厥冷，其阳未回，下利何由自止，势必阴精竭绝，真死证也，故曰阴尽利止则死。"

（298）条"少阴病脉不至而不烦而躁"，纯阴无阳可知，所以主死。故陈修园说："此言少阴有阴无阳者死也。少阴病，阳气不行于四肢故四逆，阳气不布于周身故恶寒而身蜷，阳气不通于经脉故脉不至，且不见心烦而惟见躁扰者，纯阴无阳之中，忽呈阴证似阳，为火将绝而暴张之状，主死。"程郊倩也说："诸阴邪具见而脉又不至，阳先绝矣，不烦而躁阴无阳附，亦且尽也，经云，阴气者，静则神藏，躁则消亡，盖躁则阴藏之神外亡也，亡则死矣，使早知复脉而通阳也，宁有此乎？"

（299）条少阴病至六七日之久，而现"息高"的，是属元阳虚脱所致（多兼现有汗出如珠、脉象微细如丝或浮大无力而按之虚空等），故主死。喻嘉言说："'六七日'三字，辨证最细，见六七日经传少阴而息高，与二三日太阳作喘之表证迥殊也。"

（300）条属少阴阴阳两虚证，故现脉沉微细、汗出欲吐、但欲寐而不烦等。因失治，病至五六日的时候，自利、复烦躁不得卧寐者，是属心肾水火不相交而相离所致，阳从上脱故烦躁不得卧寐，阴从下脱故自利。所以张隐庵说："至此而复烦躁不得卧寐，乃虚阳外浮，真阴内竭，不能从阳入阴，而内脱离，故死。"

以上七条，都属少阴病阴阳竭绝而预后不良者。柯韵伯说："六经中独少阴历言死证，他经无死证，甚者但曰难治耳，知少阴病是生死关。"此说虽与本论六经内容不尽相符，但"少阴病是生死关"一语，则是值得珍视的。

（291）少阴病欲解时，从子至寅上。

本条尚待研究，未敢曲解，姑存阙疑。

## 二、本证

少阴病本证有经、脏之分。经证如麻黄细辛附子汤证；脏证又分寒热，寒证如四逆汤证，热证如黄连阿胶汤证等。但其中应以少阴脏寒的四逆汤证为主，至于少阴经证涉及太阳，少阴脏热证是因伤寒郁阳化热变成，都非少阴伤寒的主证，而只能说是少阴病本证中的变证。此外，在少阴脏寒四逆汤证和脏热黄连阿胶汤证的主证之后所附述的一些旁证，也只能说是少阴病本证中的变证。

（301）少阴病，始得之，反发热，脉沉者，麻黄细辛附子汤主之。

（302）少阴病，得之二三日，麻黄附子甘草汤微发汗，以二三日无里证，故微发汗也。

少阴伤寒，有纯现里证者，有兼现表里证者，前者如四逆汤证，后者如麻黄细辛附子汤证等。赵嗣真说："仲景太阳篇云：病发热头痛，脉反沉，身体疼痛，当救其里，宜四逆汤。少阴篇云：始得之，反发热脉沉，宜麻黄附子细辛汤。均是发热脉沉，以其头痛故属太阳，阳证脉当浮而反不能浮者，以里久虚寒，正气衰微，又身体疼痛，故宜救里，使正气内强，逼邪外出，而干姜附子亦能出汗而散寒邪。假令里不虚寒而脉浮，则属太阳麻黄证矣。此是脉沉发热，以无头痛故名少阴病，阴病当无热，今反发热，则寒邪在表，未全传里……故用麻黄细辛以发表间之热，附子以温少阴之经。假令寒邪入里，则外必无热，当见吐利厥逆等症，又属少阴四逆汤证矣。"

这两条证都属寒邪侵犯少阴之经所致，应合并讨论。从其所谓反发热、脉沉、无里证来看，可见病在少阴而外连太阳。故尤在泾说："此寒中少阴之经，而复外连太阳之证，以少阴与太阳为表里，其气相通故也。少阴始得，本无热，而外连太阳则反发热，阳病脉当浮，而仍系少阴则脉不浮而沉，故与附子细辛专温少阴之经，麻黄兼发太阳之表，乃少阴经温经散寒表里兼治之法也。"由此并可推知，本证发热必恶寒无汗或且身痛，其脉必系沉而紧。因为如果但发热不恶寒而有汗，或者脉沉而数，那就成为里热证了，故（285）条说"脉细沉数，病为在里，不可发汗"，但这相去天渊，犹不致混。易于忽略的是脉之沉紧与脉微，本证脉必沉而紧，如果脉沉而微，则少阴阳虚已甚就决不可用麻黄细辛附子汤温经发汗，所以（286）条说"少阴病脉微，不可发汗"，这就必须用四逆汤急救其里，如（92）条所谓"病发热头痛脉反沉（按：此当是沉微），若不差，身体疼痛，当救其里，宜四逆汤"，即其例证。又从"麻黄附子甘草汤微发汗"来看，可见麻黄细辛附子汤是峻发汗，因为少阴经伤寒证，当"始得之"的时候，寒邪方盛，故宜用麻黄细辛附子汤。一方面用附子以扶阳固本，另一方面用细辛配麻黄以峻汗，是属少阴汗剂之重者。若病至"二三日"的时候，仍无吐利肢厥等里证，而表寒渐衰，故改用麻黄附子甘草汤。一方面仍用附子以扶阳固本，另一方面则用麻黄配甘草以微汗，是属少阴汗剂之轻者。又生附配干姜补中有发，熟附配麻黄发中有补，所以两方里面的附子都用熟附。由此可以推知，少阴伤寒表里同病而里急于表者，法当先用四逆汤救其里，其四逆汤中的附子必须生用。在这里，还须指出，三阴之表法，与三阳不同，三阴必以温经之药为表，而少阴尤为紧关，故麻黄与附子合用，使外邪出而真阳不出，即所谓外邪之深入者可出，而内阳亦不因之外越，才是少阴表法之正。故钱天来说："麻黄发太阳之汗，以解其表之寒邪，附子温少阴之里，以补其命门之真阳，又以细辛之气温味辛专走少阴者以助其辛温发散，三者合用，补散兼施，虽发微汗，无损于阳气矣，故为温经散寒之神剂云。"

## 麻黄细辛附子汤方

麻黄二两去节　细辛三两　附子一枚炮去皮破八片

以水一斗，先煮麻黄，减二升，去上沫，内诸药，煮取三升，去滓，温服一升，日三服。

## 麻黄附子甘草汤方

麻黄二两去节　甘草二两炙　附子一枚炮去皮破八片

以水七升，先煮麻黄一两沸，去上沫，内诸药，煮取三升，去滓，温服一升，日三服。

（323）少阴病，脉沉者，急温之，宜四逆汤。

（324）少阴病，饮食入口则吐，心中温温欲吐，复不能吐，始得之，手足寒，脉弦迟者，此胸中实，不可下也，当吐之，若膈上有寒饮，干呕者，不可吐也，当温之，宜四逆汤。

（91）伤寒，医下之，续得下利清谷不止，身疼痛者，急当救里，后身疼痛，清便自调者，急当救表，救里宜四逆汤，救表宜桂枝汤。（移自太阳篇，复出）

（92）病发热头痛，脉反沉，若不差，身体疼痛，当救其里，四逆汤方。（移自太阳篇，复出）

（225）脉浮而迟，表热里寒，下利清谷者，四逆汤主之。（移自阳明篇，复出）

（353）大汗出，热不去，内拘急，四肢疼，又下利厥逆而恶寒者，四逆汤主之。（移自厥阴篇）

（354）大汗若大下利而厥冷者，四逆汤主之。（移自厥阴篇）

（372）下利腹胀满，身体疼痛者，先温其里，乃攻其表，温里宜四逆汤，攻表宜桂枝汤。（移自厥阴篇）

（377）呕而脉弱，小便复利，身有微热，见厥者难治，四逆汤主之。（移自厥阴篇）

（385）恶寒脉微而复利，利止，亡血也，四逆加人参汤主之。（移自霍乱篇，复出）

（388）吐利汗出，发热恶寒，四肢拘急，手足厥冷者，四逆汤主之。（移自霍乱篇，复出）

（389）既吐且利，小便复利，而大汗出，下利清谷，内寒外热，脉微欲绝者，四逆汤主之。（移自霍乱篇，复出）

少阴脏寒以四逆汤证为主证。但四逆汤证不仅存在于少阴篇中，其他各篇也有。这是因为四逆汤证有因寒邪直中少阴之里而成的，也有因他经病陷少阴之里而成的。从这些条文来看，约可分为纯里和兼表两部分：

先就纯里部分来看，如：

（323）条宜用四逆汤"急温之"的少阴病，自属阳虚里寒证，其脉沉必是沉而微，并可推知多有吐利厥逆等症伴随存在。

（324）条是从四逆欲吐辨明四逆汤证和瓜蒂散证。前半条所谓"胸中实，不可下也，当吐之"，是因痰阻胸中而阳气被遏所致，故现饮食入口则吐、心中温温欲吐复不能吐、手足寒、脉弦迟等症，而应遵守《内经》"其高者因而越之""在上者涌之"的治疗原则，投以吐法，如瓜蒂散等，这应与太阳篇瓜蒂散证合看。后半条所谓膈上有寒饮、不可吐、当温之，是因阳气衰微而饮停膈上所致，其症除手足寒、干呕外，脉必沉微，也只有在脉现沉微的情况下，才应温之以四逆汤。前者痰阻胸中属实证，故当用吐法，其所以不可用下法者，是因病属上焦邪实而非下焦邪实；后者饮停膈上属虚证，故当用温法，其所以不可用吐法者，是因病属上焦寒虚而非上焦寒实。总之，本条四逆的当温当吐，其辨证要点在于脉的沉微或弦迟，四逆而脉沉微的，宜用四逆汤的温法；四逆而脉弦迟，并兼有胸中痞硬、欲吐不吐等症状的，宜用瓜蒂散的吐法。

（354）条大汗大下利而症现厥冷，显属亡阳所致，故宜四逆汤主治。

（377）条厥逆脉弱、小便利为阴寒内盛，呕而身有微热为阳气向上向外，是属阴盛格阳所致，故云难治。如尤在泾说："脉弱便利而厥为内虚且寒之候，则呕非火邪，乃是阴气之上逆，热非寒邪，乃是阳气之外越矣。故以四逆汤救阳驱阴为主。然阴方上冲而阳且外越，其离决之势有未可即为顺接者，故曰难治。"程郊倩也说："身微热而见厥，则甚寒逼微阳而欲越，故为难治。"惟本条既属阴盛格阳证，似非四逆汤所能胜任，当用通脉四逆汤为妥。

至于（385）条本属霍乱阴阳两伤，所以既说到无热恶寒脉微的亡阳证，又说到下利太过以致利无可利而利止的亡血证。凡病属阴阳两伤者，治法当以急救阳气为主，故仍用四逆汤并加人参以急救其阳气。人参具有益气生血作用，其性能阳中有阴，四逆汤中加了人参，乃变纯阳刚燥，而为刚中有柔，成为阴阳衰竭证的良方。

再就兼表部分来看，如：

（92）条发热头痛、身体疼痛属太阳表证，但太阳表证当脉浮，今反脉沉，可见太阳之里的少阴阳气内馁，其脉沉必是沉而微，并可能兼有肢厥下利等，实属太阳少阴表里同病，由于里证急重，故用四逆汤先救其里。这和少阴病兼太阳的麻黄细辛附子汤证发热恶寒而反脉沉而紧，治宜表里兼顾者不同，应互相参看。

（91）和（372）两条都属既有身疼痛等表证又有下利等里证的表里同病，其身疼多兼有头痛恶寒等，其下利多兼肢厥脉微等，由于里证急重，故先用四逆汤救里，如其里证得治后，而表证不除的，可再用桂枝汤解表，其身痛等症自瘥。

（225）条脉浮而迟属表（当有发热证），下利清谷属里，所以说"表热里寒"，凡表里同病而里证急重者，当先救其里，故宜四逆汤主治。详见阳明病"变证"中，可以参看。

（353）条发热恶寒、四肢疼而汗出厥逆、内拘急，亦属内寒外热的表里同病，但因里证急于表证，故用四逆汤主治。如徐灵胎说："此条诸症皆属阴寒，固为易辨。惟'热不去'三字，则安知非表邪未尽，即恶寒亦安知非太阳未罢之恶寒。惟下利厥逆则所谓急当救里，不论其有表无表，而扶阳不可缓矣。"

（388）条属寒霍乱而里虚兼表者。吐利汗出、手足厥冷而拘急是里证，发热恶寒是表证。凡表里同病之虚证而里证急重者，当先急救其里，故宜用四逆汤主治。这里所说的四肢拘急，是因阳衰寒盛收引筋脉所致，即后世所谓"霍乱转筋"，霍乱转筋有阳虚阴虚之辨，已详霍乱病篇中，可以参看。有的注家认为，本条四肢拘急是因阴液枯竭不能滋养筋脉所致，并谓四逆汤能滋阴液，这是不正确的。因为阴虚的四肢拘急宜用芍药甘草汤等以滋养阴液，而决不可用四逆汤等更灼其阴；阳虚的四肢拘急宜急用四逆汤等以扶助阳气，而决不可用芍药甘草汤等更抑其阳。本条四肢拘急温之以四逆汤，明属阳虚而非阴虚，不容假借扶阳生阴，益气生血的理由来加以曲解。

（389）条霍乱病，外有发热恶寒的表证，内有吐利、汗出、肢厥、脉微的里证，所以说"内寒外热"，这和阴盛格阳的内寒外热不同，只宜用四逆汤急救其里，不必用通脉四逆汤等。但张路玉说："设四逆不足以杀其势，其用通脉四逆，具见言外矣。"

在这里，必须提出的是，少阴病以手足厥冷为主症，但厥有寒热之分，寒厥多关少阴，其症手足厥冷，必手足指甲青，手足心亦冷，无热身寒，口不渴，舌淡苔白而润，脉象沉微等，是因少阴阳虚不能充达四末所致，宜用四逆汤的温法。但寒厥也有因痰饮停于胸膈，少阴阳气被阻不能外充四末而成的，其症大致与上述寒厥相同，所不同的是前者属寒虚，脉必沉微，后者属寒实，脉多弦迟而且胸中痞硬、欲吐不吐，宜用瓜蒂散的吐法。如其寒饮停于膈上以致胸中痞硬、手足厥冷而脉现沉微的，则属邪实于上而阳虚于内所致，忌用吐法，当用四逆汤急救回阳，益火之源即所以消阴翳。热厥多关阳明，其症手足厥冷必手足指（趾）甲紫，手足心热，但有经腑之别。经证热厥多兼有身热恶热、渴喜冷饮、舌赤苔黄糙、烦躁不得眠、小便赤、脉滑数等，是因热郁阳明之经，阻遏阳气不得顺行于四末所致，宜用白虎汤的清法。腑证热厥多兼有潮热恶热、谵语、不大便、腹满硬痛拒按、舌赤苔老黄或焦黑、脉象沉实或沉迟有力，甚至沉伏等，是因热结阳明之腑，阻滞阳气不得顺行于四末所致，宜用大承气汤的下法。此外，在温病学说中，还有热入手厥阴心包，症现神昏谵语、舌謇肢厥的牛黄、紫雪证，以及热入足厥阴肝，症现既厥且哕、脉细而劲的小定风珠证等，可补本论的不足，必须互相参看，以期认识全面。

总之，少阴脏寒，以四肢厥逆、蜷卧欲寐、下利清谷、脉象沉微为主症，并以四逆汤为主方。本证有兼表的，多属少阴与太阳同病，即一方面既现吐利脉沉等少阴里寒证，另一方面又现发热恶寒等太阳表寒证，这里采用先救其里法，是因少阴里证急重。但表里同病的表热里寒证，必须和阴盛格阳的表热里寒证区别开来，大致地说，前者多属起病即现，病情较轻，比较易治，后者多属病久乃现，病情较重，比较难治。这点下文还要谈到。本篇阴寒证候和温热方药占绝大多数，除上述主证外，还有很多旁证，将在下文逐一讨论之。

## 四逆汤方

甘草二两炙　干姜一两半　附子一枚生用去皮破八片

以水三升，煮取一升二合，去滓，分温再服。强人可用大附子一枚，干姜三两。

## 四逆加人参汤方

甘草二两炙　附子一枚生用去皮破八片　干姜一两半　人

参一两

以水三升，煮取一升二合，去滓，分温再服。

（304）少阴病，得之一二日，口中和，其背恶寒者，当灸之，附子汤主之。

（305）少阴病，身体痛，手足寒，骨节痛，脉沉者，附子汤主之。

这两条应合看。少阴直中伤寒，呈现身体痛，骨节痛，背恶寒，手足寒，口中和，脉沉等症的，宜用附子汤主治。身体骨节痛，是因少阴寒盛，阳气不得畅行，荣阴为之滞涩所致。它和太阳寒伤荣的身体痛、骨节痛不同，彼必脉浮而无手足寒，此必脉沉而有手足寒，背恶寒是因太阳寒盛于外而少阴阳虚于内所致。但这里所说的背恶寒，实包括通身怯寒在内，只是背部怯寒尤甚罢了。因为背虽属太阳部位，而太阳的底面便是少阴，手少阴心居于胸背之间，足少阴肾气循督脉上背，如果少阴阳虚阴盛，则除通身怯寒外，其背部必更觉怕冷。故程郊倩说："背者胸中之府，阳受气于胸中而转行于背，背恶寒者，阴气盛而聚也。"成无己也说："背为阳，背恶寒者，阳气弱，阴气盛也。"手足寒脉沉（必沉而微）是因少阴阳气衰弱不能鼓动血行充达四肢所致。口中和似可作口淡解，是因少阴阳虚内寒所致。若少阴阴虚内热，则多口舌干燥。故柯韵伯说："口中兼咽与舌言，少阴之脉循喉咙，夹舌本，故少阴有口干舌燥咽痛等症，此云和者，不燥干而渴，火化几于息矣。"成无己也说："少阴客热则口燥舌干而渴，口中和者，不苦不燥是无热也。"附子汤中用扶阳的附子为主，其用量倍于四逆等方，并配以益气的参、术、苓等，所以成为温补少阴之良剂。至其方中用芍药的理由，主要为温经护荣，保阴回阳。故柯韵伯认为，此方用芍药是阴阳互根之理。又本证灸法仲景未言何穴，根据多数注家意见，当系灸膈关、关元等穴。膈关为足太阳脉气所聚，少阴中寒必由太阳而入，灸之能温散表寒。关元为足三阴任脉之会，灸之能温其里以壮元气。

本证与麻黄细辛附子汤证比较，两证同属太阳少阴表里俱寒，但彼则表实里虚，而此则表里俱虚为异。故彼则发热恶寒而脉沉，而此则无热恶寒而脉沉。陈修园说："柯注此与麻黄附子甘草汤皆是治少阴表证，而有出入之不同。《内经》曰：少阴之阴，其入于经也，从阳部注于经，其出者从阴内注于骨（见《素问·皮部论》）。发热脉沉无里证者，从阳部注于经也。身体痛、骨节痛、脉沉者，从阴内注于骨也。从阳注经，是表热里寒，病从外来，故温而兼散；从阴注骨，是表寒里虚，病从内出，故温而兼补。"

本证与真武汤证比较，两证同属少阴阳虚表里俱寒，但彼则少阴阳虚而水气最盛，而此则少阴阳气虚甚而水气甚微，略异。故柯韵伯说："此与真武汤似同而实异，此倍术附去姜而用参，全是温补以壮元阳，彼用姜而不用参，尚是温散以逐水气，补散之分，只在一味之旋转欤？"

## 附子汤方

附子二枚炮去皮破八片　茯苓三两　人参二两　白术四两芍药三两

以水八升，煮取三升，去滓，温服一升，日三服。

（316）少阴病，二三日不已，至四五日，腹痛，小便不利，四肢沉重疼痛，自下利者，此为有水气，其人或咳，或小便利，或下利，或呕者，真武汤主之。

（82）太阳病发汗，汗出不解，其人仍发热，心下悸，头眩身瞤动，振振欲擗地者，真武汤主之。（移自太阳篇，复出）

本证是因少阴火衰水盛所致，水气内盛，泛于上则头眩咳呕，动于中则腹痛心下悸，趋于下则自下利，水气外盛则四肢沉重疼痛或身瞤动而振振欲擗地。真武汤具有壮火利水作用，故能主治本证。今就以上两条分释如下：

（316）条是少阴自病的真武汤证。成无己说："少阴病二三日则邪气犹浅，至四五日邪气已深，肾主水，肾病不能制水，水饮停为水气，腹痛者，寒湿内甚也，四肢沉重疼痛，寒湿外甚也，小便不利，自下利者，湿胜而水谷不别也。《内经》曰，湿胜则濡泄。与真武汤，益阳气，散寒湿。"柯韵伯也说："为有水气是立真武汤本意，小便不利是病根，腹痛下利、四肢沉重疼痛皆水气为患，因小便不利所致。然小便不利实由坎中之无阳，坎中火用不宣，故肾家水体失职，是下焦虚寒不能制水故也，法当壮元阳以消阴翳，逐留垢以清水道，因立此汤。"他并指出："末句语意直接有水气来，后三项是真武加减证，不是主证，若虽有水气而不属少阴，不得以真武主之也。"又汪苓友说："或下利者，谓前自下利是二三日之证，此必是前未尝下利，指四五日后始下利者而言。"真武汤具有壮火培土利水作用，故能主治本证。如罗东逸说："真武者，北方司水之神也，以之名汤者，借以镇水之义也。夫人一身制水者脾也，主水者肾也，肾为胃关，聚水而从其类，倘中无阳，则脾之枢机虽运，而肾之关门不开，水即欲行而无主制，故泛溢妄行而有是证也。用附子之辛热，壮肾之元阳，则水有所主矣；白术之温燥，建立中土，则水有所制矣；生姜之辛散，佐附子以补阳，于补水中寓散水之意；茯苓之淡渗，佐白术以建土，于制水中寓利水之道焉。"由此可见真武汤证实属少阴涉及太阴者。至于真武汤中用芍药的理由，罗东逸认为："人身阳根于阴，若徒以辛热补阳，不少佐以苦降之品，恐真阳飞越矣。芍药为春花之殿，交夏而枯，用之以亟收散漫之阳气而归根。"张路玉也说："若不用芍药固护其阴，岂能胜附子之雄烈乎？即如附子汤、桂枝加附子汤、芍药甘草附子汤，皆芍药与附子并用，其温经护荣之法，与保阴回阳不殊，后世用药，获仲景心法者几人哉？"

真武汤证加减法：

若咳者，加五味子、细辛、干姜：本证兼咳的，是因水寒射肺所致，故加细辛、干姜、五味子，以温化肺中水气。这应与小青龙汤法对照。

若呕者，去附子，加生姜：本证兼呕的，是因寒水犯胃而胃气上逆所致，生姜为和胃止呕圣药，故加用之。但附子为本方主药之一，并非寒水犯胃致呕的禁忌药，不应减去。喻嘉言认为，此属肺胃素有积热留饮之惯呕，故去附子。然既属热饮致呕宜去附子，则生姜亦非所宜，因为寒水致呕宜温，而热饮致呕宜清，生姜只能温胃而不能清胃。喻氏之说，似有未妥。

若下利者，去芍药，加干姜：本证兼下利的，是因脾阳失运、寒水下趋所致，故加干姜以扶助脾阳，温化寒水，芍药属寒剂，只宜用于热利，不宜用于寒利，故去之。

若小便利者，去茯苓：小便不利是本证病根，故本证必小便不利，因为如果小便利，则水有出路，自不致泛滥为灾。茯苓为利小便要药，在真武汤中占有重要地位，必不可少。但如果本证小便自利的，则不当更用渗利的茯苓，故去之。不过在临床上，本证较少见有小便自利的，因而使用本方时去茯苓的机会较少。若因少阴阳虚太甚，下元失固，小便由不利而自利的，则茯苓自应减去。

（82）条是太阳病误治转属少阴的真武汤证。成无己说："发汗不解，仍发热，邪气未解也。心下悸、头眩、身𥆧动振振欲擗地者，汗出亡阳也。里虚为悸，上虚为眩，经虚为身𥆧动振振摇，与真武汤主之，温经复阳。"钱天来说："汗出不解仍发热者，非仍前表邪发热，乃汗后亡阳虚阳浮散于外也……振振欲擗地者，即所谓发汗则动经，身为振振摇之意，言头眩而身体𥆧动，振振然身不能自持而欲仆地。因卫分之真阳衰亡于外，周身筋脉总无定主也。乃用真武汤者，非行水导湿，乃补其虚而复其阳也。"柯韵伯说："仍发热而心下悸，坎阳外亡而肾水凌心耳……此条用真武者，全在降火利水，重在发热而心下悸，并不在头眩身𥆧动也。如伤寒厥而心下悸，宜先治水，亦重在悸，不重不厥。但彼本于太阳寒水内侵，故用桂枝，此则少阴邪水泛溢，故用附子，要知小便自利，心下不悸，便非真武汤证。"以上三家之说，在误汗亡阳的认识上是一致的。但有的着重在火衰，有的着重在水盛，有的认为发热是表邪未解，有的认为发热是虚阳浮散，略有出入，其实当全面参合脉症来决定，不宜偏执。但如果属虚阳浮散，则方中生姜宜改用干姜为是。

以上两条真武汤证，应与大、小青龙汤和苓桂术甘汤证等条互看：

本证身瞤动振振欲擗地，应与大青龙汤证条所谓"筋惕肉瞤"互看，因为两者都属误汗亡阳，病由太阳转属少阴所致。故喻嘉言说："大青龙汤证垂戒云，若脉微弱，汗出恶风者，不可服，服之则厥逆筋惕肉瞤，正与此段互发。"由此可知，大青龙汤证条因误汗亡阳而发生的筋惕肉瞤变证，宜用真武汤主治。

本证发汗后身瞤动振振欲擗地，应与苓桂术甘汤证条所谓"发汗则动经，身为振振摇者"互看，因为两者都属误汗亡阳所致。故曹颖甫认为，苓桂术甘汤证条因误汗亡阳而发生的身为振振摇变证，宜用真武汤主治。详见太阳篇"变证"苓桂术甘汤证条中，可以参看。

本证还应与小青龙汤证互看。万密斋案："太阳表证有水气者小青龙汤，少阴里证有水气者真武汤，六经中惟肾与膀胱主水，故二经有水气之证也。"程郊倩说："真武汤之治咳，以停饮与里寒合也。小青龙之治咳，以停饮与表寒合也。"由此可以看出，两方均治水气，一表一里，适相对峙。

## 真武汤方

茯苓三两　芍药三两　白术二两　生姜三两切　附子一枚炮去皮破八片

以水八升，煮取三升，去滓，温服七合，日三服。若咳者，加五味子半升，细辛一两，干姜一两。若小便利者，去茯苓。若下利者，去芍药，加干姜二两。若呕者，去附子，加生姜，足前为半斤。

（69）发汗，若下之，病仍不解，烦躁者，茯苓四逆汤主之。（移自太阳篇，复出）

本条是因太阳病误治邪陷少阴所致。故柯韵伯说："此条亦为太阳坏病转属少阴也。汗而复下，阳气衰亡，则转属少阴矣。此阳证变阴，阴证似阳，世医多不能辨，用凉药以治烦躁，鲜有不速其毙者。由不知太阳以少阴为里，少阴为太阳之根源也。"但本条所记述的证候不全，必须参考历代注家的意见，如《医宗金鉴》说："大青龙汤证不汗出之烦躁，乃未经汗下之烦躁，属实；此条病不解之烦躁，乃汗下后之烦躁，属虚。然脉之浮紧、沉微，自当别之。"《伤寒点睛》说："证中必有厥逆句，故名之茯苓四逆汤。"《类聚方广义》说：茯苓四逆汤治四逆加人参汤证而心下悸，小便不利，身瞤动，烦躁者。"因此，本证除烦躁外，可能尚有四肢厥逆、脉沉微、心下悸、小便不利、身瞤动等。这主要是从方测证，因为本方以扶阳的四逆汤为基础，故知必有四肢厥逆、脉沉微的阳气衰弱证，又以利水的茯苓为主药，故知必有心下悸、小便不利、身瞤动的水气泛滥证。总之，本条是因太阳病误治转属少阴而火衰水盛所致，茯苓四逆汤具有壮火利水的作用，故能主治本证。

茯苓四逆汤证的烦躁本属阳衰阴盛所致，但也有人认为是属阴阳两虚而成的。如成无己说："发汗外虚阳气，下之内虚阴气，阴阳两虚，邪独不解，故生烦躁，与茯苓四逆汤以复阴阳之气。"柯韵伯也认为，是因"阴阳俱虚而烦躁"，并说本方是"姜附以回阳，参苓以滋阴"的"阴阳双补法"。这种认识是不够正确的。凡病经误汗下后而发生的烦躁，多属虚证，但有阴虚和阳虚之别。误治亡阴，阴虚则火旺，其烦躁多兼有舌绛脉细数等症，治宜清火滋阴，如黄连阿胶汤之类；误治亡阳，阳衰则阴盛，其烦躁多兼有舌淡脉沉微等症，治宜益火消阴，如干姜附子汤之类。茯苓四逆汤属于扶阳益气利水的方剂，只能益火消阴，不能清火滋阴。柯氏等说参苓可以滋阴是错误的，因为茯苓利水，不但不能滋阴，而且反能伤阴；人参虽然具有益气生津的作用，为刚中之柔药，它和附子、干姜纯粹刚燥扶阳药有所不同，但人参以益气为主，仍属阳药，它之所以能够生津，是因气足则津自回，属间接作用，非直接作用，决不能因此而认为人参是滋阴药。由此可见，茯苓四逆汤是属纯粹扶阳法，决非阴阳双补法。既属纯粹扶阳法，则其所主治的烦躁是属阳虚，而非阴阳两虚，自可无疑。

茯苓四逆汤所主治的烦躁，应与干姜附子汤、吴茱萸汤所主治的烦躁互看。干姜附子汤所主治的烦躁昼作夜止脉沉微，是属阳衰阴盛，势欲格阳所致。吴茱萸汤所主治的烦躁、干呕、吐涎沫、头痛、脉沉弦，是属阳衰阴盛、肝气上逆所致。茯苓四逆汤所主治的烦躁肢厥、脉微、心下悸、小便不利、身瞤动，是属阳衰阴盛、水气内动所致。

## 茯苓四逆汤方

茯苓四两（一作六两）　人参一两　附子一枚生用去皮破

八片　甘草二两炙　干姜一两半

以水五升，煮取三升，去滓，温服七合，日二服。

（61）下之后，复发汗，昼日烦躁不得眠，夜而安静，不呕不渴，无表证，脉沉微，身无大热者，干姜附子汤主之。（移自太阳篇，复出）

本条现症是因太阳病误治陷入少阴所致。从其所现脉沉微、烦躁、昼作夜止、身无大热等来看，可见少阴阴寒太盛，微阳难以内守，已呈格阳现象。因为烦躁身热与脉沉微同时并见，就表明了脉沉微是阴盛于内，而烦躁身热是格阳于外所致。不仅脉象沉微是属阳虚，即烦躁身热亦属阳虚。如其烦躁身热是属阳盛所致，则其脉象多现洪实滑数（格阳证也有现脉浮大的，但必无力而按之虚空）。至于烦躁昼作夜止的理由，是因昼属阳，夜属阴，烦躁为阴阳相争的现象，本证由于少阴阴寒太盛，体内衰微的阳气必得体外昼间的阳气相助，才能有力与阴争，故烦躁昼作。若在体外夜间阴盛的时候，则体内衰微的阳气就必无力与阴争，故烦躁夜止。所以尤在泾说："昼日阳虚欲复而与邪争，则烦躁不得眠，夜而阴旺阳虚不能与邪争，则反而安静也。"正由于本条属阴盛格阳证，故柯韵伯说："用干姜附子回阳以配阴，姜附阳中阳也，生用则力更锐，不加甘草则势更猛，比之四逆为更峻，救其相离，故当急也。"因此，干姜附子汤证应与四逆、白通、通脉等症互看，四逆汤证虽属阴盛阳衰，但微阳尚能内守，故用姜附扶阳必配甘草以缓其猛烈之性；干姜附子汤证则与白通、通脉同属格阳证，都是因为少阴阴寒太盛，微阳不能内守而被格于上或外所致。但以通脉四逆汤证

为最重，白通汤证次之，干姜附子汤证又次之，同中稍异，

## 干姜附子汤方

干姜一两　附子一枚生用去皮切八片

以水三升，煮取一升，去滓，顿服。

（314）少阴病，下利，白通汤主之。

（315）少阴病，下利脉微者，与白通汤，利不止，厥逆无脉，干呕烦者，白通加猪胆汁汤主之，服汤脉暴出者死，微续者生。

这两条宜合看，由于寒邪直中少阴，阴盛于内而格阳于上，故既现有肢厥脉微下利的阴盛于内之症，又现有干呕心烦（还可能有面赤足冷）的格阳于上之症。正由于本证是因阴盛格阳、阴阳相离所致，故白通汤既用姜附峻温回阳，又用葱白交通阴阳，使之由离而合，才能转危为安。本证干呕是因寒极格热所致，故本方加用咸寒的人尿和苦寒的猪胆以反佐之。王太仆说："热与寒背，寒与热违，微小之热为寒所折，微小之冷为热所消，大寒大热必能与违性者争，与异气者格，是以圣人反其佐以同其气，令声应气求也。"这就是《内经》所谓"甚者从之"的治疗原则。故成无己说："《内经》曰，若调寒热之逆。冷热必行，则热物冷服，下嗌之后，冷体既消。热性便发，由是病气随愈，呕哕皆除，情且不违，而致大益，此和人尿、猪胆汁咸苦寒物于白通汤热剂中，要其气相从，则可以去格拒之寒也。"至于"服汤脉暴出者死，微续者生"，则是由于暴出无根而微续有本。如尤在泾说："脉暴出者，无根之阳，暴发无遗，故死；脉微续者，被抑之阳，来复有渐，故生。"又本证厥逆无脉的，

当在白通汤中加用人参更妥。

白通汤和四逆汤比较，四逆汤姜附配甘草，较之白通汤姜附配葱白者，其温热之性稍缓，故白通汤温热回阳之力较之四逆汤为猛。因此。四逆汤所主治的少阴病，虽属阴盛阳衰，但微阳尚能内守，故只现有肢厥脉微、下利清谷等阴盛证，而无面赤身热、干呕心烦等格阳证。白通汤所主治的少阴病，则属阴盛阳衰。微阳不能内守而被格于上，故既现有下利脉微甚至厥逆无脉等阴盛于内之证，又现有干呕心烦甚至面赤等阳格于上之证。但有人认为，白通汤本治少阴阴盛阳衰证，并非主治少阴阴盛格阳证，这可从（314）条"少阴病，下利，白通汤主之"和（315）条前段"少阴病，下利脉微者，与白通汤"看出来，只是白通汤证进一步发展，可以由阴盛阳衰证转变为阴盛格阳证，这又可从（315）条后段"利不止，厥逆无脉，干呕烦者，白通汤加猪胆汁汤主之"看出来。基于此，白通汤所主治的本属少阴阴盛阳衰证，只是白通加猪胆汁汤所主治的才是少阴阴盛格阳证。也有人认为这种看法不够全面，因为少阴阴盛阳衰的下利清谷证，多用四逆汤主治，如非少阴阴盛格阳，则用四逆已足，何必借重白通，既用白通主治，就可知非一般的少阴下利。又从白通汤用姜附峻温回阳和葱白交通阴阳来看，这种下利很可能是与面赤而足冷，或者微热而脉沉微等症同时出现，它和白通加猪胆汁汤同治少阴阴盛格阳证，只是无干呕心烦的宜用白通汤，有干呕心烦的宜用白通汤加猪胆汁汤，同中稍异而已。还有人认为，白通汤温而能散，决不适用于少阴阴盛格阳的表热里寒证，而只适用于太阳少阴表里同病的表热里寒证。

这些都可供参考。

## 白通汤方

葱白四茎　干姜一两　附子一枚生用去皮破八片

以水三升，煮取一升，去滓，分温再服。

## 白通加猪胆汤方

即白通汤原方加人尿五合，猪胆汁一合。

以水三升，煮取一升。去滓，内胆汁人尿，和令相得，分温再服。若无胆，亦可用。

（317）少阴病，下利清谷，里寒外热，手足厥逆，脉微欲绝，身反不恶寒，其人面色赤，或腹痛，或干呕，或咽痛，或利止脉不出者，通脉四逆汤主之。

（370）下利清谷，里寒外热，汗出而厥者，通脉四逆汤主之。（移自厥阴篇）

（390）吐已下断，汗出而厥，四肢拘急不解，脉微欲绝者，通脉四逆加猪胆汤主之。（移自霍乱篇，复出）

这三条应合着。这里所谓"里寒外热"，就是阴盛于内，格阳于外的意思。阴盛于内，故现汗出肢厥而拘急、脉微欲绝、下利清谷或腹痛等症，格阳于上与外故现面赤、干呕、咽痛、身热、不恶寒等症，所以宜用通脉四逆汤大剂温补以挽回飞越于上与外的微阳。本方即四逆汤，只是在药用分量上此重彼轻而已。根据某些注家意见，认为本方必有人参和葱白。如柯韵伯说："夫人参所以通血脉，安有脉微欲绝而不用者，旧本乃于方后面色赤者加葱，利止脉不出者加参，岂非抄录者之疏失于本方，而蛇足于加法乎？"李缵文也说："加参方名通脉。"假使本证因寒极格热而汤药入口即吐的，当用通脉四逆加猪胆汤，即于通脉四逆汤中加用苦寒的猪胆汁以反佐之（或用热药冷服），才能收效。今就以上条文分释如下：

（317）条可以说是少阴阴盛格阳证的主文，本证当以此条为标准。成无己说："下利清谷，手足厥逆，脉微欲绝，为里寒，身热不恶寒，面色赤，为外热，此阴盛于内，格阳于外，不相通也。与通脉四逆汤散阴通阳。"柯韵伯则更为全面而明确地说："下利清谷，里寒外热，手足厥逆，脉微欲绝，此太阴坏证转属少阴之证，四逆汤所主也。而但欲寐是系在少阴，若反不恶寒，或咽痛干呕，是为亡阳，其人面色赤，是为戴阳，此下焦虚极矣。恐四逆之剂不足以起下焦之元阳，而续欲绝之脉，故倍加其味作为大剂，更加葱以通之，葱体空味辛，能入肺以行荣卫之气。姜附参甘得此以奏捷于经络之间，而脉自通矣。脉通则虚阳得归其部，外热自解而里寒自除。诸证无虞矣。"又喻嘉言指出："前条云脉暴出者死，此条云脉即出者愈，其辨最细。盖暴出则脉已离根，即出则阳已返舍，由其外反发热，反不恶寒，真阳尚在躯壳，然必通其脉而脉即出，始为休征，设脉出艰迟，其阳已随热势外散，又主死矣。"可见（317）条因利止脉不出而服汤脉即出者愈，以及（315）条因厥逆无脉而服汤脉暴出者死，是似同实异的。因为脉即出并不等于脉暴出，脉暴出是与脉微续对立的。而脉即出则可微可暴，脉即微出者生，脉即暴出者死。本条所谓其脉即出者愈，当系微出而非暴出，实未可与前条所谓脉暴出者死相提并论。

（370）条的"里寒外热"亦属少阴阴盛格阳所致。如舒驰远说："下利清谷，里寒外热，汗出而厥，是阴寒极盛，而格阳于外也。"尤在泾也说："里寒外热，汗出而厥，为阴内盛而阳外脱之象。"

（390）条的寒霍乱证和前两条同属"里寒外热"，亦必有身热存在，其肢厥脉微、四肢拘急为阴盛于内，其身热汗出为阳亡于外，此时虽然阳亡而阴亦受损，但救治当以回阳为先，故宜通脉四逆加猪胆汤。成无己说："吐已下断，津液内竭，则不当汗出，汗出者不当厥，今汗出而厥，四肢拘急不解，脉微欲绝者，阳气大虚，阴气独胜也。若纯与阳药，恐阴为格拒，或呕或躁，不得复入也，与通脉四逆汤加猪胆汁，胆苦入心而通脉，胆寒补肝而和阴，引置汤药不被格拒。《内经》曰，微者逆之，甚者从之。此之谓也。"但通脉四逆汤加猪胆汁的理由有二：一为反佐法。已如上述。一为益阴法，如吴遵程说："汗出而厥，阳微欲绝，而四肢拘急全然不解，又兼无血以柔其筋，脉微欲绝固为阳之欲亡，亦兼阴气亏损。故用通脉四逆以回阳，而加猪胆汁以益阴，庶几将绝之阴不致为阳药所劫夺也。"他并指责成无己说："注认阳极虚，阴极盛，故用反佐之法以通其格绝，误矣。"两说似以前说为是，因为本证虽属阳亡而阴亦受损，但阴阳两虚证尤其阳虚较甚证，必须以救阳为当务之急，且阳生阴自长，救阳即所以救阴，其理甚明。何况猪胆苦寒，并非滋养阴液之品，也只能取其反佐以通格拒，而不能赖以滋阴柔筋。还应指出，本条所谓"四肢拘急不解"，即后世所谓霍乱转筋证，本证并不纯属阴虚，也有属于阳虚的，详见霍乱病篇中，宜参看。

少阴阴盛格阳证，即阴极似阳、水极似火之候。如吴绶说："夫阴证似阳者，乃水极似火也。盖伤寒传变误服凉剂，攻热太过，其人素本肾气虚寒，遂变阴证，冷甚于内，逼其浮阳之火发于外，其人面赤烦躁，身有微热，渴欲饮水复不能饮，大便秘结，小便淡黄，或呕逆，或气促，或郑言，或咽喉痛，所以状似阳证，或见面赤烦渴，大便秘结，作阳证妄投寒凉之药，下咽遂毙，可不谨哉。切其脉沉细迟微者，急以通脉四逆汤倍加人参、附子，以接其真阳之气，设或差迟……参附亦不能救矣。此与阴盛格阳例同。王太仆谓身热脉数按之不鼓击者，此名阴盛格阳，非热也。"喻嘉言曰："治徐国桢伤寒六七日，身热面赤，索水到前复置不饮，异常大躁，将门牖洞启，身卧地上，辗转不快，更求入井，一医汹汹急以承气与服，余诊其脉洪大无伦，重按无力，余曰，阳欲暴脱，外显假热，内有真寒，以姜附投之尚恐不胜回阳之任，况敢纯阴之药重劫其阳乎？观其得水不欲咽，情已大露，岂水尚不欲咽，而反可咽大黄芒硝乎？天气燠蒸，必有大雨，此证顷刻一身大汗，不可救矣。于是以附子、干姜各五钱，人参三钱，甘草二钱，煎成冷服，服后寒战戛齿有声，以重绵和头覆之，缩手不肯与诊，阳微之状始著，再与前药一剂，微汗热退而安。"由此可见，用通脉四逆汤治少阴阴盛格阳证应以加人参为是。至于葱白是否宜用于格阳证问题，尚有争论。有的认为本证阴阳格拒，互不相通，必须通以葱白。如《医宗金鉴》说："君以葱白大通其阳而上升，佐以姜附急胜其阴而缓降，则未脱之阳可复矣。"王晋三说："白通者姜附性燥，肾之所苦，须借葱白之润以通于肾，故名。"钱天来说："葱则辛滑行气，可以通行阳气而解散寒邪。"有的认为本证阳从外散，切忌葱白以助其散而速亡其阳。如舒驰远认为，格阳证当用真武汤主治，强调指出："四逆汤且不可用，岂可更加葱白以助其散而速亡其阳耶？"其并说："少阴病下利脉微者，宜主附子汤回阳以消阴也，与白通汤利不止厥逆无脉者，明明误在葱白大伤其阳也，法当重加人参白术干姜以救其误。"以上两说，虽然都可供参考，但历观后世格阳治案，采用葱白者较少。因而舒氏之言值得重视。但他所说的四逆汤不可用于格阳证则不可从。不过格阳证用四逆汤，应以加人参为更妥，则是毫无疑问的。

在这里，必须提出的是"表热里寒"的问题，这个问题包含着两个似同实异的证候在内，一个是阴盛格阳，另一个是表里同病。阴盛格阳的表热里寒，纯属少阴病，多因病延日久。少阴阴盛阳衰已极，渐致微阳不能内守，而被格向上向外飞越，本来是面白身寒的，乃一变而为面赤身热，此时脉多浮大而按之虚空，或意欲裸体而不裸，或意欲饮冷而不饮，乃微阳作最后挣扎之象，病极危殆，必须急投大剂通脉四逆汤等峻温回阳，缓则不救。表里同病的表热里寒，并非由少阴阴盛阳衰证转变而来，多属病起即现之证。例如，新病初起，既现有发热等太阳表热证（这里所谓表热，是指发热病证，非指热邪病因而言），又现有蜷卧欲寐、下利清谷、脉沉等少阴里寒证的便是。这种表热里寒证，远不如阴盛格阳证危殆，并不难于治疗，一般或用麻黄细辛附子汤等温里发表，或用四逆汤先温其里，而且不须大剂，即能奏效。近时有人大谈阴盛格阳证，并常如数家珍，列举很多验案为例，究其内容，一般都以四逆汤为主，但用量都比较轻。有的并说宜在温里中兼发散。似此，则其所谓阴盛格阳证就不能令人无疑了。因为少阴阴盛格阳证在临床上并不是太多的，在治疗上，不但严禁发散以防脱阳，而且似非轻剂四逆汤所能回阳。

## 通脉四逆汤方

甘草二两炙（一作三两）　附子大者一枚生用去皮破八片干姜三两强人可四两

以水三升，煮取一升二合，去滓，分温再服。其脉即出愈。面色赤者，加葱九茎。腹中痛者，去葱，加芍药二两。呕者，加生姜二两。咽痛者，去芍药，加桔梗一两。利止脉不出者，去桔梗，加人参二两。病皆与方相应者，乃服之。

按方后加减法，除柯韵伯所指出者属蛇足外，如腹中痛者去葱加芍，其腹中痛应属阴盛于内所致，则其去通阳的葱白而加助阴的芍药，亦属不当。呕加生姜和咽痛加桔梗，其呕与咽痛应属虚阳上越所致，本宜温固回阳，而反加温散的生姜和升提的桔梗，也不可解。因此，都应存疑。

## 通脉四逆加猪胆汁汤方

即于通脉四逆汤内加猪胆汁半合。

以水三升，煮取一升二合，去滓，内猪胆汁，分温再服。其脉即来。无猪胆，以羊胆代之。

（306）少阴病，下利便脓血者，桃花汤主之。

（307）少阴病，二三日至四五日，腹痛，小便不利，下利不止，便脓血者，桃花汤主之。

（308）少阴病，下利便脓血者，可刺。

下利脓血证有实热和虚寒的区别，属于实热的下利脓血，其色鲜明，多兼有身热烦渴、舌绛、脉数有力等症。治法宜清，如白头翁汤之类。属于虚寒的下利脓血，其色暗晦，多兼有无热身寒、舌淡、脉数无力，甚至肢厥脉微等症。治法宜温，如桃花汤之类。

桃花汤所主治的下利脓血证，是属少阴虚寒所致。如成无己说："阳病下利便脓血者，协热也。少阴病下利便脓血者，下焦不约而里寒也，与桃花汤固下散寒。"汪苓友则更为具体而明确地说："少阴里寒便脓血，所下之物其色必暗而不鲜，乃肾受寒湿之邪，水谷之津液为其凝泣，酝酿于肠胃之中而为脓血，非若火性急速而色鲜明，盖水伏已久，其色暗黑，其气不臭，其人必脉微细，神气静而腹不甚痛，喜就温暖，欲得手按之腹痛即止，斯为少阴寒利之征。"桃花汤中重用温涩的赤石脂以固脱为主，并用辛热的干姜以温化里寒，和甘平的粳米以补养内虚为佐，组成为一个具有温补固涩作用的方剂，故能主治本证。但本证属寒属热，尚有争论，细加分析，似以属寒为是。如汪讱庵说："此证成氏以为寒，而吴鹤皋、王肯堂皆以为热。窃谓便脓血者固多为热，然岂无下焦虚肠胃不固而亦便脓血者乎？若以此为传经热邪，仲景当用寒剂以撤其热，而反用石脂固涩之药使热闭于内而不得泄，岂非关门养盗，自贻伊戚也耶？观仲景之治协热利，如……白头翁汤等，皆用芩连黄柏，而治下焦虚寒下利者，用赤石脂禹余粮汤，比类以观，斯可见矣。此证乃因虚以见寒……惟用甘辛温之剂以镇固之，《本经》言石脂性温，能益气调中固下，未闻寒能损胃也。"但（308）条所谓"少阴病，下利便脓血者，可刺"，又似包括热证在内而言，因为寒证宜灸忌针，而热证宜针忌灸，是使用针灸的一般原则。故唐容川说："下利不止无后重之文，知是虚利，非实证也，故用米以养中，姜以温中，石脂以填塞中宫。脓血原是热所化，今因脾虚寒，用从治法，用脂米极多，而用姜极少。脂米补而质柔，则不犯血脉以免动血也。盖此证是脾土有寒，心经有热，热化脓血。寒为利不止，桃花汤专止利，刺法专治脓血。泻经脉而不动脏寒，温脏寒而不犯经脉，此分治之为至妙也。"本条所谓"可刺"，未明何穴，常器之说可刺幽门、交信。可供参考。

## 桃花汤方

赤石脂一斤一半全用一半筛末　干姜一两　粳米一升

以水七升，煮米令熟，去滓，温服七合，内赤石脂末方寸匕，日三服。若一服愈，余勿服。

（159）伤寒服汤药，下利不止，心下痞硬，服泻心汤已，复以他药下之，利不止，医以理中与之，利益甚，理中者，理中焦，此利在下焦，赤石脂禹余粮汤主之，复不止者，当利其小便。（篇自太阳篇，复出）

伤寒因误下而下利不止，心下痞硬的，似属泻心汤证，但在服泻心汤后，病仍不解，医又误以他药下之，其下利仍不止，医乃改用理中汤，而其下利反加甚，这里记述着治疗过程中的四误，即：①误下：伤寒误下以致里虚邪陷，而现下利不止、心下痞硬等，可与（163）条桂枝人参汤证对照，这里要注意"下利不止"的"不止"两字，因为泻心汤所主治的痞证，虽多兼有呕利肠鸣，但其下利并未至"不止"的剧烈程度，而且泻心汤证的痞利是因寒热互结所致，其舌苔多黄白相兼。桂枝人参汤证的痞利是因表里虚寒所致，其舌苔必白而不黄，可别。②误泻心：伤寒误下以致表里虚寒而现下利不止、心下痞硬等，本宜用理中汤法，而反误用泻心汤，其痞利必不除。有人认为本条所谓"服泻心汤已"，不是说服泻心汤后，而是说服泻心汤消除了痞利等。这种认识是不够全面的，因为此句下面是"复以他药下之"，上下连贯起来看，显然是说服泻心汤以后，医见痞利仍在，因而再以他药下之，如果服泻心汤后，痞利悉除，那么下文"复以他药下之"一句就毫无来由了。③再误下：医见痞利服泻心汤后不除，误认为病属热结旁流之类的纯实证，而非寒热互结的虚实夹杂证，复以他药下之，但因本证属纯虚证，所以再次误下后而其下利不止之势有增无已。④误理中：初因误下而现表里虚寒的下利不止、心下痞硬等，本可采用理中法，但后因再次误下，病由中焦太阴陷入下焦少阴，已成虚脱之势，故与理中法而其下利仍不止，这是因为理中法只能温理中焦，而不能固涩下焦。因此，本条明文指出"理中者，理中焦，此利在下焦，赤石脂禹余粮汤主之"，由于赤石脂禹余粮汤具有固涩下焦滑脱的作用，故能主治本证。柯韵伯说："甘姜参术可以补中宫火气之虚，而不足固下焦脂膏之脱，此利在下焦，未可以理中之剂收功也……凡下焦虚脱者，以二物为末，参汤调服，最效。"若服涩剂而下利仍未止的，当兼用五苓散等利小便，其下利必止。但孟承意说："此复利不止者，非从前下焦滑脱之谓，是收涩闭水，水无去路，膀胱渗化力微，分溢大便而复利耳，故当利其小便也。"此说可供参考。从这里可以看出治疗下利有四法，即：①泻心法。②理中法。③固涩法。④渗利法。

又从本条所谓"理中者，理中焦，此利在下焦，赤石脂禹余粮汤主之"来看，可以看出，中焦太阴脾虚的下利宜温中，这和下焦少阴肾虚的下利宜固下者有着严密的界限，充分表明了本论是十分重视三焦辨证的。后世有人认为，伤寒论之六经，只宜横看，不宜竖看，温病论三焦，只宜竖看，不宜横看，这种认识，显然是不够全面的。

### 赤石脂禹余粮汤方

赤石脂一斤碎　太一禹余粮一斤碎
以水六升，煮取二升，去滓，分温三服。

（88）汗家，重发汗，必恍惚心乱，小便已阴疼，与禹余粮丸。（移自太阳篇，复出）

本条所谓"汗家"，是指平素多汗的体虚患者而言。"重"即重复的意思，本字多汗，又复发汗，所以说"重发汗"。汗家重发汗而现恍惚心乱、小便已阴疼等症，可见是属少阴阳虚所致。因为恍惚心乱是心阳已有虚脱之势，小便已阴疼乃肾阳衰微内寒收引阴筋之象。由此不难推知，本证的小便可能是清白的，脉象可能是微弱的，其恍惚心乱也可能是与声低息短的郑声同时出现。因此，本证治法必须温补固涩。如舒驰远说："平日汗多者，表阳素亏，若重发其汗，则阳从外亡，胸中神魂无主，故心神恍惚而内乱也。小便已阴疼者，阳气大虚，便出则气愈泄而化源伤，故疼。便前疼为实，便后痛为虚。从来皆云汗者心之液，汗多者重汗则心液伤，小肠之血亦伤，宜生心血通水道，愚谓不然，如果血虚，曷为不生内烦诸证？此病在气分，宜于涩以固脱之外，大补阳气则当矣。"禹余粮丸方虽失传，但从禹余粮主药来看，已符合本证治宜"涩以固脱"的原则，并可想见此方里面必配合有大补阳气的药，如人参、附子等在内。所以古本《伤寒论》禹余粮丸方由禹余粮、人参、附子、干姜、五味子、茯苓六药组成，古本《伤寒论》人多疑之，但此方则合理可用。

## 禹余粮丸方（据古本《伤寒论》补）

禹余粮四两　　人参三两　　附子二枚　　五味子三合　　茯苓三两　　干姜三两

蜜为丸，如梧桐子大，每服二十丸。

（177）伤寒脉结代，心动悸，炙甘草汤主之。（移自太阳篇，复出）

（178）脉按之来缓，时一止复来者，名曰结，又脉来动而中止，更来小数，中有还者反动，名曰结阴也，脉来动而中止，不能自还，因而复动者，名曰代阴也，得此脉者必难治。（移自太阳篇，复出）

这两条宜合看，因为（178）条即（177）条"脉结代"的自注。（178）条还应与本论辨脉法篇"脉来缓，时一止，复来者，名曰结。脉来数，时一止，复来者，名曰促。脉阳盛则促，阴盛则结，此皆病脉"，以及《脉经》中"代脉来数中止，不能自还，因而复动，脉结者生，代者死"合看。后世论歇止脉，分止有定数和止无定数两类，止有定数的叫作"代"脉；止无定数的，如数中一止叫命"促"脉，迟中一止叫作"结"脉。一般来说，促和结两脉，有主虚的，也有主实的，代脉则多属绝证，故有"促结可治，代脉难医"之说。（177）条所谓"脉结代"，当是说或现结，或现代，因为结和代是不可能同时出现的。古本《伤寒论》改"脉结代"为"脉结促"，则是因为代属不治之脉。但代脉并非绝对不救，如陈师亮说："代为难治之脉，而有治法者何？凡病气血骤脱者可以骤复，若积久而虚脱者不可复，盖久病渐损于内，脏气日亏，其脉代者乃五脏无气之候，伤寒为暴病，死生之机在于反掌，亦有垂绝而亦可救者，此其代脉乃一时气乏，然亦救于万死一生之途，而未可必其生也。"至其所谓"心动悸"，是因少阴阴阳气血两虚，而心神不安所致。炙甘草汤具有大补少阴阴阳气血的作用，故能主治本证。如唐容川说："此方为补血之大剂……余按此方，即中焦受气取汁变化而赤是为血之义。姜枣参草中焦取汁，桂枝入心化气，变化而赤，然桂枝辛烈能伤血，故重用地冬麻仁以清润之，使桂枝雄烈之气变为柔和，生血而不伤血，又得阿胶潜伏血脉，使输于血海，下脏于肝，合观此方，生血之源，导血之流，真补血之第一方。"尤在泾说："脉结代者，邪气阻滞而荣卫涩少也。心动悸者，神气不振而都城震惊也。是虽有邪气，而攻取之法无所施矣。故宜人参姜桂以益卫气，胶麦麻地甘枣以益荣气，荣卫既充，脉复神完，而后从而取之，则无有不复者矣。此又扩建中之制，为阴阳并调之法。"至于以甘草名方之义，《伤寒辑义》指出："《名医别录》甘草通经脉，利血气。《证类本草》伤寒类要治伤寒心悸脉结代者，甘草二两，水三升，煮取一升半，服七合，日一服。由是观之，心悸脉结代，专主甘草，乃是取乎通经脉，利血气，此所以命方曰炙甘草汤也。"炙甘草汤又名复脉汤。后世温病学家吴鞠通在他所著《温病条辨》下焦篇中，化裁本方为加减复脉汤，以主治下焦伤阴温病。他说："去参桂姜枣之补阳，加白芍收三阴之阴，故云加减复脉汤。在仲景当日治伤于寒者之结代，自有取于参桂姜枣复脉中之阳，今治伤于温者之阳亢阴竭，不得再补其阳也，用古法而不拘用古方，医者之化裁也。"此是真善用仲景方者。

## 炙甘草汤方

甘草四两炙　生姜三两切　人参二两　生地黄一斤　桂枝三两去皮　阿胶二两　麦门冬半升去心　麻仁半升　大枣三十枚擘

以清酒七升，水八升，先煮八味，取三升，去滓，内胶烊消尽，温服一升，日三服。一名复脉汤。

（68）发汗病不解，反恶寒者，虚故也，芍药甘草附子汤主之。（移自太阳篇，复出）

芍药甘草附子汤属阴阳双补法，适宜于阴阳两虚证。但（68）条只有阳虚证而无阴虚证，方证不相符合，必有脱简。如日人吉益氏说："芍药甘草附子汤其证不具也，为则按其章曰，发汗病不解，反恶寒，是恶寒者附子主之，而芍药甘草则无主证也，故此章之义，以芍药甘草汤脚挛急者而随此恶寒，则此证始备矣。"柯韵伯也说："作芍药甘草汤治挛急，因其阴虚，此阴阳俱虚，故加附子。"因此，本条应与太阳篇（29）条参看。芍药甘草附子汤证属少阴阴阳两虚所致，诸家无异辞，如喻嘉言说："未汗而恶寒，邪盛而表实，已汗而恶寒，邪退而表虚，阳虚则恶寒，宜用附子固矣，然既发汗不解，可知其热犹在也，热在而别无他证，自是阴虚之热，又当用芍药以收阴，此荣卫两虚之救法也。"陈元犀说："言其所以不解，所以恶寒，皆阴阳素虚之故，补虚自足以胜邪，不必他顾也。方中芍药甘草酸甘以补阴，附子甘草辛甘以补阳，附子性猛得甘草而缓，芍药性寒得附子而和，且芍药多而附子少，皆调剂之妙，此阴阳双补之良方也。"周禹载说："既是伤寒则发汗不误，不误何以病不解，必其人素虚，应建中而用麻黄也，汗多为阳虚，而阴则素弱，补阴当用芍药，回阳当用附子，势不得不芍附兼资，然又惧一阴一阳两不相和也，于是以甘草和之，庶几阴阳谐而能事毕矣。"依据柯、吉二氏的见解，参合（29）条，从本方推测本证，则除汗出恶寒之外，可能尚有咽干、小便难、脚挛急等症伴随存在。

芍药甘草汤证见太阳篇（29）（30）条中。此汤主治的脚挛急证，是因水亏木旺、筋脉失养所致，本方具有滋水涵木以柔养筋脉的作用，故能主治本证。

## 芍药甘草附子汤方

芍药三两　甘草三两炙　附子一两炮去皮破八片

以水六升，煮取三升，去滓，分温三服。

## 芍药甘草汤方

白芍药　甘草炙各四两

以水三升，煮取一升五合，去滓，分温再服。

（303）少阴病，得之二三日以上，心中烦，不得卧，黄连阿胶汤主之。

少阴脏热以黄连阿胶汤证为主证，本证的形成，有的说是伤寒郁阳化热而成，如尤在泾说："少阴之热，有从阳经传入者，亦有自受寒邪久而变热者，曰二三日以上，谓自二三日至四五日或八九日，寒极而变热也。"成无己也说："少阴受病，则得之于寒，二三日以上，寒极变热之时，热炽于内，心中烦不得卧也。"有的说是少阴自受温邪而成，如吴遵程说："此汤本治少阴温热之证，以其阳邪暴虐，伤犯真阴，故二三日以上更见心烦不得卧，所以治病之际即用芩连大寒之药，兼芍药阿胶鸡子黄以溢养阴血也。"但两说并不矛盾，因为他们都认为病属少阴热炽而治宜清热养阴。本条所谓"心中烦，不得卧"，是因少阴热炽，心神不安所致，病在少阴血分，因热炽而灼伤阴液，必尚有身热、舌绛干、脉细数等症伴随存在。黄连阿胶汤既用黄连黄芩以清火，又用阿胶芍药以滋水，并用鸡子黄以镇心安神，故能主治本证。如成无己说："阳有余以苦除之，黄连黄芩之苦以除热；阴不足以甘补之，鸡子黄阿胶之甘以补血；酸，收也，泄也，芍药之酸，收阴气而泄邪热。"吴鞠通在《温病条辨》中对黄连阿胶汤证有进一步阐发，如他说："少阴温病，真阴欲竭，壮火复炽，心中烦，不得卧者，黄连阿胶汤主之。"
其强调指出："壮火尚盛者不得用定风珠复脉，邪少虚多者不
得用黄连阿胶汤。"所谓"壮火"即害人的邪火，它和所谓"少
火"即养人的正火者是相对的。本证以邪火炽盛为主，由于邪
火炽盛而灼伤了正阴，实属邪多虚少，应以攻邪为主，扶正为佐，
故本方以黄连黄芩清邪火为君，胶芍鸡黄养正阴为辅，只适用
于邪多虚少的因少阴热炽而阴伤的病证，而不适用于虚多邪少
的因少阴水亏而火旺的病证，因为前者偏于外感邪实，而后者
偏于内伤正虚。如其心中烦不得卧是因少阴水亏以致火旺而形
成，则其病偏于内伤正虚，就必须以扶正为主，而宜用加减复
脉汤或大小定风珠等方主治，此时黄连黄芩苦寒清泄邪火等药
就不宜用了（即使要用，也须在大队滋水药中少量辅佐之）。
吴氏此说，是值得珍视的。

有人认为，《伤寒论》中的少阴热证，也就是温病学中的
热入心包证，这种认识是似是而非的。因为温病热入心包，心
神内闭，除现有身热、舌绛干、脉细数等症外，还必现有神昏
谵语之症，治宜咸寒清荣凉血为主，芳香开窍醒神为佐，如清
营汤、清宫汤合安宫牛黄丸、紫雪丹、至宝丹等。此证是不可
用黄连阿胶汤的，因为本方中的阿胶芍药鸡子黄都属阴凝厚浊
之味，绝非热入心包心神内闭者所宜用。吴鞠通的《温病条辨》
把热入心包证列在上焦篇，黄连阿胶汤证列在下焦篇，显然大
不相同，何得相提并论？

少阴脏热证，除上述主证外，还有一些旁证，将在下文逐
一讨论之。

## 黄连阿胶汤方

黄连四两　黄芩二两　芍药二两　鸡子黄二枚　阿胶三两

以水六升，先煮三物，取二升，去滓，内胶烊尽，小冷，内鸡子黄，搅令相得，温服七合，日三服。

（310）少阴病，下利咽痛，胸满心烦，猪肤汤主之。

（311）少阴病，二三日咽痛者，可与甘草汤，不差，与桔梗汤。

（312）少阴病，咽中伤生疮，不能语言，声不出者，苦酒汤主之。

（313）少阴病，咽中痛，半夏散及汤主之。

这四条都属少阴咽痛证，但有寒热之别，例如，猪肤汤所主治的属少阴热证咽痛，半夏散及汤所主治的属少阴寒证咽痛。今分释如下：

（310）条的咽痛、胸满心烦、下利等，是因热客少阴而水亏火旺所致。如成无己说："少阴之脉，从肾上贯肝膈，入肺中，循喉咙，其支别者，从肺出络心，注胸中，邪自阳经传于少阴，阴虚客热，下利咽痛，胸满心烦也。"王海脏也说："仲景猪肤汤用白粉，即白米粉也。猪皮味甘寒，猪，水畜也，其气先入肾，解少阴客热，加白蜜以润燥除烦，白粉以益气断利。"本方中的猪肤和白粉，注家说法不一。如猪肤有猪皮、猪膏、猪肉等说，白粉有白米粉、粟米粉、铅粉等说，但多数人认为是猪皮和白米粉。

（311）条的但咽痛而不兼有他证的，是因热客少阴之经所致。如邹润安说："二三日邪热未盛，故可以甘草泻火而愈；若不愈，是肺窍不利，气不宣泄也，以桔梗汤开之，肺窍既通，气遂宣泄，热自透达矣。"一般认为，甘草生用清火，炙用补中，甘草汤生用一味甘草，取其清解少阴客热，以除咽痛。如徐忠可说："甘草一味单行，最能和阴而清冲任之热。每见生便疮者，骤煎四两，顿服立愈。则其能清少阴客热可知，所以为咽痛专方也。"但少阴客热咽痛，服甘草汤不瘥的，是因火郁所致，而火郁又因肺气不宣而来，故宜用桔梗汤宣而清之。如陈修园说："甘草生用，能清上焦之火而调经脉，若不瘥，与桔梗汤以开提肺气，不使火气壅遏于会厌狭隘之地也。"李濒湖也说："少阴证二三日咽痛，亦用桔梗甘草，取其苦辛散寒，甘平除热，合而用之，能调寒热也。后人易名甘桔汤，通治咽喉口舌诸痛。宋仁宗加荆芥、防风、连翘，遂名如圣汤，极言其验也。"

（312）条的咽痛证有寒热两说。认为本证属寒者，如李东垣说："大抵少阴多咽伤咽痛之证，古方用醋煮鸡子主咽喉失音，取其酸收，固所宜也，半夏辛燥，何为用之？盖少阴多寒证，取其辛能发散，一发一敛，遂有理咽之功也。"认为本证属热的，如王晋三说："苦酒汤治少阴水亏不能上济君火而咽生疮声不出者。疮者疮也，半夏之辛滑，佐以鸡子清之甘润，有利窍通声之功，无燥津涸液之虑。然半夏之功能，全赖苦酒摄入阴分劫涎敛疮，即阴火沸腾，亦可因苦酒而降矣，故以名其汤。"钱天来也说："半夏开上焦痰热之结邪，卵白清气治伏热，苦酒味酸使阴中热淫之气敛降。今之优人每遇声哑，即以生鸡子白啖之，声音即出，亦此方之遗意也。"柯韵伯说：

"置刀环中放火上只三沸即去滓,此略见火气,不欲尽出其味,意可知矣(一说是因鸡子白不宜多煮)。鸡子黄走血分,故心烦不卧者宜之,其白走气分,故声不出者宜之。"两说相较,似以后说为是。因为诸痛痒疮,皆属于火,经有明训。本证咽中伤生疮,而主以苦酒汤,方中半夏虽属辛燥之品,但和酸收的苦酒、甘润的鸡子白同用,且半夏入苦酒中只煮三沸即去之,可见本方作用是以清咽敛火为主,而半夏在本方中只有开痰散结之功,必无助火劫阴之弊,用以治疗少阴阴火喉癣、喉蛾等证,实属对证良方,似不能拘执半夏的辛燥而竟认本证属寒。

(313)条的咽中痛,是因寒客少阴之经所致,它和热客少阴之经的甘草汤所主治的咽痛大异,也和热为寒郁的桔梗汤所主治的咽痛不同。故成无己说:"甘草汤主少阴客热咽痛,桔梗汤主少阴寒热相搏咽痛,半夏散及汤主少阴客寒咽痛也。"《医宗金鉴》指出:"少阴病咽痛者,谓或左或右一处痛也。咽中痛者,谓咽中皆痛也,较之咽痛而有甚焉,甚则涎缠于咽中,故主以半夏散,散风邪以逐涎也。"王晋三认为,咽痛能咽者用散,不能咽者用汤。徐灵胎则说:"本草半夏治喉咽肿痛,桂枝治喉痹,此乃咽喉之主药,后人以二味为禁药何也?"唐容川更结合实地经验说:"此言外感风寒客于会厌,干少阴经而咽痛,此证余见多矣,喉间兼发红色,并有痰涎,声音嘶破,咽喉颇痛,四川此病多有,皆知用人参败毒散即愈,盖即仲景半夏散及汤之意也。"一般来说,少阴热证咽痛,咽喉多呈鲜红色,有火灼烟熏感,痛如针刺,咽喉干燥,情势急剧;少阴寒证咽痛,咽喉多呈淡红色，痛如紧束，咽喉不干燥，情势和缓。而且热证咽痛多兼舌赤苔黄、脉浮数而口渴，寒证咽痛多兼舌淡苔白、脉浮紧而口不渴，以此为辨。

总之，少阴咽痛，甘不能缓者必以辛散之，寒不能除者必以温发之。如柯韵伯说："少阴之脉循喉咙，夹舌本，故有咽痛证。若因于他证而咽痛者，不必治其咽，如脉阴阳俱紧，反汗出而吐利者，此亡阳也，但回其汤，则吐利止而咽痛自除。如下利而胸满心烦者，是下焦虚而上焦热也，升水降火，上下和调而咽痛自止。若无他证而但咽痛者，又有寒热之别，见于二三日，则阴火上冲，可与甘草汤甘凉泻火以缓其热。不瘥者，配以桔梗兼辛以散之，所谓奇之不去而偶之也……若其阴证似阳，恶寒而欲吐者，非甘桔所能疗，当用半夏之辛温散其上逆之邪，桂枝之甘温散其阴寒之气，缓以甘草之甘平，和以白饮之谷味，或为散，或为汤，随病之意也。"此注较为全面。

## 猪肤汤方

猪肤一斤

以水一斗，煮取五升，去滓，加白蜜一升，白粉五合，熬香，和令相得，温分六服。

## 甘草汤方

甘草二两

以水三升，煮取一升半，去滓，温服七合，日二服。

### 桔梗汤方

桔梗一两　甘草二两

以水三升，煮取一升，去滓，温分再服。

### 苦酒汤方

半夏十四枚洗破如枣核　鸡子一枚去黄内上苦酒着鸡子壳中

内半夏，著苦酒中，以鸡子壳置刀环中，安火上，令三沸，去滓，少少含咽水，不差，更作三剂。

### 半夏散及汤方

半夏洗　桂枝去皮　甘草炙

等分，各别捣筛已，合治之，白饮和，服方寸匕，日三服。若不能散服者，以水一升，煎七沸，内散两方寸匕，更煮三沸，下火令小冷，少少咽之，半夏有毒，不当散服。

## 三、变证

少阴病变证可以遍涉诸经，例如，兼涉太阳的反发热脉沉的麻黄细辛附子汤证；兼涉阳明的口燥咽干、腹胀不大便的大承气汤证；兼涉少阳的四逆泄利下重的四逆散证；兼涉太阴的悸眩瞤振、四肢沉重、腹痛的真武汤证；兼涉厥阴的吐利肢厥、烦躁欲死的吴茱萸汤证等。

（293）少阴病，八九日，一身手足尽热者，以热在膀胱，必便血也。

（301）少阴病，始得之，反发热，脉沉者，麻黄细辛附子汤主之。（复出）

（302）少阴病，得之二三日，麻黄附子甘草汤微发汗，以二三日无里证，故微发汗也。（复出）

（319）少阴病，下利六七日，咳而呕渴，心烦不得眠者，猪苓汤主之。

这里复出的（301）（302）条是属少阴经伤寒病涉太阳者，应和太阳篇"变证"中（20）（22）（117）等条因太阳病误治而涉及少阴者互看，详释如前，不再重复。这里须加阐释的是（293）和（319）条。（293）条是因太阳与少阴相为表里，太阳膀胱从属于少阴肾，少阴病至八九日，病机由少阴转出太阳，故一身手足尽热，肾移热于膀胱，热伤膀胱血络，故小便血。所以柯韵伯认为本条："热在膀胱而便血是指小便言，轻则猪苓汤，重则黄连阿胶汤可治。"（319）条证是因少阴热炽阴伤兼太阳停水蓄热而成，所谓"心烦不得眠"，即少阴热炽阴伤，心神不安所致。本条"下利"，应与（310）条猪肤汤证下利合看，都属少阴热利，少阴热利属阴虚不能潜阳所致（吴鞠通在《温病条辨》下焦篇中所述的一甲煎和一甲复脉汤所主治的大便溏，亦属此类），它和少阴寒利属阴盛阳难固摄而成者大异，必须明辨。所谓"咳而呕渴"，即太阳水热内扰，肺胃失和所致，参看太阳篇"本证"五苓散证条解释。猪苓汤既用猪苓、泽泻、茯苓、滑石以渗利太阳水热，又用阿胶以滋养少阴阴液，具有清滋渗利作用，故能主治本证。如赵羽皇说："仲景制猪苓一汤，以行阳明少阴二经水热，然其旨全在益阴，不专利水……是利水而不伤阴之善剂也。故利水之法，于太阳用五苓者，以太阳职司寒水，故以桂温之，是暖肾以行水也。于阳明少阴用猪苓者，以二经两关津液，特用阿胶滑石以润之，是滋养无形以行有形也。利水虽同，寒温迥异，惟明者知之。"

（320）少阴病，得之二三日，口燥咽干者，急下之，宜大承气汤。

（321）少阴病，自利清水，色纯青，心下必痛，口干燥者，可下之，宜大承气汤。

（322）少阴病，六七日，腹胀不大便者，急下之，宜大承气汤。

这三条少阴急下证，实属少阴与阳明同病所致，由于邪火太盛，必须釜底抽薪，才能保存肾水。此时如果不予急下，而予滋水，则不但随滋随干，滋不胜滋，而且反遏邪火，不啻关门养盗。这三条少阴热证，张隐庵说："首节言君火上炎，次节言君相二火扇焰，末节言火入地中明而见伤。"张路玉说："一属传经热邪亢极，一属热邪传入胃腑，一属温热发自少阴。"综上所说，不外两端，一为伤寒化热传入（与体内伏热结合），一为感受温邪发病（新感与伏邪结合）。其温热邪在少阴与阳明两经，热在少阴则君火上炎，而现咽干口燥等症，甚至引动相火，木邪乘土，疏泄太过，而现自利清水色纯青、心下痛等症。热在阳明则土燥便硬，而现腹胀不大便等症。由于病涉两经，必有两经证候同时出现，而且此时多兼见有舌绛苔黄、脉细数有力等症，也只有这样，才适用大承气汤泻火救水；如其舌绛而无黄苔，脉细数而无力的，虽有腹胀不大便等阳明证，也不可用急下之法，又当采用增液承气汤等以养正攻邪，始克有济。因为前者邪实而正虚未甚，后者邪实而正虚已甚。今分释如下：

（320）条除口燥咽干的少阴热证外，还应有腹胀不大便的阳明热证，始可议下。如尤在泾说："此少阴热并阳明之证……非心下痛腹胀不大便，亦未可以大承气轻试也。"柯韵伯也说："此必有不大便证，若非本有宿食，何得二三日便当急下。"由此可以看出，本条是因少阴阳明伏热深重所致，病发即势欲燎原，故虽二三日亦当急下以存阴。所以钱天来指出："此条得病才二三日，即口燥咽干而成急下之证者，乃少阴之变，非少阴之常也。"

（321）条是因少阴阳明热炽，加之木邪乘土所致。如黄坤载说："燥土克水，水涸则木枯，木枯则风动，肾水愈消，更当急下，此与阳明目中不了了章义同。"柯韵伯也说："是土燥火炎。"周禹载则认为，下利"色纯青而无他色相间，又系木邪乘土可知"。唐容川更指出，"纯青为木之色者，见现出胆汁之本色也"。其下利大都认为是热结旁流，如日人汤本求真说："自利清水色纯青者，《瘟疫论》之所谓热结旁流者是也。"周禹载亦认为，本条下利清水而无渣滓，明系旁流之水。《医宗金鉴》并补充说明其下利之物必稠黏臭秽。但黄竹斋则怀疑此证即后世方书所云之"黑水泻"。这些都可供参考。

（322）条诸家一致认为是属少阴病传阳明所致。如《医宗金鉴》说："少阴病六七日，腹胀不大便者，盖因其人阳气素盛，胃有宿食故也，所以传邪已入少阴，复转属阳明而成胃实，故宜大承气急下之也。"周禹载则说："热邪传入少阴，则少阴证见，少阴多下利，今至六七日之久，不但不下利，反不大便，不但不大便，且腹满至胀，则是经邪归胃，土实水虚，其何以堪乎？苟非急下，不足以去阳邪存阴液也。"舒驰远且说："少阴复转阳明之证，腹胀不大便者，然必兼见舌苔干燥，恶热喜冷，方为实证。"但少阴病转属阳明而宜急下之证，究系由少阴热证转来，抑系由少阴寒证转来，尚值得进一步分析。少阴阴证转阳（往往是因过服姜附刚燥之剂所致），固然偶有燥化成实，转变成为阳明病者。但如果系少阴热证，热愈炽则阴愈伤，渐致水涸木枯，终必阴绝阳脱而死，就极少见有转变成为可急下的阳明胃实证。因此，本条如作少阴病转出阳明解，则原来的少阴病当属寒证。但在临床上，阴证转阳的胃实证，只宜微下，不应急下，又可见本条不是少阴阴证转阳。由此不难看出，本条并非少阴转属阳明，而是少阴与阳明同病。所以汪苓友说："或问少阴之邪既传阳明而见腹胀等症，何以不入阳明篇中？余答曰：此条病实承上二条口燥咽干之症而言，以故系之为少阴病，否则与阳明病实无以别矣，学者宜细诊之。"这也就是说，本条实属少阴与阳明同病，不仅现有腹胀不大便的阳明证，而且现有口燥咽干的少阴证。只因邪火太盛，故不得不用大承气汤急下邪火以救正水。

至于这三条究系伤寒抑系温病，实可并存。因为无论是伤寒化热传入，还是感受温邪发病，都属少阴与阳明同病的热证，而治宜大承气汤急下。何况伤寒化热，不仅是郁阳所致，而且有伏热内应，温病初起也多兼夹风寒新感以引发之。所以二者并无抵触。不必拘执。

但有人认为，这三条实属阳明里实证，只是因其所表现的症状类似少阴病，亦即所谓"大实有羸状"之意。这种认识，也不能说是毫无参考价值的。

（318）少阴病，四逆，其人或咳，或悸，或小便不利，或腹中痛，或泄利下重者，四逆散主之。

本条注家意见不一，有的认为是属少阴热厥证。如周禹载说："少阴至于四逆，热深而厥亦深矣。"成无己也说："至少阴则邪热渐深，故四肢逆而不温也……四逆散以散传阴之热。"程知也说："经谓诸热邪传经至于手足逆冷，最难辨认，谓为寒深入里，则无脉微欲绝之象，谓为热深于里，则无烦渴之症，盖只是热邪入结于里，而阳气不得顺行于四肢也。"汪琥更具体地说："凡阳热之极，六脉细弱，语言轻微，神气懒静，手足清冷，有似阴证，而大便结，小便数，齿燥舌干。热势已伏于内，必发热也，若用热药则内热愈炽，若用凉药则热被寒束而不得散，惟宜和解表里，疏通气血，而里热自除。此仲景四逆散所由设也。"费晋卿也说："四逆散乃表里并治之剂，热结于内，阳气不能外达，故里热而外寒……仍用柴胡以达阳邪，阳邪外泄则手足自温矣。"《医宗金鉴》虽认为本条属少阳厥阴证，非少阴病，但也承认是热厥，如："方名四逆散，与四逆汤均治手足逆冷，但四逆汤治阴邪寒厥，此则治阳邪热厥……此则少阳厥阴，故君柴胡以疏肝之阳，臣芍药以泻肝之阴，佐甘草以缓肝之气，使枳实以破肝之逆，三物得柴胡，能外走少阳之阳，内走厥阴之阴，则肝胆疏泄之性遂，而厥可通也。"有人认为不是少阴热厥证，如尤在泾说："此非热厥证，亦太阳初受寒邪未郁为热，而便入少阴之证……旧谓此为治热深发厥之药，非是。夫果热深发厥，则属厥应下之之例矣，岂此药所能治哉？"有人既不认为是少阴热厥，也不认为是少阴寒厥，而认为是木郁土滞所致。如黄坤载认为，本条四逆是因土郁木贼所致，本方具有泄土疏木作用，故能主治本证。章虚谷亦认为，本方是木郁则达之，以升发阳气，若妄用寒凉，使阳陷邪闭，即变危证。《伤寒论译释》也认为，本证乃由肝气郁结，阳郁于内，不能通达四肢，所以逆冷，但不严重，故用本方宣畅气机，透达郁阳。程郊倩和张隐庵则认为是"滞气在跗阳，经络失宣通""土气郁结，胃气不舒"所致。汪苓友指出："此方虽云治少阴，实阳明少阳药也。"正由于木郁土滞，肾水失其流畅，必致停蓄为患，所以本条不仅现有阳郁不达的四逆主证，而且现有水气泛溢的咳悸（水气逆于上）、腹痛（水气动于中）、小便不利泄利下重（水气滞于下）等兼证。故本方以疏木泄土，宣畅气机，透达郁阳为主，并随证加用温化渗利水气之药。如柯韵伯说："或咳或利或小便不利，同小青龙汤证；厥而心悸，同茯苓甘草汤证；或咳或利或腹中痛或小便不利，又同真武证，种种是水气为患。"但柯氏认为，四逆散主治四逆而泄利下重者，应移泄利下重四字至四逆下，则本方乃有纲目。舒驰远虽亦承认本条是水饮为患，但认为非四逆散所能主治，如他说："腹痛作泄，四肢逆冷，少阴虚寒证也。虚寒夹饮上逆而咳，凌心

而悸。中气下陷则泄利下重，此又太阴证也，小便不利者，里
阳虚不足以化其气也，法当重用黄芪、白术、茯苓、半夏、干姜、
砂仁、附子、肉桂以补中逐饮，驱阴止泄，而病自愈，何用四
逆散，不通之至也。"综观以上诸说，似以后说为优，即本条
四逆是因木郁土困，水滞阳遏所致，其病机主要在于少阳厥阴
木郁，并因木郁而致土困水滞，既然木郁土困水滞，自然会抑
遏阳气使之不能畅达四肢。故四逆散用柴胡疏达少阳厥阴木郁
为主，且柴胡又能疏通三焦网膜以行水，枳实亦有攻逐水饮之
能，两相配合，一升一降，气机顺接，水道通调，则木郁者舒，
土困者醒，水滞者畅，而阳遏自通。又因木郁克土，中土受伤，
故用甘草以和土。且因木郁则生火，郁火内灼必伤阴，故用芍
药以益阴清热。但因木郁所生的郁火，不同于热深厥深之热，
因为前者重在木郁，治以疏木为主，后者重在热深，治以清热
为主。同时，因水滞阳遏而成的四逆，也不同于阴盛阳衰的四逆，
因为前者是阳遏，治以通阳为主，后者是阳衰，治以扶阳为主。
本条所谓四逆，不仅和白虎汤、承气汤所主治的热深厥深的热厥，
以及四逆汤、附子汤所主治的阴盛阳衰的寒厥不同，而且也和
瓜蒂散所主治的痰厥及茯苓甘草汤所主治的水厥有异，因为它
们的病机主要都不在于木郁。

## 四逆散方

甘草炙　枳实破水渍炙干　柴胡　芍药

　　各十分，捣筛，白饮和，服方寸匕，日三服。咳者，加五
味子、干姜各五分，并主下利。悸者，加桂枝五分。小便不利

者，加茯苓五分。腹中痛者，加附子一枚，炮令坼。泄利下重者，先以水五升，煮薤白三升，煮取三升，去滓，以散三方寸匕，内汤中，煮取一升半，分温再服。

咳者，加五味子、干姜各五分，并主下利。水气伤肺则咳，故加干姜、五味子温化水饮以保肺气。水气下趋的下利，本方加干姜、五味子的温敛，其效更著。

悸者，加桂枝五分。水气凌心则悸，故加桂枝助心阳以化水气。

小便不利者，加茯苓五分。膀胱蓄水则小便不利，故加茯苓以利水。

腹中痛者，加附子一枚，炮令坼。水气伤脾，中阳不振，则腹中痛，故加附子以燠土。

泄利下重者，先以水五升，煮薤白三升，去滓，以散三方寸匕，内汤中，煮取一升半，分温再服。木郁土中，水气滞于下焦，则泄利下重，加薤白者，取其温通滑利之功。

（309）少阴病，吐利，手足逆冷，烦躁欲死者，吴茱萸汤主之。

本条是属少阴病涉厥阴者。如《医宗金鉴》说："名曰少阴病，主厥阴药者，以少阴厥阴多合病……少阴之病多阴盛格阳，故主以四逆之姜附逐阴以回阳也，厥阴之病多阴盛郁阳，故主以吴茱萸之辛烈迅散以通阳也。"柯韵伯也说："少阴之生气注于肝，阴盛水寒，则肝气不舒而木郁，故烦躁……病本在肾，而病机在肝，不得相生之机，故欲死。"章虚谷也说："少阴为寒水之脏，而元阳实根于中，寒邪伤之，阳衰阴盛，水助木邪，来犯中土，吐利交作……木邪肆横则烦躁欲死。故以吴萸速平肝邪，人参姜枣以固中土。"罗东逸也说："吴萸辛苦大热，能达木郁，直入厥阴，降其阴盛之浊气。"综上所述，足见本条所谓吐利、手足逆冷、烦躁欲死，是因少阴水寒而厥阴木郁以致中土被困所致。其烦躁欲死症，是阴盛阳郁阳与阴争之征，并非阴盛格阳欲脱而争之兆，因为后者必有面赤身热等格阳现象，而前者则否。其和阴极阳绝的烦躁也有所不同，如《伤寒论译释》认为，本证的烦躁为阳与阴争，与阴极阳绝的烦躁不同，考阴极阳绝之证，有下利清谷、恶寒蜷卧、四肢厥逆、脉微欲绝等症，而阳与阴争，则决无蜷卧脉微欲绝之象，即使有下利四逆，也不是太严重的。彼多死亡，此尚可治。

## 四、小结

伤寒从阴化寒的寒证，以少阴病表现得最为突出。主宰人身生命的为阳气，有阳则生，无阳则死。因此，伤寒从阴化寒传入（或直中）少阴，由于人身阳气衰微，阴寒内盛，故为疾病的生死关头，因有"少阴病是生死关"之说。

少阴病以"脉微细，但欲寐"为提纲，这条提纲虽然注家看法尚不完全一致，但多数认为是少阴伤寒阴阳气血虚极而尤以阳气衰微为其之候。因为少阴属心肾，肾之阳气衰微则脉微，心之阴血虚少则脉细，血虚不能充养心神，肾虚不能充养头脑，则但欲寐。临床见此，生命垂危，必须大补元阳，才能转危为安。

少阴病本证有经证和脏证的区别。少阴脏寒证，以无热恶寒，手足厥冷，下利清谷，蜷卧欲寐，脉象沉微为主。这是由于少阴阳气虚甚所致。其无热恶寒、肢厥下利与太阴脏寒证是同而不同的。太阴的手足厥冷较轻，而少阴的手足厥冷较重，太阴下利尚未至于清谷，而少阴则下利清谷，因为命火生脾土，脾阳为肾阳之标，而肾阳为脾阳之本，寒在少阴自然较之寒在太阴更为严重。同样理由，少阴病的蜷卧欲寐与脉象沉微，也显然重于太阴病的神疲肢倦与脉象缓弱。因此，寒入少阴，阳气衰微，就决非理中汤所能胜任，而必须用四逆汤以壮元阳而化阴寒，始克有济。这是少阴脏寒证中的主证。至于附子汤证、真武汤证等，则属少阴阳虚夹水所致。白通汤证、通脉四逆汤证等，则属少阴阴盛格阳所致。桃花汤证等，则属少阴阳气虚弱不能固摄阴血所致。总之，在少阴篇中所述的脏寒证是很详备的。此外，还有少阴脏热证，如黄连阿胶汤所主治的心中烦不得卧等，又属少阴病本证中的变证，并非少阴伤寒的主流，仅居次要地位，故略而不详。以上主要就少阴脏证而言，至于少阴经证，多与太阳有关，例如麻黄细辛附子汤证和麻黄附子甘草汤证等，也只能说是少阴病本证中的变证。

至于少阴病的变证，可以遍涉诸经。例如：兼涉太阳的麻黄细辛附子汤证，兼涉阳明的三急下证，兼涉少阳的四逆散证，兼涉太阴的真武汤证，兼涉厥阴的吴茱萸汤证等。在少阴病本证中，除了四逆汤证和黄连阿胶汤的主证外，其余旁证有些也可以列入少阴病变证中来。

在这里还须指出，由于"少阴病是生死关"，所以少阴篇中所述的死证条文不少，如（295）（296）（297）（298）（299）

（300）条等，就都是因为少阴阳气衰竭所致。而（287）（288）（289）（290）条所说的手足温、时烦欲去衣被、脉浮等可治和欲愈证，又都是因为少阴阴证回阳而阴阳自和之故。从这里也可以很清楚地看出，伤寒病入少阴是生死关头，即阳回者生，阳绝者死。因此，治疗少阴病也就必须以回阳为当务之急了。

## 复习思考题

①怎样理解少阴病提纲？

②少阴病本证中的主证是什么？为什么？

③怎样辨治少阴病本证中的寒证和热证？

④试述少明病阴盛格阳之表热里寒证的病机及其证治？它和一般表里同病的表热里寒证怎样鉴别？

⑤少阴病变证主要有哪些？如何辨治？

⑥为什么说"少阴病是生死关"？

# 厥阴病

## 一、概述

厥阴经分手足，足厥阴经属肝而络于足少阳胆，手厥阴经属心包络而络于手少阳三焦。厥阴为三阴之尽，阴尽则阳生，故肝与心包络虽属阴而为多血之脏，但中含相火，实阴中有阳。且肝属风木而性主疏泄，平时风木和畅，疏泄正常，则血液流行自无阴凝之患，相火冲和自无燔灼之弊。若厥阴失调而病，或阴盛阳衰而木为寒郁，则现寒证；或阳盛阴衰而风火相扇，则现热证；或阴阳混淆，则现寒热错杂证。故厥阴病本证有寒热错杂证和寒证、热证之分，如乌梅丸证和吴茱萸汤证、白头翁汤证等。但本论厥阴病以寒热错杂证为主，这是因为厥阴本属阴中之阳的经脏，伤寒邪传至此往往阴阳混淆而现寒热错杂证。但由于肝木与肾水母子相依，心包络相火与心之君火唇齿为邻，木火既能生土，也能克土，厥阴外主的筋脉又与肌肉皮肤相近，故厥阴病变证又可遍涉诸经，如本篇的当归四逆汤证、白虎汤证、承气汤证、小柴胡汤证、四逆汤证等。

（326）厥阴之为病，消渴，气上撞心，心中疼热，饥而不欲食，食则吐蛔，下之利不止。

本条多数注家认为是厥阴病上热下寒证，它是厥阴病本证中的主证。如《医宗金鉴》说："此条总言厥阴为病之大纲也。厥阴者为阴极阳生之脏，与少阳为表里者也，邪至其经，从阴化寒，从阳化热，故其为病，阴阳错杂，寒热混淆也。"舒驰远也说："此条阴阳错杂之证，消渴者膈有热也，厥阴邪气上逆故上撞心，疼热者热甚也，心中疼热阳热在上也，饥而不欲食者阴寒在胃也，强与之食亦不能纳，必与饥蛔俱出，故食则吐蛔也，此证上热下寒，若因上热误下之，则上热未必即去，而下寒必更加甚，故利不止也。"唐容川认为，渴欲饮水，气上撞心，心中疼热喜饥，是厥阴包络夹心火之热发动于上；其不欲食，食则吐蛔，下之利不止，又是厥阴肝气夹肾水之寒相应而起。厥阴病除现上热下寒证外，还多现有厥热往来证。故沈尧封说："此厥阴病之提纲也。然消渴气上撞心，心中疼热，饥不欲食，食则吐蛔之外，更有厥热往来，或呕或利等症，犹之阳明病胃家实之外，更有身热汗出、不恶寒反恶热等症，故阳明病必须内外证合见乃是真阳明，厥阴病也必内外证合见乃是真厥阴，其余或厥，或利，或呕，而无气上撞心、心中疼热等症，皆似厥阴而实非厥阴也。"《伤寒论译释》也说："厥阴为三阴之尽，盖阴之初尽，即阳之初生，且与少阳相表里，禀风木而内寄相火，下连寒水，为乙癸同源，是其本；上接君火，成子母相应，是其标。由此可见，它的本身就是一个阴阳寒热俱备的经脏，所以厥阴病大多寒热错杂……但归纳起来，主要不外以下两种类型，一是厥热胜复，正气如能胜邪，则厥冷变为发热，若正气衰退，不能战胜病邪，则又转为厥冷，这是阴阳消长，正邪相互进退的表现。另一类型是上热下寒，既有热证，又有寒证，这是病邪深入，阴阳错乱，失却了正常的调节所致……本条即属于后一种类型，如消渴气上撞心、心中疼热，就是上热的表现；饥而不欲食、食则吐蛔、下之利不止，就是下寒的表现。"正由于本条属厥阴病上热下寒证，故多数注家主张用乌梅丸，并推之为厥阴病主证的主方。但也有少数注家认为，本条是属厥阴病热证的，如成无己就认为，本条是邪传厥阴热已深，消渴是热甚能消水，即饮水多而小便少，心中疼热是热上撞心，饥不欲食是胃虚客热所致。方中行也说："厥阴属木，邪自少阴传来，少阴属水，木为水之子，子能令母虚，厥阴之邪热甚，则少阴肾水为之消，肾消则引水自救，故消而且渴，渴不为水止也。气上撞心，心中疼热者，心属火，木火通气，肝气通于心也。饥不能食者，胃司食而属土，木邪甚，土受制也。"以上两种看法，虽然都可供参考，但似比前者较为全面。

在这里，还须提出的是厥阴病蛔证的问题。多数注家认为，虫因风化，蛔感风木之气而生，故吐蛔为厥阴病主证之一。但厥阴风病为什么会生蛔？因为风木克土，土气失其健运之职，由木郁而生湿，因湿遏而生热，湿热酝酿于内，土中水谷腐败，而蛔虫之类得以孳生。所以杀虫类药，大都有疏木息风，燥湿清热等作用。例如，乌梅丸既用乌梅息风为主，又用桂枝疏木，姜附椒辛燥湿、连柏清热为佐，故为治蛔的良方。

本篇除以本条上热下寒证为提纲外，其他条文大都是论述厥、热、呕、利等症的，下面将先后提出讨论之。

（330）诸四逆厥者，不可下之，虚家亦然。

（331）伤寒先厥后发热而利者，必自止，见厥复利。

（332）伤寒始发热六日，厥反九日而利，凡厥利者，当不能食，今反能食者，恐为除中，食以索饼，不发热者，知胃气尚在，必愈，恐暴热来出而复去也，后日脉之，其热续在者，期之旦日夜半愈，所以然者，本发热六日，厥反九日，复发热三日，并前六日，亦为九日，与厥相应，故期之旦日夜半愈，后三日脉之，而脉数，其热不罢者，此为热气有余，必发痈脓也。

（333）伤寒脉迟六七日，而反与黄芩汤彻其热，脉迟为寒，今与黄芩汤，复除其热，腹中应冷，当不能食，令反能食，此名除中，必死。

（334）伤寒先厥后发热，下利必自止，而反汗出，咽中痛者，其喉为痹，发热无汗，而利必自止，若不止，必便脓血，便脓血者，其喉不痹。

（335）伤寒一二日至四五日厥者，必发热，前热者后必厥，厥深者热亦深，厥微者热亦微，厥应下之，而反发汗者，必口伤烂赤。

（336）伤寒病，厥五日，热亦五日，设六日，当复厥，不厥者自愈，厥终不过五日，以热五日，故知自愈。

（337）凡厥者，阴阳气不相顺接，便为厥，厥者，手足逆冷者是也。

（339）伤寒热少微厥，指头寒，嘿嘿不欲食，烦躁，数日小便利，色白者，此热除也，欲得食，其病为愈，若厥而呕，胸胁烦满者，其后必便血。

（340）病者手足厥冷，言我不结胸，小腹满，按之痛者，此冷结在膀胱关元也。（复出）

（341）伤寒发热四日，厥反三日，复热四日，厥少热多者，其病当愈，四日至七日，热不除者，必便脓血。

（342）伤寒厥四日，热反三日，复厥五日，其病为进，寒多热少，阳气退，故为进也。

（343）伤寒六七日，脉微，手足厥冷，烦躁，灸厥阴，厥不还者，死。

（344）伤寒发热，下利厥逆，躁不得卧者，死。

（345）伤寒发热，下利至甚，厥不止者，死。

（346）伤寒六七日不利，便发热而利，其人汗出不止者，死，有阴无阳故也。

（347）伤寒五六日，不结胸，腹濡，脉虚复厥者，不可下，此亡血，下之死。

（348）发热而厥，七日下利者，为难治。

（349）伤寒脉促，手足厥逆可灸之。

这些条文主要是论述厥和热的。从厥和热的多少，可以看出厥阴病的阴阳进退之机，即阳进阴退的则现热多厥少，阴进阳退的则现厥多热少，阴阳平持的则现厥热相应。所谓厥是指手足逆冷，热是指通身发热，厥热往来就是时而手足逆冷，时而手足回温又通身发热，厥与热相互交替，几天交换一次。它和少阳病的寒热往来是通身一阵发冷，一阵发热，时冷时热，冷与热相互交替，一天间歇发作好几次者不同。具体地说：

1. 阴阳平持，厥热相应

厥阴病阴阳平持而厥热相应的，多能自愈。如（336）条所说的"伤寒病，厥五日，热亦五日，设六日，当复厥，不厥者自愈，厥终不过五日，以热五日，故知自愈"，以及（332）条所说的"本发热六日，厥反九日，复发热三日，并前六日，亦为九日，与厥相应，故期之旦日夜半愈"等。《医宗金鉴》说："伤寒邪传厥阴，阴阳错杂为病，若阳交于阴，是阴中有阳，则不厥冷；阴交于阳，是阳中有阴，则不发热。惟防盛不交于阳，阴自为阴，则厥冷也；阳亢不交于阴，阳自为阳，则发热也。盖厥热相胜则逆，逆则病进，厥热相平则顺，顺则病愈，今厥与热日相等，气自平，故知阴阳和而病自愈也。"由此可知，厥阴病厥热相应所以能够自愈者，是因阴阳既能平持，就能趋于调和。

2. 阳进阴退，厥少热多

厥阴病阳进阴退的，多现热证。先从主证方面来看，通身发热的日子较多，手足发厥的日子较少，如（341）条所说的"伤寒发热四日，厥反三日，复热四日，厥少热多者，其病当愈"等。再从兼证方面来看，热邪上干的，多现呕、渴、咽痛、喉痹、口伤烂赤等；热邪下迫的，多现便脓血等。

厥阴病属阳进阴退而现热证的，往往趋向于自愈的途径。如（341）条所谓"厥少热多者，其病当愈"等。其有不能自愈的，也比较易于治疗，这是因为阳胜多生的缘故。但在这里，应该加以说明的是，（341）条的"厥少热多者，其病当愈"，和上引《医宗金鉴》所说的"厥热相胜则逆，逆则病进"，并不矛盾。因为（341）条"厥少热多者"，虽属厥热相胜，但如其热能自罢而厥不再发，则为阳胜气和，所以说"其病当愈"；若其热多而不能自退的，则其病必不能自愈，所以接着又说"热不除者，必便脓血"。

3. 阴进阳退，厥多热少

厥阴病阴进阳退的，多现寒证。先从主证方面来看，手足发厥的日子较多，通身发热的子较少，如（342）条所说的"伤寒厥四日，热反三日，复厥五日，其病为进，寒多热少，阳气退，故为进也"等。再从兼证方面来看，寒邪上逆的多现吐蛔，寒邪败中的多现除中，寒邪下趋的多现下利等。

厥阴病属阴进阳退而现寒证的，往往趋向于死亡的途径。如（345）条所谓"伤寒发热，下利至甚，厥不止者，死"等。其有不死者，也很难治。故（348）条说"发热而厥，七日下利者，为难治"，这是因为阴胜多死的缘故。

今就以上条文分释如下：

（337）条说明厥的症状和病理。本论所谓"厥"，是指手足逆冷而言，其证是因阴阳气不相顺接所致。如徐灵胎说："以下所论诸条，皆指伤寒证手足逆冷而言，非气逆不知人之厥也。"陈平伯更具体地说："本条推原所以致厥之故，不专指寒厥言也。看用凡字冠首，则知不独言三阴之厥，并该寒热二厥在内矣。盖阳受气于四肢，阴受气于五脏，阴阳之气相贯如环无端，若寒厥则阳不与阴相顺接，热厥则阴不与阳相顺接也。或曰，阴不与阳相顺接，当四肢烦热，何反逆冷也？殊不知热邪深入，阳气壅遏于里，不能外达于四肢，亦为厥冷，岂非阴与阳不相顺接之谓乎？仲景立言之妙如此。"

（330）条主要说明四肢厥逆的治禁，但指寒厥，非言热厥，因为寒厥禁下而热厥应下。所以本条应与（335）条"厥应下之"参看。尤在泾说："成氏曰：四逆，四肢不温也，厥者，手足冷也。然本篇云厥者手足逆冷是也，又云伤寒脉促手足厥冷者可灸之，其他凡言厥逆之处不一，则四逆与厥本无分别，特其病有阴阳之异耳。此条盖言阴寒厥逆，法当温散温养之，故云不可下之。虚家，体虚不足之人也，虽非四逆与厥，亦不可下之。经云：毋实实，毋虚虚，而遗人夭殃，此之谓也。"《总病论》则说："手足厥冷，皆属厥阴。不可下，亦不可汗，有须下证者，谓手足虽逆冷，或有温时。手足虽逆冷，而手足掌心必热，非正厥也，故可消息汗下也。又曰：若下证悉具，而见四逆者，是失下后气血不通使然，但手足微厥，掌心当热，时复指稍温，便下之，不可拘忌也。"

（331）条说明厥阴病阴阳进退的病机。成无己说："阴气胜则厥逆而利，阳气胜则发热而利必自止，见厥则阴气还胜而复利也。"尤在泾说："伤寒先厥者阴先受邪也，后热者邪从阴而出阳也。阴受邪而利，及邪出而之阳故利必自止，设复厥则邪还入而之阴故必复利。盖邪气在阳则生热，在阴则为厥与利，自然之道也。"章虚谷说："邪入阴则厥，出阳则热（按：可与少阳病出与阳争则热、入与阴争则寒合参），阳主升其利必自止，阴主降故见厥复利也。"由此可知，厥阴病的热和呕，厥和利，是常相联系的，即在通身发热的时候，多呕作而利止，而在手足发厥的时候，多利作而呕止，这是因为前者属阳进阴退，阳胜则病机向上向外，后者属阴进阳退，阴胜则病机向下向内。

（332）条具体指出厥阴病有三种机转，即：①阴阳平持而厥热相应者，其病当愈。如说 "本发热六日，厥反九日，复发热三日，并前六日，亦为九日，与厥相应，故期之旦日夜半愈"。②阴进阳退而厥利除中者，多归死亡。如本条说"凡厥利者，当不能食，今反能食者，恐为除中"，而（333）条说"除中必死"。③阳进阴退而脉数热不罢者，必发痈脓。如说"后三日脉之，而脉数，其热不罢者，此为热气有余，必发痈脓也"。因此，本条应分三段看，首段言厥有余则阴盛而下利，中段言厥热相应为阴阳平持而自愈，末段言热有余则阳盛而发痈脓。陈修园说："此论寒热胜复之理而归重于胃气也。大意谓发热则厥利止，热去则复厥利，故厥阴发热非即愈候，厥利转为发热乃属愈期耳，是以厥转为热，夜半可愈，热久不罢，必发痈脓，可知仲景不是要其有热，要其发热而厥利止，厥利止而热亦随罢，方为顺候。"魏念庭说："食索饼以试之，若发热者，何以知其胃气亡？则此热乃暴来出而复去之热也。即如脉暴出者，知其必死之义也。阴已盛极于内，孤阳外走出而离阴，忽得暴热，此顷刻不可救之证也。"柯韵伯说："除中者，胃阳不支，假谷气以自救，凡人将死而反强食者是也。"又说："除中如中空无阳，反见善食之状，今俗云食禄将尽者是也。发痈脓是阳邪外溢于形身，俗所谓寒留毒者是也。"本条所谓"索饼"，根据多数注家意见，当系指条子面而言（今人以麦面之线索而长者曰面，其圆块而扁者曰饼，古人则皆谓之饼）。因厥利反能食恐为除中而试以索饼，不发热者，非除中，为胃气尚存必愈；暴热者，为除中，是胃气将亡，必死。

其必死之理已如上述，其必愈之义则当待阐明，本先厥利而后厥利止能食，食以索饼不发热者，是在里的胃气已能消谷，所以说"必愈"。如其厥利仍不止而反能食，食以索饼而暴发热者，是在里的胃气欲绝而争（即灯黑复明之义），其病必难救。

（333）条紧接（332）条说明除中必死，其理已如上述，不赘。汪苓友说："脉迟为寒，不待智者而后知也，六七日反与黄芩汤，必其病初起便发热厥而利，至六七日阳气回复，乃乍发热而利未止之时，粗工不知，但见其发热下利，误认为太少合病，因与黄芩汤彻其热，彻即除也，又脉迟云云者，是申明除其热之误也。"程郊倩说："对上文看，则食入必发热可知矣，必见下利厥逆发躁等症而死。"

（336）条厥热相应，为阴阳平持，故其病自愈。成无己说："阴胜则厥，阳胜则热，先厥五日为阴胜，至六日阳复胜，热亦五日，后复厥者阴复胜，若不厥为阳全胜，故自愈。"

（341）条说明厥少热多为阳胜，如其厥止而热亦随退的，其病即愈。如其厥止而热不自除的，又属热气有余，其后必便脓血，这应与（332）条所谓热气有余，必发疮脓互看。万密斋说："凡阳厥热不除，在表必发疮脓，在里必便脓血者，以肝主血而风木易动故也，其脉皆数。"

(334)条说明厥阴病热气有余，或上干而为咽痛喉痹，或下迫而为便脓血。成无己说："伤寒先厥而利，阴寒气胜也。寒极变热后发热，下利必自止，而反汗出，咽中痛，其喉为痹者，热气上行也。发热无汗，而利必自止，利不止必便脓血者，热气下行也。热气下而不止，其喉亦不痹也。"这也就是说，厥阴病由厥利转热而利自止者，其病当愈，不愈者则属热气有余，如其发热有汗利止而咽痛喉痹的，为热气上行之候，如其发热无汗利不止而便脓血的，为热气行之征。

（335）条说明热厥证宜下忌汗，应与（330）条寒厥证宜温忌下对照。尤在泾说："伤寒一二日至四五日，正阴阳邪正交争互胜之时，或阴受病而厥者，势必转而为热，阴胜而阳争之也；或阳受病而热者，甚则变而为厥，阳胜而阴被格也。夫阳胜而阴格者，其厥非真寒也，阳陷于中而阴现于外也，是以热深者厥亦深，热微者厥亦微，随热深浅而为厥之微甚也。夫病在阳者宜汗，病在里者宜下，厥者热深在里，法当下之，而反发汗，则必口伤烂赤。盖以蕴隆之热而被升浮之气，不从下出而从上泄故耳。"陆九芝说："厥阴篇中凡有厥而复有热者，其厥也定为热厥，惟有厥无热，甚则一厥不复热者，其厥也方为寒厥，以此为辨。"《阴证略例》说："夫厥有阴有阳，初得病身热三四日后，热气渐深，大便秘结，小便黄赤，或语言谵妄而反发热者，阳厥也；初得病身不热，三四日后阳气渐消，大便软利，小便清白，或语言低微而不发热者，阴厥也。二证人多疑之，以脉皆沉故也，然阳厥而沉者，脉当有力，阴厥而沉者，脉当无力也。若阳厥爪指有时而温，若阴厥时时常冷也。"但热厥有多种，不可专任下法，已详少阴病篇"本证"四逆汤证条中，可以参看。

（339）条是指热厥轻证而言。柯韵伯说："身无大热，手足不冷，但指头寒，此热微厥亦微也。"成无己说："指头寒者，是厥微热少也，嘿嘿不欲食烦躁者，邪热初传里也，数日之后，小便色白，里热去，欲得食，为胃气已和，其病为愈。厥阴之脉夹肩贯膈，布胁肋，厥而呕，胸胁烦满者，传邪之热甚于里也，厥阴肝主血，后数日热不去，又不得外泄，迫血下行，必致便血。"本条所谓厥而呕，是既厥且热而呕，并非但厥不热而呕，下文胸胁烦满是阳邪壅遏于少阳所致，故王宇泰说："呕而胸胁烦满者，少阳证也，少阳与厥阴为表里，邪干其腑，故呕而胸胁烦满也。"

厥阴篇厥热条文惟以上两条属厥热同时并见，其余则均属厥热间歇而作，不可忽略。

（342）条说明厥多热少为阴进阳退，其病为进。如尤在泾说："厥已而热者，阳气复而阴邪退也，乃热未已而复厥，而厥又多于热之日，则其病为进。所以然者，寒多热少，阳气不振则阴气复胜也。"陆九芝则说："厥阴与少阳相表里，厥阴之厥热胜复，犹少阳之寒热往来，少阳之寒因乎热，故厥阴之厥亦因乎热，热为阳邪向外，厥为阳邪向内，厥之与热总是阳邪出入阴分……阳而向外则外热，阳而向内则外寒，故仲景以厥多为病进，热多为病愈，而复申之曰，阳气退，故为进。盖胃阳之退伏于内，非谓阳之脱绝于外也。"但这仅就厥热间作者而言，若厥热同时并见的，又有阳郁于内和阳格于外之分。前者如热厥证，后者如格阳证，不可不辨。

（340）条因肝寒及肾致下焦冷结，应与太阳篇（167）条所谓痛引少腹入阴筋的脏结证合看，故朱肱说到其人手足冷，少腹硬，若是阴证，加以小便不通及阴囊缩入小腹，绞痛欲死者，仍与当归四逆加吴茱萸生姜汤。因将此条移入太阳篇"变证"

脏结中合并讨论，宜参看。本条所谓冷结，应与太阳病血结水结等鉴别。如《医宗金鉴》说："小腹满，按之痛，小便自利者是血结膀胱；小便不利者是水结膀胱；手足热，小便赤涩者，是热结膀胱；此则手足冷，小便清白，故知是冷结膀胱证也。"周禹载也说："仲景恐人疑为五苓散及蓄血证，故曰此为冷结，则用温用灸，自不待言。"故尤在泾主张用甘辛温药，如四逆、白通之属，以救阳气而驱阴邪。

（349）条厥而脉促有两说。一说是属寒厥，如成无己说："脉促为阳虚不相续，厥逆则为阳虚不相接，灸之以助阳气。"一说是属热厥，如章虚谷说："脉数而有止无定数者名促，此阳气为邪所郁，不得循度周行，而手足厥冷，灸之以通经络，气行则厥愈也。灸法亦有补泻，令火自灭为补，其火未尽而速吹去之为泻，若通气宜用泻法也。"张路玉也说："手足厥逆本当用四逆汤，以其脉促，知为阳气内陷而非阳虚，故但用灸以通其阳，不可用温经药以助阳也。"但陈修园则说："阳盛则促，虽手足厥逆亦是热厥，忌用火攻。然有阴盛之极，反假现数中一止的促脉，但阳盛者重按之指下有力，阴盛者重按之指下无力。"因此，厥而脉促的属寒属热，当全面参合脉症，细心辨认，如热厥证候齐备的即属热，格阳证候齐备的即属寒，不可偏执。

（343）（344）（345）（346）条说明阴盛于内而阳脱于外者必死。其所谓厥利不止脉微等，即阴盛于内所致，其所谓发热汗出不止、烦躁不得卧等，即阳脱于外所致，有阴无阳，所以主死。喻嘉言说："厥证但发热则不死，以发热则邪出于表。而里证自除，下利自止也。若反下利厥逆烦躁有加，则其发热又为阳气外散之候，阴阳两绝，亦主死也。"又说："肾主躁，躁不得卧，肾中阳气越绝之象也。"汪苓友也说："烦躁者，阳虚而争，乃脏中之真阳欲脱，而神气为之浮越，故作烦躁。"钱天来说："发热则阳气已回，利当自止，而反下利至甚，厥冷不止者，是阴气盛极于里，逼阳外出，乃虚阳越于外之热，非阳回之发热，故必死矣。"尤在泾也说："寒伤于阴至六七日发热者，阳复而阴解，虽下利犹当自止，所谓伤寒先厥冷后发热而利者必自止也。乃伤寒六七日本不利，而忽热与利俱见，此非阳复而热也，阴内盛而阳外亡也，若其人汗出不止，则不特不能内守，亦并无为外护矣，是谓有阴无阳，其死必矣。"由此可见，厥阴病厥与利并见，热与呕并见，都是正常现象。若热与利并见，厥（指但厥无热言）与呕（如干呕烦躁等）并见，则是反常现象，多属阴盛格阳所致，必须细辨。

（347）条说明厥而脉虚，无结胸腹硬满等里实证的，是因亡血所致。宜用补法，忌用下法，如果误下，必致死亡。尤在泾说："伤寒五六日邪气传里，在上则为结胸，在下则为腹满而实，若不结胸腹濡而脉复虚，则表里上下都无结聚，其邪为已解矣，解则其人不当复厥，而反厥者，非阳热深入也，乃血不足而不荣于四末也，是宜补而不可下，下之是虚其虚也。《玉函》云："虚者重泻，真气乃绝，故死。"反之，如其厥而脉实，有结胸腹硬满等里实的，则是因为阳热深入于里所致，又属热厥证，而宜用下法，忌用补法，必须明辨。

（348）条说明先热后厥，而七日阳复之期下利不止者，为难治。章虚谷说："七日，为阳复之期，先发热后厥，七日而下利不复热，其阳随邪陷而不出，故为难治也。"

在这里，必须指出，厥阴之厥（手足逆冷），来自少阴，是因水寒木郁土困，阳虚不能充达四肢所致。厥阴之热（通身发热），是因阴极阳复，厥阴阴中之阳合少阳木火之气与邪搏斗所致。一般是先见少阴寒厥，少阴寒厥本来是沉静地蜷卧欲寐的，如果因水寒而木郁，由少阴涉及厥阴的，则多厥而烦躁欲死（水寒木郁的厥而烦躁欲死和阴盛格阳的厥而躁扰不安有异，辨在少阴病"变证"吴茱萸汤证条中），甚至吐蛔。这种寒深厥深之证，如果阴极阳复的，则必厥往而热来，既热之后，厥已不复存在，其但热不寒，颇似阳明证或格阳证，但因厥阴发热涉及少阳，多兼有口苦、咽干、目眩、脉浮弦数等症，它不仅和阳明壮热恶热、脉浮洪或沉实者不同，也和格阳浮热、面赤足冷、脉沉微或浮大而按之虚空者有别。厥阴病由厥冷而转为发热是阳胜阴，如果正气因此竟战胜了邪气，则热自退而病自愈。假使正气战不胜邪气，由阳胜阴而转为阴胜阳的，则热退而复厥。这就是厥阴病厥热往来的一般情况。但在厥热条文中，必须仔细认清主客，即应把厥阴病的厥与热和少阴病、阳明病的厥与热区别开来，厥阴病的厥宜温以吴茱萸汤，热宜清以黄芩汤或白头翁汤，如寒热混淆则宜乌梅丸调和寒热。这和少阴病、阳明病的厥与热宜用四逆、白通、通脉温通，以及白虎、承气清下者是似同实异的。

（358）伤寒四五日，腹中痛，若转气下趋少腹者，此欲自利也。

（360）下利有微热而渴，脉弱者，今自愈。

（361）下利脉数，有微热汗出，今自愈，设复紧，为未解。

（362）下利手足厥冷，无脉者，灸之，不温，若脉不还，反微喘者，死，少阴负趺阳者，为顺也。

（363）下利，寸脉反浮数，尺中自涩者，必清脓血。

（364）下利清谷，不可攻表，汗出必胀满。

（365）下利脉沉弦者，下重也，脉大者，为未止，脉微弱数者，为欲自止，虽发热不死。

（366）下利脉沉而迟，其人面少赤，身有微热，下利清谷者，必郁冒汗出而解，病人必微厥，所以然者，其面戴阳，下虚故也。

（367）下利脉数而渴者，今自愈，设不差，必清脓血，以有热故也。

（368）下利后脉绝，手足厥冷，晬时脉还，手足温者生，脉不还者死。

（369）伤寒下利日十余行，脉反实者，死。

（376）呕家有痈脓者，不可治呕，脓尽自愈。

（380）伤寒大吐大下之，极虚，复极汗者，其人外气怫郁，复与之水，以发其汗，因得哕，所以然者，胃中寒冷故也。

（381）伤寒哕而腹满，视其前后，知何部不利，利之即愈。

这些条文主要是论述下利呕哕的。

先就下利来谈，厥阴病下利是因木邪乘土而其气下趋所致，但有阴阳寒热虚实之辨，今就有关条文分释如下：

（358）条说明厥阴病阴进阳退，病机向下向内，而现腹痛转气下趋少腹的，是将成下利的征兆。尤在泾说："伤寒四五日正邪气传里之时，若腹中痛而满者，热聚而实，将成可下之证；

兹腹中痛而不满，但时时转气下趋少腹者，热不得聚而从下注，将成下利之候也。而下利有阴阳之分，先发热而后下利者，传经之热邪内陷，此为热利，必有内烦脉数等症，不发热而下利者，直中之阴邪下注，此为寒利，必有厥冷脉微等症，要在审问明白也。"张路玉说："腹痛多属虚寒，与实满不同，若更转气下趋少腹，必因寒而致下利，明眼见此，自当图功于未著也。腹痛亦有属火者，其痛必自下逆攻而上。若痛由上而下趋者，定属寒痛无疑。"

（364）条厥阴病下利清谷，属阳虚内寒所致，内寒宜温，外寒宜汗，所以说"不可攻表"，如果误汗，更亡其阳，必致在内的浊阴益盛以填塞中宫而成腹胀满证。程郊倩说："下利清谷者此为里虚，反攻其表则汗出而阳从外泄，浊阴得内填，胀满所由来也。"本条应与（372）条参看。

（362）条厥阴病下利肢厥的无脉，是指两手寸口无脉而言，寸口无脉，固多主死，但如两足少阴脉负跌阳脉的，则又不一定主死。如钱天来说："阴寒下利而手足逆冷至于无脉，是真阳已竭，已成死证，故虽灸之亦不温也，若脉不还反见微喘，乃阳气已绝，其未尽之虚阳随呼吸而上脱。其气有出无入，故似喘非喘而死矣。少阴肾脉也，水中有火，先天之阳也，跌阳胃脉也，火生之土，后天之阳也，此承上文下利而言，凡少阴证中诸阳虚阴盛之证，而至于下利及下利清谷之证，皆由寒邪太盛，非惟少阴命门真火衰微，且火不能生土，中焦胃脘之阳不守，故亦败泄而为下利，少阴脉虽微细欲绝，而为阴寒所胜，则为少阴之真阳负矣，若跌阳脉尚无亏损，则为先天之阳虽为寒邪所郁伏，而后天胃脘之阳尚在，为真阳犹未磨灭，所谓有胃气者生，故为顺也，若趺阳亦负，则为无胃气而死矣。"故后世医家每遇危证，多诊趺阳以决生死。

（368）条下利脉绝和上条下列无脉相同。脉绝或无脉包含着两种病机：一种是阳气内绝，另一种是阳气内伏。前者固多归于死亡，但如趺阳脉仍在的，尚可挽救；后者则并非死证。如钱天来说："寒邪下利而六脉已绝，手足厥冷，万无更生之理，而仲景犹云周时脉还手足温者生，何也？夫利有新久，若久利脉绝而至于手足厥冷，则阳气以渐而虚，直至水穷山尽，阳气磨灭殆尽。脉气方绝，岂有复还之时。惟暴注下泄，忽得之骤利而厥冷脉绝者，则真阳未至陡绝，故阳气尚有还期。此条乃寒中厥阴，非久利也，故云晬时脉还手足温者生，若脉不见还是孤阳已绝而死也。"喻嘉言也说："脉绝不惟无阳，而阴亦无矣，阳气破散，岂有阴气不消亡者。晬时脉还，乃脉之伏者自出耳。"至于晬时脉还之理，陈修园说："此言生死之机，全凭于脉，而脉之根又借于中土也。夫脉生于中焦，从中焦而注于手太阴，终于足厥阴，行阳二十五度，行阴二十五度，水下百刻，一周循环，至五十度而复大会于手太阴。故脉还与不还，必视乎晬时也。"

（369）条厥阴病下利属阴进阳退，脉本应现虚象，而反现实象的，是因阴盛阳衰，木横土败所致，所以主死。如钱天来说："所谓实者，乃阴寒下利，真阳已败，中气已伤，胃阳绝而真脏脉现也。"张隐庵说："伤寒下利者……病厥阴而三阴三阳之气皆虚也……气虚而脉反实者，乃真元下脱，不得柔和之胃脉也，故死。"

（366）条有的注家认为是表里同病，如成无己说："下利清谷，脉沉而迟，里有寒也。面少赤身有微热，表未解也……表邪欲解，临汗之时，以里先虚，必郁冒，然后汗出而解也。"这应与太阳篇（93）条所谓"表里俱虚，其人因致冒，冒家汗出自愈，所以然者，以汗出表和故也"互看。有的注家则认为是阴盛格阳。如喻嘉言说："太阳阳明并病，面色缘缘正赤者，为阳气怫郁在表，宜解其表。此之下利脉沉而面见少赤，身见微热，乃阴盛格阳于外则身微热，格阳于上则面少赤。仲景以为下虚者，谓下无其阳，而反在外在上，故云虚也。虚阳而至于外越上出，危候已彰，或其人阳尚有根，或两温药以助阳胜阴，阳得复还与阴争，瘥可恃以无恐。盖阳返虽阴不能格，然阴尚盛亦未肯降，必郁冒少顷，然后阳胜而阴出为汗，邪从外解，自不下利矣。"《伤寒绪论》则说："戴阳者，面赤如微酣之状。阴证冷极发躁，面赤，脉沉细，为浮火上冲，水极似火也。凡下元虚惫之人，阳浮于上，与在表之邪相合，则为戴阳（按：此说下虚戴阳合有表邪，值得研究），阳已戴于头面，而不知更行发散，则孤阳飞越，危殆立至矣。大抵阳邪在表之怫郁，必面合赤色而手足自温。若阴证虚阳上泛而戴阳，面虽赤，足胫必冷。不可但见面赤，便以为热也。"这些说法在临床上都有参考价值，未可偏执。但多数注家见解近于后说而远于前说。

（365）条下利下重而脉沉弦，是因湿热内蕴、木郁土中所致。应与下文（371）条"热利下重者，白头翁汤主之"合看。

凡热利而脉大者为病进，所以说"为未止"，脉微弱者为病退（但当分脉微弱而缓多属邪退正安，微弱而数多属邪陷正危，必须细辨），所以说"为欲自止"。热利发热属正常现象，所以说"虽发热不死"。若寒利则不然，因为寒利属阴盛阳衰所致，应现无热恶寒而脉迟微小等症，如现发热脉大等症于后期，多属阴盛格阳，又主危殆。故程郊倩说："反而言之，脉大身热者死，可知矣。"

（360）（361）（363）（367）条都属厥阴病阴证回阳者，但其中有两种情况。一种是趋于自愈的，如（360）条下利而微热微渴是阴证回阳，脉弱是邪退正安，故可不药而自愈。成无己说："下利阴寒之疾，反大热者逆，有微热而渴，里气方温也……脉弱者，阳气得复也，今必自愈。"（361）条主要从脉之数与紧辨知下利自愈未愈。成无己说："下利阴病也，脉数阳脉也，阴病见阳脉者生，微热汗出，阳气得通也，利必自愈。诸紧为寒，设复脉紧，阴气犹胜，故云未解。"程郊倩说："下利脉数，寒邪已化热也，微热汗出，邪从热化以出表，故令自愈。设复紧者，未尽之邪复入于里阴之下，故为未解。盖阴病得阳则解，故数与紧可以定愈不愈，即阴阳胜复之下利，亦当以此为断。"（367）条前半条所谓"下利脉数而渴者，令自愈"与（360）（361）条所谓下利脉数而渴令自愈同理，应合看。另一种是发生血证的，厥阴病阴转阳，由气分进入血分，热伤血络的，必现血证。如（363）和（367）条所说的清脓血便是。

再就呕哕来说，厥阴病呕哕是因木邪乘土而其气上逆所致，但有阴阳寒热虚实之辨，今就有关条文综释如下：

（376）条的呕家吐疮脓，是因木火乘土或刑金，发为胃疮或肺疮所致。病已由气分进入血分，酿成疮脓，其疮脓必须排出，故不可治呕，疮脓吐尽，其呕自止。当然这并不等于说不必用药治疗，而只是说不可用药止呕而已。至于尤在泾说，"此胃疮杂病，当隶阳明，不当入厥阴也"，则是值得商榷的。因为胃疮如系由于厥阴木火乘土而成，又何尝不可列入厥阴？唐容川说得好："便脓血属厥阴。呕脓血亦属厥阴，则知厥阴主血脉，并知风热相扇，则血化为脓，凡治一切脓血，皆得主脑矣。"但本条当与本篇其他有关呕吐条文合参，才能够全面地认识厥阴病的呕吐证，如（339）条的呕而胸胁烦满和（379）条的呕而发热等，属厥阴病涉少阳的阳热证；（377）条的呕而脉弱，（378）条的干呕吐涎沫，（326）和（338）条的吐蛔等，属厥阴木病涉及水土的阴寒证。

（380）和（381）条的哕证有虚寒实热之辨。（380）条的哕证属虚寒，是因肝寒犯胃所致，必须温降；（381）条的哕证属实热，是因木火壅土而成，必须清利。参看阳明篇"变证"（194）（226）（232）条解释。

（327）厥阴中风，脉微浮为欲愈，不浮为未愈。

本论六经都有表证，三阳表证脉必浮，三阴表证脉多沉。如少阴篇（301）条所说的"少阴病，始得之，反发热，脉沉者，麻黄细辛附子汤主之"，即其例证。厥阴表证脉多沉细，这可从本篇（351）条当归四逆汤证看出来。本条所谓"厥阴中风，脉微浮为欲愈"，是因病机由阴出阳，阴病见阳脉者生。所谓"不浮为未愈"，是因表病里虚，正气乏力驱邪外出。如尤在泾说：

"此厥阴经自受邪风之证，脉微为邪气少，浮为病在经，经病而邪少，故为欲愈，或始先脉不微浮，继乃转而为浮者，为自阴出阳之候，亦为欲愈，所谓阴病得阳脉者生是也。然必兼有发热微汗等证候，仲景不言者，以脉该证也。若不浮，则邪着阴中漫无出路，其愈正未可期，故曰不浮为未愈。"

（329）厥阴病，渴欲饮水者，少少与之愈。

厥阴病阴证回阳，诸症悉平，而但渴欲饮水的，为欲愈之征。如吴考磐按："厥阴病渴欲饮水，有由阴尽阳生，从阴出阳之象，故为欲愈。"《伤寒论译释》更就厥阴病渴分为如下三种：①厥阴病阳气来复为向愈，但如属阳复太过而传阳明之大渴，必非少少与水能愈。②厥阴上热消渴是饮水多而渴仍不止，也非少少与水能愈。③厥阴邪退阳复的渴欲饮水，因阳气乍复，津液一时不及上承，其渴决不会是消渴或大渴引饮，这可从"欲"字上看出来。本条属第三种。故但少少与水，滋助津液，阴津得充，阳自不亢，阴阳平衡而可愈。这都足供参考。

（328）厥阴病，欲解时，从丑至卯上。

本条尚待研究，未敢曲解，姑存阙疑。

## 二、本证

厥阴病本证有经证和脏证的区别，经证是因风寒外犯厥阴之经所致，如当归四逆汤证等。脏证可分三种，即：①寒热错杂证：如乌梅丸证。②寒证：如吴茱萸汤证。③热证：如白头翁汤证等。但厥阴病本证，应以脏证为主，因为经证病兼太阳，还只能说是本证中的变证。

（351）手足厥寒，脉细欲绝者，当归四逆汤主之。

（352）若其人内有久寒者，宜当归四逆加吴茱萸生姜汤。

这两条应合看。多数注家认为，（351）条的手足厥冷、脉细欲绝是厥阴伤寒表证，而当归四逆汤即厥阴伤寒表药。如郑重光说："手足厥寒，脉细欲绝，是厥阴伤寒之外证，当归四逆汤是厥阴伤寒之表药也。"陆九芝也说："手足厥寒，脉细欲绝者，为厥阴之表证，当归四逆汤为厥阴之表药。"柯韵伯也在当归四逆汤方下明确地指出："此厥阴伤寒发散表邪之剂也。"但肢厥寒而脉欲绝，极似少阴阳虚证，必须细辨，大抵少阴病的手足厥冷多脉微欲绝，且有蜷卧欲寐、下利清谷等里寒证，而厥阴病的手足厥冷多脉细欲绝，而无蜷卧欲寐、下利清谷等里寒证，以此为别。如尤在泾说："手足厥冷脉微欲绝者，阳之虚也，宜用四逆辈；脉细欲绝者，血虚不能温养四末，并不能荣于脉中也。夫脉为血之腑，而阳为阴之先，故欲续其脉，必益其血，欲益其血，必温其经，方用当归芍药之润以滋之，甘草大枣之甘以养之，桂枝细辛之温以行之，而尤借通草之入经通脉以续其绝而止其厥。"沈尧封也说："叔和释脉云，细极谓之微，则此之脉细欲绝，即与微脉混矣。不知微者薄也，属阳气虚，细者小也，属阴血虚，薄者未必小，小者未必薄也。盖荣行脉中，阴血虚则实其中者少，脉故小，卫行脉外，阳气虚则约乎外者怯，脉故薄……故少阴论中脉微欲绝用通脉四逆汤主治，回阳之剂也。此之脉细欲绝，用当归四逆汤主治，补血之剂也。两脉阴阳各异，岂堪混释。"喻嘉言则更为全面而明确地说："四逆之名多矣，寒胜而厥四逆汤，里寒外热通脉四逆汤，热邪传里四逆散，此用当归四逆汤，何故？盖四逆之投不同，有因寒而逆，有因热而逆，此则因风寒中血脉而逆，乃当归为君之所以立也。风寒中于血脉，已入荣气之中，则阴阳虽欲相顺接而不可得，非通其血脉不可，当归辛温为血中之气药，能散邪和血，故以之为君；而欲通血脉，必先散血中之邪，桂枝散太阳血分之风者也，细辛散少阴血分之寒者也，彼太阳与少阴相表里，又曰肝肾同一治，故以为辅；芍药甘枣调和荣卫者也，未有荣不与卫和而脉能通者；至于通草《本经》称其通利九窍及血脉关节，则诸药亦得通草之力，破阻滞而散厥寒矣。"唐容川也认为："此因脉细，知其寒在血分，不在气分，故不用姜附，而但用桂辛以温血也。"于此可见，当归四逆汤所主治的肢厥证，虽然也属寒厥范围，但和四逆汤所主治的肢厥证比较，又有一在气分和一在血分的不同，不可不辨。又陆渊雷认为当归四逆汤："实为肌表活血之剂，血被外寒凝束，令手足厥冷，脉细欲绝，初非阳虚所致，东医以本方治冻疮，大得效验，可以见其活血之功焉。"此可供参考。惟（351）条的手足厥寒，脉细欲绝，必内无久寒证者，才可用当归四逆汤主治；若兼内有久寒证者，必须加用吴茱萸、生姜以温化内寒，才能收效。但（352）条所谓"若其人内有久寒者"，并未明言何证。陈修园说："久寒即寒疝瘕癖之属。"柯韵伯认为是"冷结膀胱而少腹满痛"。《肘后》治卒心痛方以吴茱萸、生姜为主药。这些都可作为"内有久寒"的参考。

## 当归四逆汤方

当归三两　桂枝三两去皮　芍药三两　细辛三两　甘草二两炙　通草二两　大枣二十五枚擘

以水八升，煮取三升，去滓，温服一升，日三服。

## 当归四逆加吴茱萸生姜汤方

即当归四逆汤方加吴茱萸二升，生姜半斤，切。

以水六升，清酒六升和，煮取五升，去滓，温分五服。

（338）伤寒脉微而厥，至七八日肤冷，其人躁无暂安时者，此为脏厥，非蛔厥也，蛔厥者，其人当吐蛔，今病者静，而复时烦者，此为脏寒，蛔上入其膈，故烦，须臾复止，得食而呕，又烦者，蛔闻食臭出，其人常自吐蛔，蛔厥者，乌梅丸主之，又主久利。

本条应与（326）条合看。（326）条提示了厥阴病的主证，而此条则举出了厥阴病的主方，这是为多数注家所公认的。如柯韵伯说："仲景此方本厥阴诸证之法。"又说："愚按厥利发热诸证诸条不立方治，当知治法不出此方矣。"陈元犀也说："此为厥阴证之总方。"唐容川更具体地说："厥阴之寒热，总因风气而扇动也。故用乌梅敛戢风气，而余药兼调其寒热。"因为厥阴本属阴阳寒热俱备的经脏，已如上述。故邪至其处，或从阴化而为寒，或从阳化而为热。从阳化热的，必现热、渴、呕、气上撞心、心中疼热、胸胁烦满而饥等症；从阴化寒的，必现厥、不欲食、食则吐蛔、下利不止等症。日人丹波元坚说：

"厥阴病者，里虚而寒热相错是也……如乌梅丸，实为其对方。"因其里虚，故用人参当归以补养气血，因其寒热错杂，故用附、桂、椒、姜、辛和黄连、黄柏以调和寒热；因其风气扇动，故用乌梅的酸收以息风。所以，后世一致推崇乌梅丸为厥阴病的主方，这是很恰当的。

本条说明脏厥和蛔厥的区别，蛔厥可用乌梅丸，脏厥则不可用。因为脏厥和蛔厥虽然同属内脏有寒所致，但脏厥属少阴证，病属纯寒无热，甚至阴盛格阳，故始则脉微肢厥，甚至体厥，躁扰无暂安时，法当扶阳祛寒。蛔厥属厥阴证，病属上热下寒，故时厥时烦而吐蛔，法当调和寒热。如成无己说："脏厥者死，阳气绝也，蛔厥虽厥而烦，吐蛔已则静，不若脏厥而躁无暂安时也。"喻嘉言说："脉微而厥，则阳气衰微可知。然未定其为脏厥、蛔厥也。惟肤冷而躁无暂安时，乃为脏厥，脏厥用四逆及灸法，其厥不回者死，若蛔厥则时厥时烦，未为死候。"柯韵伯说："伤寒脉微厥冷烦躁者，在六七日急灸厥阴以救之，此至七八日而肤冷不烦而躁，是纯阴无阳，因脏寒而厥，不治之证矣。然蛔厥亦有脉微肤冷者，是内热而外寒，勿遽认为脏厥而不治也，则显证在吐蛔，而细辨在烦躁，脏厥躁而不烦，内热则烦而不躁，其人静而时烦与躁无暂安时者迥殊矣。气上撞心，心中疼热，饥不能食，食则吐蛔者，互交以见意也……看厥阴诸证与本方相符，下之利不止与又主久利句合，则乌梅丸为厥阴主方，非只为蛔厥之剂矣。"《伤寒辑义》说："《金鉴》云，此为脏寒之此字，当是非字，若是此字，即属脏厥，与辨蛔厥之义不属，此误矣。盖此证膈热胃寒，蛔避寒就温，故上入其膈也，若果非脏寒，则乌梅丸中宜不用附子、干姜、桂枝、蜀椒之辛热，柯氏亦误作非脏寒，抑何不思之甚也？"至于乌梅丸能制蛔之理，如吴遵程说："此方主胃气虚而寒热错杂之邪积于胸中，所以蛔不安而时时上攻，故仍用寒热错杂之味治之，方中乌梅之酸以安胃，蜀椒之辛以泄滞，连柏之苦以降气，盖蛔闻酸则定，见辛则伏，遇苦则下也。"吕茶村说："此主治蛔厥，其妙处全在米饭和蜜，先诱蛔喜，及蛔得之，而乌梅及醋之酸，椒、姜、桂、附及细辛之辛，黄连、黄柏之苦，则蛔不堪而伏矣。"这些都可供参考。

　　厥阴木邪乘土的下利，病久里虚而寒热错杂者，乌梅丸有良效。仲景治疗里急后重的下利，多木土同治，更着重于治木，如黄芩汤、四逆散、白头翁汤等，就充分显示了这一点，这是值得我们深思熟玩的。

## 乌梅丸方

　　乌梅三百枚　细辛六两　干姜十两　黄连十六两　当归四两　附子六两炮去皮　蜀椒四两　桂枝六两去皮　人参六两　黄柏六两

　　异捣筛，合治之，以苦酒渍乌梅一宿，去核，蒸之五斗米下，饭熟捣成泥，和药令相得，内臼中，与蜜杵二千下，丸如梧桐子大，先食饮服十丸，日三服，稍加至二十丸。禁生冷滑物臭食等。

　　（378）干呕吐涎沫，头痛者，吴茱萸汤主之。

　　张路玉说："凡用吴茱萸汤有三证，一为阳明食谷欲呕，一为少阴吐利手足厥冷烦躁欲死，此则干呕吐涎沫头痛，经络证候各殊而治则一者,总之下焦浊阴之气上乘于胸中清阳之界。"《伤寒辑义》也说:"吴茱萸汤之用有三,阳明食谷欲呕用之,少阴吐利用之,厥阴干呕吐涎沫者亦用之,要皆以呕吐逆气为主。"但吴茱萸汤所主治的呕吐气逆的病机,主要在肝还是在胃,颇有争论。如《医方集解》说:"吴茱萸为厥阴本药,故治肝气上逆、呕涎头痛。"陈古愚则说:"此阳明之正方也,或谓吴茱萸降浊阴之气为厥阴专药,然温中散寒又为三阴并用之药,而佐以人参姜枣又为胃阳衰微之神方,昔贤所以有论方不论药之训也。"其实,吴茱萸的作用主要在于温肝降逆,其次才是温肾暖胃,主次必须分明。

本条干呕、吐涎沫、头痛是因厥阴虚寒、肝气上逆所致。一般来说,三阴经病无头痛,惟有厥阴经病例外,因为厥阴之经与督脉会于颠顶,故厥阴经病有头痛。但厥阴头痛有阴证和阳证的区别,必须细辨。大抵头痛喜按,手足厥冷,口吐涎沫,脉沉弦细而缓的,属肝阳不足,虚风上犯,后世名曰"厥阴头痛",治法宜用吴茱萸汤的苦温以化阴霾。若眩晕抽掣,颠顶胀痛,手不能近,畏见阳光,脉弦大而芤或弦细而数的,属肝阴不足,风火上冲,后世名曰"厥阳头痛",治法宜用大定风珠以育阴息风。本条所指自属前者,其干呕吐涎沫,正是因为肝风上逆鼓动寒饮所致,无风不成涎,吐涎尤应注意。日人浅田栗园说:"干呕即寒饮之所致,故承以'涎沫'二字,涎沫者谓黏饮白沫,此黏饮随干呕而吐出也。头痛亦后世所谓痰厥头痛之类。故以是汤制其浊饮,则诸证随愈。"此说亦可供参考。

## 吴茱萸汤方

吴茱萸一升汤洗七遍　人参三两　大枣十二枚擘　生姜六两切

以水七升，煮取二升，去滓，温服七合，日三服。

（371）热利下重者，白头翁汤主之。

（373）下利欲饮水者，以有热故也，白头翁汤主之。

《医宗金鉴》说："三阴俱有下利证，自利不渴属太阴也，自利而渴属少阴也。惟厥阴下利，属于寒者，厥而不渴，下利清谷；属于热者，消渴下利，下重便脓血也。此热利下重，乃火郁湿蒸，秽气奔迫广肠，魄门重滞而难出，即《素问》所云暴注下迫者是也。君白头寒而苦辛，臣秦皮寒而苦涩，寒能胜热，苦能燥湿，辛以散火之郁，涩以收下重之利也，佐黄连清上焦之火，则渴可止，使黄柏泻下焦之热，则利自除也。治厥阴热利有二，初用此方之苦以泻火，以苦燥之，以辛散之，以涩固之，是谓治热以寒之法。久利则用乌梅丸之酸以收之，佐以苦寒，杂以温补，是谓逆之从之，随所利而行之，调其气使之平也。"此注较为全面，足供参考。

这两条所谓热利下重，渴欲饮水，是因厥阴湿热迫于胃肠而木郁土中所致。因为肝热迫肠则下利，而木郁湿滞又欲利不利，形成里急后重，胃中有热故渴欲饮水。白头翁汤具有疏木和土、清热燥湿的作用，故能主治本证。这两条还应与（365）条"下利脉沉弦者，下重也"合看。因为下利脉沉弦而下重，亦即白头翁汤证，合而观之，更为完备。

白头翁汤证应与吴茱萸汤证对照研究，吴茱萸汤证是因厥阴风木夹寒邪乘土，肝气郁而胃不和所致，故证现干呕吐涎沫，头痛肢厥，脉多沉弦而缓，舌苔多白。白头翁汤证是因厥阴风木夹热邪乘土，肝气郁而肠不和所致，故证现热利下重，渴欲饮水，脉多沉弦而数，舌苔多黄，两者适相对峙。

### 白头翁汤方

白头翁二两　黄柏三两　黄连三两　秦皮三两

以水七升，煮取二升，去滓，温服一升。不愈，更服一升。

## 三、变证

厥阴病变证可以遍涉诸经。例如：本篇的当归四逆汤证，即属厥阴病涉太阳者；太阳篇（108）（109）条的肝乘脾、肝乘肺证，即属太阳病涉厥阴者；本篇的白虎、承气证，即属厥阴病传阳明者；本篇的小柴胡汤证，即属厥阴病传少阳者；本篇的下利腹胀满证（如372条），即属厥阴病涉太阴者；本篇的四逆汤证，即属厥阴病涉少阴者。

（351）手足厥寒，脉细欲绝者，当归四逆汤主之。（复出）

本条虽属厥阴病经证，实为厥阴与太阳同病，故亦可归入厥阴病变证中。凡平素厥阴血阳不足、木气不畅的人，风寒侵犯太阳之表，厥阴木气为风寒所束，必更不畅，而厥阴所主的血脉也必难流通，因此形成肢厥脉细之症。日人以冻疮例之，可称善悟仲景书者。当归四逆汤是在桂枝汤的基础上加减而成的，既用桂枝汤去生姜以解散风寒，又加当归、细辛、木通以温养宣通血脉，故能主治本证。又从（352）条所谓内有久寒者宜加吴茱萸、生姜来看，可见本条是属厥阴兼太阳的表寒证，如果兼现有里寒证的，就必须在本方内加入温里之药，始克有济。

（108）伤寒腹满谵语，寸口脉浮而紧，此肝乘脾也，名曰纵，刺期门。（移自太阳篇，复出）

（109）伤寒发热，啬啬恶寒，大渴欲饮水，其腹必满，自汗出，小便利，其病欲解，此肝乘肺也，名曰横，刺期门。（移自太阳篇，复出）

这两条都属太阳与厥阴同病，如章虚谷说："以上两条，皆外邪而兼内脏之病，酷似阳明实证，最易误认，必当详审细辨也。"所谓伤寒发热恶寒脉浮，即是太阳外证；所谓腹满谵语，即是厥阴内证。今分释如下：

（108）条所谓"伤寒"，必包括发热恶寒无汗等症在内。所谓"腹满"，是因肝木乘脾土，中土失运所致。所谓"谵语"，是因厥阴木火内炽而肝魂不宁所致。所谓"脉浮而紧"，既可作表寒解，也可作肝旺解（因为本论有浮紧即弦之说）。如柯韵伯说："脉法曰：脉浮而紧者，名曰弦也。弦为肝也。《内经》曰：诸腹胀大，皆属于热。又曰：肝风盛则多言。是腹满由肝火，而谵语乃肝旺所致也。"

（109）条所谓"伤寒发热，啬啬恶寒"，是因风寒外束太阳之表所致，从下文所谓"自汗出，小便利，其病欲解"来看，可见上文的发热恶寒是无汗而小便不利的。所谓"大渴欲饮水，其腹必满"，结合无汗而小便不利来看，可见是属厥阴木火壅土灼金所致，而非阳明热结于内，因为阳明病是多汗的。木火壅土故腹满。木火灼金，津液消耗于上，故大渴欲饮水而小便不利。经刺厥阴肝之期门穴后，肝邪得泄，木平金肃，宣降有权，肺气宣于外则自汗出，肺气降于下则小便自利，而其病自解。

但这两条既属太阳与厥阴同病，治法似应先表后里或表里兼顾，而独刺期门以治其里者，或因里证急于表证之故。否则，似应仿照太阳与少阳同病之例，兼刺大椎与肺俞等穴以解太阳为是。

至于所谓"纵""横"，是五行生克说中的术语，即顺克的叫纵，反克的叫横。例如，木本来是克土的，所以说"肝乘脾，名曰纵"；金本来是克木的，所以说"肝乘肺，名曰横"。余可类推。

（357）伤寒六七日，大下后，寸脉沉而迟，手足厥逆，下部脉不至，喉咽不利，唾脓血，泄利不止者，为难治，麻黄升麻汤主之。

本条是因误下邪陷，里虚而上热下寒所致，阳热上逆故现咽喉不利、唾脓血等，阴寒下陷故现手足厥逆、泄利不止、寸脉沉迟甚至下部脉不至等。其证颇为严重，故曰难治。如尤在泾说："……是阴阳上下并受其伤，而虚实冷热亦复混淆不清矣。是以欲治其阴必伤其阳，欲补其虚必碍其实，故曰难治。麻黄升麻汤合补泻寒热为剂，使相助而不相悖，庶几各行其是而并呈其效。"《医宗金鉴》也说："此为阴阳错杂、表里混淆之证，若温其下反助上热，欲清其上愈益中寒，仲景故以此汤主之，正示人以阴阳错杂为难治，当于表里上下求治法也。盖下寒上热固为难温，表寒无汗还宜解表，故用麻黄升麻汤以解表和里，清上温下，随证治之也。"有的注家认为，麻黄升麻汤药味庞杂，方证不符，必非仲景之方。但也有一些注家认为，本方大有妙用，后世阳和汤治流注阴疽，补中益气汤治阳虚外感，升麻葛根汤治时疫痘疹，普济消毒饮治大头天行等，皆出此方，有的并举出治验为例来说明本方的实用价值。其实，既然本证是寒热虚实夹杂，那么用药就必须温清攻补兼施，麻黄升麻汤证是因误下表邪内陷，热毒壅遏于肺，内伤肺络，以致咽喉不利而唾脓血，故既用麻、桂、升麻以升散内陷的邪气，又用知、芩、膏、草以清解内壅的热毒。有些注家如程郊倩等认为，本证是因肝火乘金灼肺而成，则其病属血虚火旺可知，而本方之所以用当归、芍药、天冬、葳蕤养血滋阴以柔肝润肺，其故就不言而喻了。这是本证阳热的一面，尚有厥利、脉沉迟甚或脉不至的阴寒的一面，是因误下之后，阳气内伤而成，本条所谓下部脉不至，疑是指跌阳脉而言，胃中阳气衰微，能使寸口脉沉迟甚或跌阳脉不至而呈肢厥下利等症，故用干姜芩桂术甘以温中培土。因此，本方妙用正寓于药味庞杂之中，必须重视，不可废弃。

## 麻黄升麻汤方

麻黄二两半去节　升麻一两一分　当归一两一分　知母十八铢　黄芩十八铢　葳蕤十八铢　芍药六铢　天门冬六铢去心　桂枝六铢去皮　茯苓六铢　甘草六铢炙　石膏六铢碎绵裹白术六铢　干姜六铢

以水一斗，先煮麻黄一两沸，去上沫，内诸药，煮取三升，去滓，分温三服，相去如炊三斗米顷，令尽，汗出愈。

（359）伤寒本自寒下，医复吐下之，寒格更逆吐下，若食入口即吐，干姜黄芩黄连人参汤主之。

本条是因里虚而寒热错杂于胃肠所致，阳热上逆，故现食入口即吐，阴寒下陷，故现寒下不已等。所以柯韵伯说："伤寒吐下后，食入口即吐，此寒邪格热于上焦也。"秦皇士说："言伤寒则为热病，若阴证自寒下利，吐下之即死矣，岂可再用芩连乎？因其人表热里寒下利，医有误认夹热复吐下之，则寒格而食入口即吐出，故用干姜温其寒，芩连清其热。"此外，并可推知，很可能尚有心下痞满存在，因为本证和泻心汤证都属病在胃肠而寒热虚实夹杂所致，而干姜黄芩黄连人参汤和泻心汤的主药也完全相同。故《张氏医通》说："干姜黄连黄芩人参汤治胃虚客热痞满。"《聚方广义》也说："干姜黄连黄芩人参汤治胃反心胸郁热，心下痞硬或嘈杂者。"

## 干姜黄芩黄连人参汤方

干姜　黄连　黄芩　人参各三两

以水六升，煮取二升，去滓，分温再服。

（355）病人手足厥冷，脉乍紧者，邪结在胸中，心下满而烦，饥不能食者，病在胸中，当须吐之，宜瓜蒂散。

本条所谓手足厥冷脉乍紧，是因厥阴木郁，邪结胸中，阳气被阻，不能畅达四肢所致。所谓心下满而烦饥不能食，可与（326）条的心中疼热、饥不欲食互看，亦属寒热错杂所致。但这里所谓"邪结在胸中"，是指有形的痰食邪结而言，因此邪结在高位，故宜用瓜蒂散吐去胸中实邪，胸中邪去正舒，诸症自平。

（356）伤寒厥而心下悸，宜先治水，当服茯苓甘草汤，却治其厥，不尔，水渍入胃，必作利也。

本条所谓厥而心下悸，是因厥阴木郁水滞，停留心下，胸中阳气被阻遏而不能充达四肢，故现四肢厥冷、心下悸，宜用茯苓甘草汤以利水宣阳，水气排除，阳气宣达，肢厥即回。如果其厥不回，则属少阴阳虚所致，当用四逆汤，其厥必回。至于茯苓甘草汤证失治而发生下利的，则是因为水停心下不去，势必由胃下趋于肠而作利。

（375）下利后更烦，按之心下濡者，为虚烦也，宜栀子豉汤。

厥阴木邪乘土的下利有寒热之分，从热利多兼烦渴来看，可见本条所谓"下利后更烦"，是属寒利阴证转阳，木郁生热，扰胃乘心所致。因系无形郁热内扰，故虽烦满而按之心下濡。所谓虚烦，是说烦由无形空虚的热邪内扰而成，仍属邪实之烦，并非正虚之烦。栀子豉汤既用香豉解郁，又用栀子清热，故适宜于本证。

（350）伤寒脉滑而厥者，里有热，白虎汤主之。

本条是属厥阴阴证转阳而传入阳明者。故尤在泾说："此阳明热极发厥之证。"张隐庵则说："此章因厥，故复列于厥阴篇中，非厥阴之本病也。"本条所谓"伤寒脉滑而厥者"，是因伤寒郁阳化热入里所致。如钱天来说："滑者动数流利之象，无沉细微涩之形，故为阳脉，乃伤寒郁热之邪在里，阻绝阳气不得畅达四肢而厥，所谓热厥亦深也。"本论厥证有寒热虚实之辨，如

《活人书》说:"热厥者,初中病必身热头痛外,别有阳证,至二三日乃至四五日方发厥……其脉虽沉伏,按之而滑,为里有热,其人畏热或饮水,或扬手掷足,烦躁不得眠,大便秘,小便赤,外证多昏愦者,知其热厥,宜白虎汤。又有下证悉具而见四逆者,是失下后血气不通,四肢便厥,医人不识,却疑是阴厥,进复热药,祸如反掌。大抵热厥须脉沉伏而滑,头上有汗,其手足冷时复指爪温,须使用承气汤下之,不可拘忌也。"《医宗金鉴》更全面地说:"伤寒脉微细,身无热,小便清白而厥者,是寒虚厥也,当温之;脉乍紧,身无热,胸满而烦厥者,是寒实厥也,当吐之;脉实而大小便闭,腹满硬痛而烦者,热实厥也,当下之。今脉滑而厥,滑为阳脉,里热可知,是热厥也。然内无腹满痛不大便之症,是虽热而里未实,不可下而可清,故以白虎汤主之。"参看少阴篇"本证"四逆汤证条有关厥证的解释。

(374)下利谵语者,有燥屎也,宜小承气汤。

本条是属厥阴病传阳明而里实者。如周禹载说:"是厥阴经转入阳明腑证。"章虚谷也说:"其下利者,旁流之水也,故宜小承气以下燥屎,此厥阴之兼证也。大凡谵语由水火之气郁逆使然,以肝病主魂,心火主神,神魂扰乱则谵语,故其因多端,而虚实大异,须详辨也。"《伤寒论译释》也认为,本条病变源于厥阴,实际上病仍属阳明。汪苓友更补充说:"要之此证,须以手按脐腹,当必坚痛,方为有燥屎之征。"但本证应与虚脱证鉴别,如舒驰远说:"下利谵语,若兼见舌苔滑冷,恶寒多汗,声低息短者,乃为气虚阳脱,神魂无主,急当回阳止泄,以固其脱,承气大不可用也。"

（379）呕而发热者，小柴胡汤主之。

本条是属厥阴病传少阳者。如钱天来说："邪在厥阴，惟恐其厥逆下利，若见呕而发热，是厥阴与少阳脏腑相连，乃脏邪还腑，自阴出阳，无阴邪变逆之患矣，故当从少阳法治之。"章虚谷也说："呕而发热者，邪出少阳也。少阳主升，故不下利而呕，发热者，邪势外向，故主以小柴胡转少阳之枢，其邪可从表解矣。"舒驰远且补充说："此证必兼有口苦咽干目赤，否则方内当去黄芩。"此亦可供参考。

（353）大汗出，热不去，内拘急，四肢疼，又下利厥逆而恶寒者，四逆汤主之。

（354）大汗若大下利而厥冷者，四逆汤主之。

（370）下利清谷，里寒外热，汗出而厥者，通脉四逆汤主之。

（372）下利腹胀满，身体疼痛者，先温其里，乃攻其表，温里宜四逆汤，攻表宜桂枝汤。（复出）

（377）呕而脉弱，小便复利，身有微热，见厥者难治，四逆汤主之。

这几条都属厥阴病阴寒已极而连及太阴尤其是少阴者。今分释如下：

（353）条是属厥阴病阴寒已极而仍连及少阴者，故用四逆汤主治。但注家对所谓"大汗出，热不去"的认识尚不一致，有的认为是虚阳外越。如陈平伯说："大汗身热四肢疼，皆似热邪为患，而仲景便用四逆汤者，以外有厥逆恶寒之证，内有拘急下利之候，阴寒之象，内外毕露，则知大汗为阳气外亡，身热由虚阳外越……不用姜附以急温，虚阳有随绝之患，其辨证处，又只在恶寒下利也。总之，仲景辨阳经之病，以恶热不便为里实，辨阴经之病，以恶寒下利为里虚，不可不知。"舒驰远也说："大汗出者，真阳外亡也，热不去者，微阳尚在躯壳也，内拘急者，阴寒内结也，四肢疼者，阴邪侵入关节也，兼之下利厥逆而恶寒，在里又纯阴也，合而观之，亦属阳虚与阴盛并见，法宜生熟附子并用，并加黄芪白术以助后天之阳，庶乎有当，单用四逆，于法尚欠。"但有的则认为也可能是外邪未尽。如徐灵胎说："此条诸证皆属阴寒，固为易辨。惟'热不去'三字，则安知非表邪未尽？即恶寒亦安知非太阳未罢？惟下利厥逆，则所谓急当救里，不论其有表无表，而扶阳不可缓矣。"以上两种看法，都可作为参考，不必拘执。至于所谓"内拘急"，有的认为是腹内拘急，如上述陈平伯所说的"内有拘急下利之候"等。有的认为是四肢拘急，如周禹载所说，寒邪中经，阳气不布，而拘急不为展舒，四肢疼痛等。两说实可相得益彰，不应偏执。

（354）条亦属厥阴病阴寒已极而仍连及少阴者，故亦用四逆汤主治。陈师亮说："汗而云大，则阳气亡于表，下利云大，则阳气亡于里矣。如是而又厥冷，何以不列于死证条中？玩本文不言五六日、六七日，而但云大汗大下，乃阴寒骤中之证，凡骤中者，邪气虽盛，而正气初伤，急急用温，正气犹能自复，未可即称死证，不比病久而忽大汗大下，阴阳脱而死也。故用四逆胜寒毒于方危，回阳气于将绝，服之而汗利止，厥逆回，犹可望生。"

（372）条已详太阳篇"概述"中，这里须要提出的是"下利腹胀满"的问题，厥阴病下利而腹胀满，如果是阴证转阳，则入阳明而变成实热证，如（374）是其例。如果仍是阴证，则属病并太阴。如章虚谷说："脾脏虚寒故下利，浊阴不化故腹胀，所谓脏寒生满病也。"

（377）条亦属厥阴病阴寒已极而仍连及少阴者，故亦用四逆汤主治。如程郊倩说："呕而脉弱，厥阴虚也，小便复利，少阴寒也，上不纳而下不固，阳气衰微可知，更身微热而见厥，则甚寒逼微阳而外越，故为难治。"

（370）条亦属厥阴病阴寒已极而仍连及少阴者。如张隐庵说："此下利而涉于少阴也。"张令韶也说："寒伤厥少二阴，则阴寒气甚……完谷而出，故下利清谷也。"尤在泾认为，本条"里寒外热，汗出而厥，为阴内盛而阳外脱之象"。而喻嘉言则认为，外热是有表，故于四逆汤中加葱为治。这些都可供参考，参看少阴篇"变证"通脉四逆汤证条解释。本条下利清谷，固属寒证，但热证也有下利完谷的，必须注意鉴别。如吴人驹说："有协热下利者，亦完谷不化，乃邪热不杀谷，其别在脉之阴阳虚实之不同，今验之小儿此最多。"

## 四、小结

厥阴病多现寒热错杂之证，这是因为厥阴为三阴之尽，阴尽则阳生，本属阴阳寒热俱备的经脏。所以本论厥阴病乃以"消渴，气上撞心，心中疼热，饥而不欲食，食则吐蛔，下之利不止"为提纲。因为伤寒邪入厥阴，多致阴阳错杂，或从阳化而为上热，则现消渴、气上撞心、心中疼热而饥等症；或从阴化而为下寒，则现不欲食、吐蛔、下利等症。在厥阴下寒证中比较突出的是吐蛔一证，由于厥阴吐蛔证常和肢厥伴随存在，故有蛔厥之称。如厥阴篇说："蛔厥者，其人当吐蛔，今病者静而时复烦者，此为脏寒，蛔上入其膈，故烦，须臾复止，得食而呕，又烦者，蛔闻食臭出，其人常自吐蛔。"这就是说，厥阴下寒，蛔不能安，乃避寒就温而上从口腔吐出。吐蛔不仅表明了脏寒，而且显示了风木内动，这是为多数注家所公认的。此为厥阴脏寒本证中的主证。其所以必用乌梅丸者，因乌梅丸既用乌梅以酸收息风，又用附、桂、椒、姜、辛和连、柏以温下清上，而且这类药物都能杀虫制蛔，同时又用人参、当归以养气血而补内虚，故为里虚风动、寒热错杂的厥阴病本证主方。厥阴病本证除寒热错杂证外，还有纯属厥阴寒证的。如厥阴篇说，"干呕、吐涎沫、头痛者，吴茱萸汤主之"是其例，这是因为厥阴伤寒，风木内动所致，头痛者，由于寒风上冒，干呕、吐涎沫者，由于肝木乘土，内风鼓饮成涎，而胃气上逆，故宜用吴茱萸汤温肝和胃。也有纯属厥阴热证的，如厥阴篇说，"热利下重者，白头翁汤主之"是其例，这是因为厥阴风火迫肠（也是肝木乘土）所致，故宜用白头翁汤疏肝清肠。以上主要是就厥阴病主证中的脏证而言。至于厥阴病经证，则为当归四逆汤证，由于病涉太阳，故只能说是厥阴病本证中的变证。

至于厥阴病变证，是遍涉诸经的。例如：厥阴涉及太阳的当归四逆汤证，厥阴传入阳明的白虎、承气汤证，厥阴传入少阳的小柴胡汤证，厥阴病涉太阴的下利腹胀满证（如 372 条），厥阴病涉少阴的四逆汤证等。

## 复 习 思 考 题

①怎样理解厥阴病提纲?

②厥阴病本证中的主证是什么? 为什么?

③怎样辨治厥阴病本证中的寒证和热证?

④厥阴病变证主要有那些? 如何辨治?

# 差后劳复病

所谓"差后"，即伤寒大病初愈之后的意思。所谓"劳复"，即病后过劳而复发的意思。其中包括女劳复、食复等在内。但也有非因劳复，而属病后余邪为患者。今就本篇条文，按虚证、虚实夹杂证和实证次序分释如下：

（392）伤寒阴阳易之为病，其人身体重，少气，少腹里急，或引阴中拘挛，热上冲胸，头重不欲举，眼中生花（花一作眵），膝胫拘急者，烧裈散主之。

阴阳易的涵义，历来注家见解不一，有的认为是互相感染，易作交易解，大病虽瘥，余邪未净，与不病之体交接，男病传不病之女，女病传不病之男，所以名为阴阳易。《巢氏病源》《千金》诸书都有明确的记载，不少注家同意此说。有的认为本病就是女劳复，"易"作"改易"解，即在大病新瘥时，因男女交接而发病，其病态改易，已非从前之证，所以名为阴阳易。两说比较，应以后说较为合理。

本条是因阴阳两虚所致，故寒热证候并见。如成无己说："其人病身体重，少气者，损动真气也；少腹里急，引阴中拘挛，膝胫拘急，阴气极也；热上冲胸，头痛不欲举。眼中生花者，感动之毒，所易之气，熏蒸于上也。"但阳虚内寒证（如头重不欲举、身体重、少气、少腹里急、引阴中拘挛、膝胫拘急等）似较多于阴虚内热证（如热上冲胸、眼中生眵等）。有人认为，本证纯属阴虚阳亢所致，是不够正确的。因为膝胫拘急虽有由于阴虚而成的，如芍药甘草汤证等，但少腹里急、引阴中拘挛（似即民间所谓缩阳或缩阴证）、头身重、少气等症，则多属阳虚内寒之候，极少见有用滋阴清热药来治疗这些证候的。另外，也较少见有用扶阳祛寒药来治疗眼中生眵等症的。因此，本证应属阴阳两虚，似可无疑。凡阴阳两虚者，一般治法多以扶阳益气为主，如《证治准绳》说："尝治伤寒病未平复犯房室，命在须臾，用独参汤调烧裈散，凡服参一二斤余，得愈者三四人，信哉用药不可执一也。"从这里并可看出，治疗阴阳易并非烧裈散所能胜任，必须凭借人参之力，始克有济。因此，烧裈散实不合理，后世医家用此方治此病，也非随证加用补药不能收效，所以本方不可曲解。故存阙疑。

本证应有阴阳两虚和阳虚、阴虚的不同，大致原病阴虚内热的，因性交复发，必现阴虚证，而治宜滋补为主；原病阳虚内寒的，因性交复发，必现阳虚证，而治宜温补为主；原病阴阳两虚的，因性交复发，必现阴阳两虚证，而治宜温滋并用。如《伤寒蕴要》说："阴阳易仲景治以烧裈散，《活人书》治以猳鼠矢汤、瓜蒌根竹茹汤、竹皮汤、当归白术散之类主之。易老分寒热而治，若伤在少阴肾经，有寒无热者，以附子汤调下烧裈散；若伤在厥阴肝经者，以当归四逆汤加吴茱萸附子送下烧裈散主之。要在审查脉证，分其冷热而治矣。"区分阴阳易的寒热，主要应以脉舌为标准，即阴阳易证而脉沉迟微弱与舌淡的属阳虚内寒，治法应以扶阳祛寒为主，兼表的则宜温经解表；阴阳易证而脉细弦数与舌绛的属阴虚内热，治疗应以滋阴清热为主；阴阳易而现阴阳两虚脉证的，治法应温滋并用。

## 烧裈散方

妇人中裈，近隐处，取烧作灰。

水服方寸匕，日服三，小便即利，阴头微肿，此为愈矣。妇人病取男子裈烧服。

（396）大病差后，喜唾，久不了了，胸上有寒，当以丸药温之，宜理中丸。

本条属大病瘥后的虚寒证。所谓"喜唾，久不了了"，就是患者时时吐痰水久而不已的意思。这是因为"胸上有寒"所致。胃的上脘在"胸上"，胃中阳虚运化无力，内生寒饮，故时从口中吐出。本条还可与少阴篇本证（324）条参看，（324）条是因膈上有寒饮，症现手足厥冷，属少阴病，故宜用四逆汤；本条是因胸上有寒饮，现喜唾久不了了，属太阴病，故宜用理中丸。两条相同之点是，病属虚寒，治宜温化。不同之点是，一则病在太阴，其病较轻；一则病在少阴，其病较重。

（397）伤寒病后，虚羸少气，气逆欲吐，竹叶石膏汤主之。

本条是属大病瘥后的虚热证。由于病后阴虚，故现形体羸瘦。至于少气和吐逆证，则各有其阴阳寒热之辨，其属于虚热阳证的，多兼舌红苔黄，脉数无力等，其属于虚寒阴证的，多兼舌淡苔白、脉迟无力等。本条即属虚热证，所以多数注家认为除虚羸少气、气逆欲吐外，可能尚兼有身热，心烦，口渴，脉虚数等。如钱天来说："仲景虽未言脉，若察其脉虚数而渴者，当以竹叶石膏汤主之。虚寒者，当别消息也。"《医宗金鉴》说："是方也，即白虎汤去知母，加人参、麦冬、半夏、竹叶，以大寒之剂，易为清补之方，此仲景白虎变方也。"正由于竹叶石膏汤属清补法，故适用于病后虚热证。但竹叶石膏汤和白虎加人参汤同属清补法（但彼属邪多虚少，此属虚多邪少，同中有异），其药味也基本相同，因而竹叶石膏汤不仅适用于病后，只要证属虚热，也适用于疾病发展过程中。故《和剂局方》说："竹叶石膏汤治伤寒时气，表里俱虚，遍身发热，心胸烦闷，或得汗已解，内无津液，虚羸少气，胸中烦满，气逆欲吐及诸虚烦热。"

至于本方中用半夏之温者，是取其和胃降逆，因为病后多胃虚气逆，而且病后虚热证，在一派清滋药中，佐以一味温药，可免寒凉碍胃之弊，颇有妙用，不可忽略。

## 竹叶石膏汤方

竹叶二把　石膏一升　半夏半升洗　麦门冬一升去心　人参二两　甘草二两炙　粳米半斤

以水一斗，煮取六升，去滓，内粳米，煮米熟，汤成去米，温服一升，日三服。

（394）伤寒差以后，更发热，小柴胡汤主之，脉浮者，以汗解之，脉沉实者，以下解之。

伤寒病瘥以后，因劳复发热的，同样要按三阳脉证辨治，也就是说，现少阳证的宜和解，现太阳证的宜发汗，现阳明证的宜攻下。但在临床上,伤寒瘥后劳复发热,每每虚实夹杂,因而应用小柴胡汤的机会比较多。本条首先提出"伤寒差以后,更发热,小柴胡汤主之",而以"脉浮者,以汗解之,脉沉实者,以下解之"附其后,这就可以很清楚地看出它的问题所在了。

(393)大病差后劳复者,枳实栀子豉汤主之。

本条是因病后食复所致。大病新瘥,内伤饮食,余热复炽,饮食停滞胃肠,轻则烦热,胸脘痞闷,不思饮食,甚则腹满便秘,故除用栀子豉汤清解烦热外,并须加用枳实以行气导滞,甚至还要加用大黄以荡涤胃肠。

## 枳实栀子豉汤方

枳实三枚炙　栀子十四个擘　豉一升绵裹

以清浆水七升,空煮取四升,内枳实栀子,煮取二升,下豉,更煮五六沸,去滓,温分再服,覆令微似汗。若有宿食者,内大黄如博棋子五六枚,服之愈。

(398)病人脉已解,而日暮微烦,以病新差,人强与谷,脾胃气尚弱,不能消谷,故令微烦,损谷则愈。

本条是属病后伤食的轻证,故可不药而愈。如《医宗金鉴》说:"病人脉已解,谓病脉悉解也。惟日西微烦者,以病新瘥,强食谷早,胃气尚弱,不能消谷,故令微烦,不须药也,损谷则愈。"本条和(391)条基本相同,可以合看。

(395)大病差后,从腰以下有水气者,牡蛎泽泻散主之。

本条所谓"从腰以下有水气",即指腰以下因水气壅滞而现浮肿而言。但浮肿有表里虚实之分,必须明辨。一般来说,属表者，多兼有寒热脉浮有力等，属于邪偏盛的实肿阳水之类，治宜发汗利水为主；属里者，多兼无热身寒、脉沉无力等，属于正偏衰的虚肿阴水之类，治宜扶阳化水为主。本条腰以下浮肿，应该属之于实肿阳水范围，故可用具有清利作用的牡蛎泽泻散主治。因为治疗实肿阳水证的一般原则是：在腰以上肿的宜以发汗为主，在腰以下肿的宜以利水为主。如《医宗金鉴》说："此方施之于形气实者，其肿可随愈也。若病后土虚不能制水，肾虚不能行水，则又当别论，慎不可服也。"《伤寒论释义》也说："本条是治水气不行，浸渍于下的实证水肿，必有腿足肿胀，二便不利，两脉沉伏有力之见证，所以用牡蛎、泽泻、海藻、瓜蒌根软坚利湿、生津清热，而以蜀漆、葶苈、商陆攻利水邪。但是大病之后，每多脾肾两虚，水气不化，如遇头面浮肿，胸腹胀满，少气多汗，脉沉细的虚证水肿，本方又在禁例，当求之于真武汤、八味丸、防己黄芪汤等方。如果不辨虚实，草率用之，就会蹈'虚虚'之戒，必成大误。"这些看法，是比较全面的。

## 牡蛎泽泻散方

牡蛎熬　泽泻　蜀漆暖水洗去腥　葶苈子熬　商陆根熬　海藻洗去咸　瓜蒌根各等分

异捣，下筛为散，更于臼中治之，白饮和，服方寸匕，日三服。小便利，止后服。

综观上述诸证，约可分为三类，即：①虚证：如阴阳两虚的烧裈散证，虚寒的理中丸证，虚热的竹叶石膏汤证。②虚实夹杂证：如小柴胡汤证。③实证：如表实证宜汗，里实证宜下，食滞宜枳实栀子豉汤，水积宜牡蛎泽泻散等。因此，本论差后劳复病篇条文虽少，但方法具备，如能灵活掌握，自可应付裕如。

## 复习思考题

怎样辨治伤寒差后劳复病证？

# 补 遗

　　本讲义编遗了少阳篇（268）条："三阳合病，脉浮大上关上，但欲眠睡，目合则汗。"今补释之：本条所谓"三阳合病"，主要可从"脉浮大上关上"看出。如魏荔彤说："诊其脉浮为太阳，大为阳明，其长上于关上，则弦可知矣，弦又为少阳，是三阳之经同受邪，所以三阳之脉同见病如此。"所谓"但欲眠睡"，乃热盛神昏之候。所谓"目合则汗"，即盗汗，在本论中属少阳证，是因少阳位居半表半里，目合则阳入于阴，里热加甚，而表气不固所致。它和少阴的但欲寐大异。如《伤寒论译释》说："三阳病均属热证，三阳合病则热邪尤盛，因高热而神昏，这是常见的事情。少阴病的但欲眠睡，为阳虚阴盛，其脉必沉而微细，且无盗汗见症。今脉浮大而弦，并有目合则汗，则其但欲眠睡，显非少阴本证。即使少阴伏邪外出，其精气本虚，脉亦多兼细数，且少阴温病，阳亢阴虚，每见心烦不得卧，决不致但欲眠睡。"本条仲景未出方治。程郊倩说："当是有汗则主白虎，无汗则主小柴胡汤也。"周禹载说："当以小柴胡汤去人参姜夏加芍药为主。"这些都可供参考。又本条还可与阴阳篇（219）条三阳合病合看。